南京中医药大学
国际经方学院特色教材

黄煌 ◎ 编著

各科经方

GEKE
JINGFANG

U0301923

全国百佳图书出版单位
中国中医药出版社
·北京·

图书在版编目（CIP）数据

各科经方 / 黄煌编著 .—北京：中国中医药出版社，
2023.12（2024.1 重印）

南京中医药大学国际经方学院特色教材

ISBN 978-7-5132-8367-0

Ⅰ . ①各… Ⅱ . ①黄… Ⅲ . ①经方－中医学院－教材

Ⅳ . ① R289.2

中国国家版本馆 CIP 数据核字（2023）第 174019 号

中国中医药出版社出版

北京经济技术开发区科创十三街 31 号院二区 8 号楼

邮政编码 100176

传真 010-64405721

三河市同力彩印有限公司印刷

各地新华书店经销

开本 710×1000 1/16 印张 25.75 字数 215 千字

2023 年 12 月第 1 版 2024 年 1 月第 2 次印刷

书号 ISBN 978－7－5132－8367－0

定价 98.00 元

网址 www.cptcm.com

服 务 热 线 010-64405510

购 书 热 线 010-89535836

维 权 打 假 010-64405753

微信服务号 zgzyycbs

微商城网址 https://kdt.im/LIdUGr

官 方 微 博 http://e.weibo.com/cptcm

天猫旗舰店网址 https://zgzyycbs.tmall.com

如有印装质量问题请与本社出版部联系（010-64405510）

总前言

　　经方的名称，始见于中国最早的史志目录《汉书·艺文志》，主要是指古代经验方。东汉医学家张仲景撰写的《伤寒杂病论》里所记载的方剂是公认的经方。随着后世对《伤寒杂病论》研究的深入，经方应用的临床规范不断完善，经方中蕴含的古代医家认识人体控制疾病的思想方法更加清晰，使得经方在中医学科建设、人才培养、临床实践、学术传承等方面显示出不可替代的作用和优势。"经方"已经不是方，而是经方医学的代名词。

　　进入21世纪以来，经方在中医学术传承与进步中的作用越来越引起国内外中医界学者的重视，各地中医界自发的经方培训与推广十分普遍，经方的学术活动十分频繁，一股经方热悄然升温。为了顺应并利用这场由下而上涌起的学术变革浪潮，南京中医药大学于2016年10月成立了国际经方学院，开展经方的推广和研究，并作为中医教学改革的"特区"，围绕经方开展经方教学的探索与实践。经方的实用性极强，是临床医生的必备技术。多年来的实践表明，教学的内容必须面向临床，教学方法必须适应临床医生的需要，而且要强调规范和精准。经过4年多的努力，特别是面对海外和基层的教学实践，南京中医药大学国际经方学院初步形成了自己的培训体系，《经方概论》《经方方证》《经方药证》《各科经方》《各家经方》《经方医案》《经方护理》《基层医生经方读本》等就是主要的培训教材。

　　经方并不是新生事物，而是流传了数千年的老方，其中有历史，有传承，有思想，有方法。经方也不仅仅是方，更是经方医学的代名词。《经方概论》就是将经方医学的全貌予以展开，让学员从传统文化背景下了解经方在中国医学史上的地位和特色，了解经方医学的基本思想、基本概念和基本诊疗技术。

方证药证是安全有效使用本方本药的临床证据，方证相应、药证相应是经方医学的基本思想和临床指导原则，也是经方教学的核心内容。《经方药证》从《伤寒论》《金匮要略》的方证原文入手，结合后世应用文献，提炼张仲景常用药物的应用规律，特别是具有临床指导意义的药证。《经方方证》则根据《伤寒论》《金匮要略》原文的诠释，并结合后世医家的用方经验，总结归纳常用经方的方证，特别提示每方使用人群以及适用疾病，有利于临床用方的安全有效，有利于精准用方。此外，不过多地纠缠于病机概念和配方机理的推测，重在讲解临床应用的抓手，是为两本教材的特色。

经方是古老的，但能治今天的疾病。经方只有和现代临床结合，才能显现经方的独特魅力和不朽的临床价值。《各科经方》是结合现代临床的常见病、多发病而推荐适用的一些经方。在对病的同时，考虑病程不同和个体差异，使得临床上常常出现同一种疾病用不同的经方，而同一首经方又会出现在不同的疾病中。这正是经方医学"同病异治"与"异病同治"的特色所在。

经方是规范的，但使用经方的医家往往有各自的独特经验和思维的个性。历史上许多著名的经方家，他们大多以《伤寒论》《金匮要略》为宗，擅长使用经方大剂，但各自有经验心法，各自有独到视角，可以说一家有一家的仲景、各家有各家的经方。了解这些临床大家的医学思想与临床经验，是学员开阔临床视野、增加知识储备的重要教学环节。《各家经方》

将展示一个荟萃古今、魅力独具、风格各异的经方医家大观园。

医案的撰写与阅读是《伤寒论》《金匮要略》学习的补充与继续，虽然所读的内容不一，但学习的宗旨和方式是一致的，无非是通过医案的揣摩或条文的研究，来训练辨证论治的技能，培养知常达变的本领，荟萃各家的经验特长。所以，欲为中医，《伤寒论》不可不读，医案亦不可不读。

《经方医案》中所选的经方医案，或为大症、奇症，或方证识别视角独特，或处方用药别致，或按语议论精辟者，可供学员讨论或课外阅读之用。

经方是临床的医学，其中护理的内容很多。例如方药煎煮及服用法、药后的护理调摄、服药同时的外治法，这些都是安全有效使用经方的重要环节。经方也是具有中华厨房香气的医学，其中有不少药食两用的配方，稍加减并经恰当烹调，部分经方可化为可口的食物，或为粥，或为羹，或为茶，或为糕点，或为饮料……《经方护理》着力开辟一个具有医护温情和人间烟火味的经方临床区域。

经方的内容非常丰富，对初学者入门不必要讲太多的经方，也不必讲太深的内容，由浅入深，先简后难，是对广大基层医生以及西医学习中医人员进行经方教学的基本原则。《基层医生经方读本》以实用、简易、便读、便查为编写特点，可以供无法系统学习经方的临床医生日常查阅之用。

需要说明，这套教材主要是为培训中医临床医生所用，在编写内容上力图突出经方的临床实用性，以及教学上的快捷性，贯穿方证相应的基本原则，因此，与现代高等中医药院校的教学体系是相辅相成的。本教材可以作为经方国际培训教材、经方特色班教材、高等中医药院校本科选修课教材、中医继续教育培训教材、西医学习中医培训教材使用，也可供临床进修生、中医药院校大学生以及经方爱好者阅读。

　　经方的历史虽然久远，但要融入现代高等中医教育体系中，还是有难度的。岳美中先生说："仲景的书，最大的优点是列条文而不谈病理，出方剂而不言药理，让人自己去体会，其精义也往往在于无字之中。"（岳美中经方研究文集.北京：中国中医药出版社，2012）这种医学特征是非常明显的，也是经方医学的魅力所在。经方教育更重视经典方证的诠释和方证的形象描述，重视吸取历代各家经验的借鉴和自我临床经验的总结，重视古今中外经方临床案例的收集与利用，重视调动学员的形象思维和直觉思维，这些都是本套教材所努力践行的基本思想。不过，由于经方教育体系的建立和现代化是一项庞大的系统工程，我们的学识和经验的储备都是明显不足的，但这一步也是必定要迈出去的。作为阶段性的教学探索成果，本套教材存在的问题是肯定不少的，恳请国内外高等中医药院校广大师生以及中医界同道提出宝贵意见。

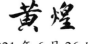

2021 年 6 月 26 日

编写说明

　　本教材的编写初衷是为加强经典著作的学习、强化中医思维的训练、传授经方应用的经验。本教材可作为中医院校中医专业学生辅修经方课程教学之用，也可供西医学习中医人士，以及专科医生学习经方之用。

　　本教材遵循《金匮要略》的编写方式，按病分门，从病选方，全书按临床常见科室而设危重病、内、肿瘤、外、妇、儿、五官等7章，涉及100余首常用经方。每首经方下重点介绍在该科临床上的应用要点，其中【适用病症】是该方适用的某种疾病，或某疾病的某个阶段，或某疾病的某种类型；【应用参考】是有关本方应用中精准安全用药的注意点，如体质识别、慎用禁忌、合方与加减、用量服法等技术性问题；【各家经验】选录了历代名医应用本方的经验之谈；【研究报道】选录了有关本方的临床研究报道；最后附有【典型案例】，是以上内容的具象化和例证。

　　方证相应是本教材的核心思想，贯穿于全书的始终。方证是安全有效使用经方的临床证据，这个临床证据的构成主要有两个方面：第一是疾病，每首方都有其主治的疾病，每种病或某系统的病也有对应的主治方；第二是体质，每首方有其适用的人群。也就是说，方证是疾病与体质的结合体。本教材从病选方，引导并训练学员从某系统疾病的角度去选择经方的思维，同时在每首方下提示适用的人群特征，也提醒学员在考虑对病主方的同时，不能忽视个体差异。一般来说，对病用方着眼于特异性病因的清除和特异性病理状态的调整，可以最快地控制病情的发展，有利于用药的快捷取效。但对人用方，能最大限度地激发机体的自愈力和自和力，也使得用方更为安全与精准。张仲景在《伤寒论》中多次指出，"阴阳自和者，必自愈""此阴阳自和，必自愈""津液自和，便自汗出愈""脉自和者不死"。"脉自和""津液自和"等，均泛指体内的自愈力、自和力。

本教材的主要目的是帮助读者建立对病主方的思维能力，培养对病主方的临床运用能力。所谓对病主方，也称之为专方，是指治疗目标明确、特异性指征显著、疗效明确且取效快、用法便捷的方。清代医学家徐灵胎说："一病必有一主方，专治者名曰主方。而一病又有几种，每种亦各有主方。此先圣相传之法，莫之能易也。"（《兰台轨范·凡例》）晚清经方家余听鸿强调"定见"，他说："治病之方法，先要立定主见，不可眩惑，自然药必中病，有一方服数十剂一味不更而病痊者，非老于医者不能也。"（《诊余集·肿胀》）两位医家都从不同的角度，指出了中医临床寻找对病主方的重要性和必要性。对病主方是中医学术的传统和规矩，中国古代有不少对病的专药专方，如青蒿治疗疟疾、黄连治疗痢疾、苇茎汤治疗肺痈、大黄牡丹汤治疗肠痈、甘草泻心汤治疗狐惑、大陷胸汤治疗结胸、小青龙加石膏汤治疗肺胀、甘麦大枣汤治疗脏躁、小建中汤治疗虚劳等。这些方药大多来源于长期的临床实践，是经验的总结，不会因为时代的变更而改变。但随着时代的发展，当今临床如何寻找适用现代疾病的经方已成为提高中医临床疗效的重要环节。本教材提供的对病主方，主要来源于《伤寒论》《金匮要略》等经典著作；也有来源于后世各家的经验、临床报道，以及编者的临床经验。作为探索和研究的初步成果，有待补充和完善。

为了与现代临床接轨，也为了传承中医治病的特色和优势，本教材选择的病种，或根据人体系统分，如呼吸系统病、心血管病、胃肠道病、泌尿系统病、神经系统病、骨关节病、皮肤病、肛肠病、耳鼻喉病、眼病、口腔病等，或从患病人群分，如妇科病、儿科病，或选择目前常见病与多发病，如糖尿病、肿瘤、慢性肝病、失眠、感冒等。为了鼓励经方治疗危急重症，本教材也单列了危重病。现代病名的提出，有利于经方与现代临床的衔接，也有利于经方临床疗效的评估以及经方作用机理的研究。

医案阅读是训练方证识别能力，培养知常达变本领，荟萃各家经验特长的有效方法。本教材在每首方下列有 1 ～ 3 则典型案例，目的是帮助学员加深对该方适用人群及主治疾病的认识、了解本方的加减变化。为开拓视野，建议学员参阅我们编写的《经方医案》，或自我收集相关的名家验案，如此学习效果会更好。

方证识别是一种基于现象的直觉思维，古人称为"识证"。"有是证用是方"，是不应用抽象概念的思维，也是不讲究因果关系、矛盾关系的思维方式。岳美中先生曾指出《伤寒论》《金匮要略》的学术特征是"察证候不言病理，出方剂而不言药性，从客观以立论，投药石以祛疾"（《岳美中经方研究文集》）。基于以上的思维方式，本教材不谈病因病机，也不论治则治法，只谈方证识别与经方应用。这一编辑思路，并不是否认目前通行的中医理论及脏腑辨证等学说，而是试图探索一种以形象思维为特色的教学模式，更注重学员临床能力的训练。不是说经方没有治则与治法，也不是说病症没有病因病机，而是说学员在熟悉方证后，特别是在了解各病的主治方后，病因病机和治则治法即在其中。这是经方极简思维训练的需要。至于经方治病的中医机理解释，读者可以参考历代医家著作和方书，以及目前中医院校的教科书，其中有非常详尽的解释。应该强调的是，只有在临床经验事实的基础上开展经方的复方药理研究，才能不断揭示经方作用机制的奥秘，并以现代语言给大众以明白的说理。

清代医家陆九芝说过："学医从《伤寒论》入手，始而难，既而易；从后世分类书入手，初若易，继则大难矣。"（《世补斋医书》）这也无疑强调了《伤寒论》在中医人才培养中的重要性。从这个意义上来说，本书也是属于后世分类书之列，为了更好地了解经方治病的要诀，以及坚定原汁原味的经典思维，我们建议学员还应再读、细读《伤寒论》《金匮要略》及其相关著作。

黄煌

2023 年 7 月 14 日

目录

第一章

危重病

危重病是由多种疾病因素引起的、复杂的临床综合征，如休克、脓毒症、全身炎症反应综合征（SIRS）、急性呼吸窘迫综合征（ARDS）、弥散性血管内凝血（DIC）和多器官功能障碍综合征（MODS）等。

危重病目前由重症监护室（ICU）主导救治，在为重症患者提供规范的、高质量的生命支持的同时，中西医的协同，特别是配合经方的使用，对于减少病残率和死亡率，维持器官功能，恢复健康，降低患者住院天数，减轻患者经济负担等有积极意义。

治疗危重病的经方，集中在以大黄、石膏、附子、麻黄、黄连、柴胡等为主药的方剂中。这些方剂多以攻下、清热、温阳、散寒等为主要功效，但也不排除使用人参、甘草、地黄等扶正药物，其选方原则基于方证相应。

大黄类的组方，如大承气汤、桃核承气汤、温脾汤等通常用于大便不通的实证：大承气汤证痞、满、燥、实俱全，腹部高度胀满，并有精神症状；桃核承气汤证也有精神症状，但以少腹部急结为特征；温脾汤证虚实互见，大多全身虚弱消瘦，而腹痛异常，大便不通日久。以上三方，舌苔必厚，或焦黄，或白厚。

石膏类的组方，如白虎汤、白虎加人参汤、竹叶石膏汤、风引汤等通常用于发热、多汗、口渴、烦躁、脉滑数的热证：白虎汤证以汗多为特征；白虎加人参汤证以烦渴为特征；竹叶石膏汤证以羸瘦为特征；风引汤以抽搐瘫痪为特征。以上四方，心率多快，脉滑数或数疾。

附子类的组方，如四逆汤、四逆加人参汤、附子理中汤等通常用于脉微细、精神萎靡的虚寒证：四逆汤多用于吐利后，其人四肢厥冷；四逆加人参汤多用于脱水或津液不足，其人口舌干燥；附子理中汤多用于消化道症状明显，并有胸闷痛，其人面色黄黯，苔白舌黯。

麻黄类的组方，如麻黄附子细辛汤、续命汤等通常用于发病急骤的寒证，或发热，或咽痛，或身体痛，或暴聋，或暴盲，或突发失语、偏瘫等。其人必面色黄黯、无汗、不渴、苔白滑。

柴胡类的组方，如大柴胡汤、小柴胡汤、柴胡桂枝汤等通常用于发热不退的表里证：大柴胡汤证，以呕吐、按之心下满痛为特征，其人多壮实，特别是上半身饱满，烦躁易怒；小柴胡汤证，以往来寒热、病情反复为特征，其人多消瘦、食欲不振；柴胡桂枝汤也用于反复发热者，但其人更消瘦虚弱，而且往往有神经肌肉痛、皮肤损害。

人参、甘草类的组方，如炙甘草汤、竹叶石膏汤、麦门冬汤等通常用于危重症的终末期，表现为虚证：炙甘草汤证，以心律不齐为特征，其人经过消耗消瘦明显、贫血、心悸气短；竹叶石膏汤证，以极度消瘦为特征，其人形容枯槁、声低气馁、极度疲劳、口干渴；麦门冬汤证，以食欲不振为特征，其人消瘦、或咳嗽、或干呕。以上三方大多舌苔少，或光剥。

地黄类的组方，如犀角地黄汤、防己黄芪汤等通常用于出血性疾病。

鉴于危重症起病急、发展快、病情重、变化多的特点，临床要求识证精准，以点到扭转病势的关键；用药要求足量，或 2～3 小时服用 1 次，或一昼夜连投多剂，以抓住稍纵即逝的救治机会；服药方法多样，有口服、鼻饲、灌肠、敷贴等给药途径，以适应不同患者的具体情况。

一、大承气汤

【适用病症】

以全腹部高度胀满、大便不通、烦躁或神志不清为临床特征的疾病状态。大多出现在急腹症、发热性或感染性疾病的极期，以急性呼吸窘迫综合征、全身炎症反应综合征多见。

【应用参考】

大承气汤是经典的阳明病方，传统的峻下热结方，具有通大便、除腹满、除谵语的功效。在危重症中，具有一举扭转病势的效果，前提是找准适应证。其人面垢油腻，烦躁谵语；全腹部高度膨隆，便秘、不大便多日，或泻下物臭秽稀水或黏液便；舌红，苔黄厚干燥；脉象沉实有力，或滑数，或脉数而软；体温增高，发热，心率快。前人以"痞""满""燥""实"四字来概括大承气汤主治，其病理基础与炎症、过度免疫反应、微循环障碍、胃肠功能障碍等有关，多用于全身性炎症综合征导致的高代谢状态且以肠管功能障碍、脑功能异常为突出表现。

本方证多见于昏迷或躁狂的患者。《伤寒论》有"谵语""独语如见鬼状""发则不识人""目中不了了""循衣摸床，惕而不安，微喘直视"等大量精神症状的描述。严重的便秘和高度的腹满是本方证的特征。《伤寒论》有"不大便六七日""不大便五六日，上至十余日""腹满痛者""腹满不减，减不足言""腹胀不大便者"等记载。

肺部感染、胰胆疾病腹诊见上腹部按压满痛、两肋弓下抵抗明显者，合大柴胡汤；腹部感染、大小便不通、其人如狂者，合桃核承气汤。

孕妇忌用或禁用。高龄老人、瘦人也可用大承气汤，关键是大便不通、腹痛便秘，并要中病即止。

【各家经验】

吴崑：伤寒阳邪入里，痞、满、燥、实、坚全俱者，急以此方主之。（《医方考》）

尾台榕堂：凡痼毒壅滞证，其人腹中坚实，或硬满，大便难，胸腹动悸；或喜怒无常，或不寝惊惕，健忘怔忡；或身体不仁；或战曳瘫痪，筋挛骨痛；或语言謇涩，缄默如偶人，而饮啖倍常；或数十日不食不饥等。变怪百出，不可名状，或称狂，或称痫，或称中气、中风，或称心脾之虚者，能审其脉状腹症，以与此方交用真武汤、附子汤、桂枝加苓术附汤、桂枝去芍药加蜀漆龙骨牡蛎汤等。（《类聚方广义》）

樊天徒：在热性病经过中，表已解，但见胸腹胀满，潮热，烦躁谵语，目中不了了，睛不和，气急，卧不安，手足漐然汗出，小便利，腹满，脐四周按之硬，尤其是左腹，按之累累如卵石，时放屁，脉迟而滑或沉而实者，本方主之。（《伤寒论方解》）

张志民等对本方用药特点的总结：①大黄必须后下，后下则气锐行速（其余两承气汤不后下）；②厚朴用量为大黄之一倍，较小承气汤大四倍（小承气汤中厚朴为大黄之半）；③枳实亦重用，用五枚，比小承气多二枚；④行气药在本方中占较大比重，故名大承气……厚朴辛温燥湿，但得硝黄为伍，其辛燥可得到抑制。用厚朴概以腹胀满及厚腻舌苔为依据，本方证腹胀满显著，舌苔大多厚而燥中见腻，时有矢气，气机痹塞现象显著，故本方行气药偏重，而重用厚朴。［张志民.试探三承气汤与六急下证，新中医，1983（2）：16］

【典型案例】

余于辛卯七月道出清江浦，见船户数人同染瘟病，浑身发臭，不省人事，医者俱云不治，置之岸上，徐俟其死。余目击心悯，姑往诊视。皆口开吹气，舌则黑苔黑瓣底。其亲人向余求救，不忍袖手，即教以用十全苦寒救补汤（大黄、芒硝、厚朴、枳实、生石膏、知母、犀角、黄连、黄芩、黄柏），生石膏加重四倍，循环急灌，一日夜连投多剂，病人陆续泻出极臭之红黑粪，次日舌黑瓣渐退，复连服数剂，三日皆痊愈。是时清江疫疠大作，未得治法，辄数日而死。有闻船户之事者，群来求治。切其脉皆怪绝难凭，望其舌竟皆黑瓣底，均以前法告之。其信者皆二三日即愈，其稍知医者不肯多服苦寒，仍归无救。余因稍有感冒，留住十日，以一方活四十九人，颇得仙方之誉。（梁玉瑜医案《舌鉴辨证》）

单某，男，57 岁。1974 年 11 月 5 日初诊。

高热 10 余日不退，体温 39～39.7℃，在某医院住院，拟诊为肠伤寒，但未查出伤寒杆菌，故未确诊。经用多种抗生素治疗，高热不退，邀余会诊。

患者壮热神昏谵语，舌苔黄燥，脉沉实，但已腹泻多次，泻出污水奇臭难闻，腹部坚硬拒按。

辨证：阳明腑实，热扰神昏。

立法：泻热攻结，急下存阴。

方药：大黄 25g，芒硝 25g（冲），枳实 20g，厚朴 20g。水煎，2 次分服。

11 月 6 日复诊：遵嘱服药 1 剂，于当日夜间下燥屎 10 余枚，坚硬如石，高热渐退，神志转清，继服 1 剂。

11 月 7 日三诊：服药后，又下燥屎及稠状粪便甚多，奇臭难闻，热退神清。此燥屎已尽，腑实已除，宜以养阴和胃之剂善后调理。

按语：本例壮热神昏，舌苔黄燥，脉沉实。据此脉证，辨为实热内结，扰及神明，耗伤阴津。欲用急下存阴之法，投泻剂治之。但其陪护家属及经治医生皆曰病人已腹泻多次，担心不堪再泻。余以手触其腹部硬满拒按，察视病人泄泻，见其泻下污水奇臭难闻，知乃阳明腑热，燥屎已成，而致热结旁流，不急下之不可救其危，故以"通因通用"之法，用大承气汤投之。果然，其效如鼓应桴。（张琪医案《张琪临床经验辑要》）

二、白虎汤

【适用病症】

以大热、自汗、脉滑而厥为特征，多出现在发热性疾病、代谢性疾病、神经系统疾病中。

【应用参考】

白虎汤是历来治疗发热性疾病的主要方剂，在流感、猩红热、肠伤寒、流行性乙型脑炎（乙脑）、流行性脑脊髓膜炎（流脑）、大叶性肺炎、流行性出血热等各种感染性疾病的极期，都有应用的机会。本方证是一种以发热、出汗多、脉滑为表现特征的病理状态。这是一种热证，是一种机体的高代谢状态，代谢亢进导致产热过多，皮温高而湿润多汗，常伴有体重下降、疲乏无力。

自汗出是本方证的重要特征。出汗量大，反复大量出汗，汗出不止，随拭随出，常伴有神志不清或口齿不清、尿失禁、身体难以转侧等，即所谓"三阳合病"。脉滑而厥也是本方证的特征。《伤寒论》："伤寒，脉滑而厥者，里有热，白虎汤主之。"脉滑，脉来流利，或滑数，或数疾；厥，指四肢冷或晕厥。脉滑而厥多见于高热患者。对于热性病而言，只要有脉浮滑，即使其他症状不明显，也可以使用白虎汤。

适用人群多见面色红，唇红；眼睛明亮外突，精神亢奋，张目不眠，声音响亮，常常高声喊叫，口臭气粗；出汗量大，扪之皮肤湿润，或衣被尽湿，或头汗如雨；腹部按之坚满，胸腹部灼热；皮肤通红，或红斑密布，或红疹，或淋巴结肿大，或扁桃体肿大，或牙龈红肿；脉来流利，或数或疾，心率偏快或过速。

白虎汤四味药物，缺一不可。石膏当与甘草同用，此为经方惯例，后世方也如此。粳米不可缺，"米熟汤成"是煎煮时间的标准。黏稠的米汤有助于石膏微细颗粒悬浮，增加汤中无机元素的含量。

渴感强烈，口干舌燥者，加人参；出血，合犀角地黄汤；大便不通，舌苔焦黑，合大承气汤。

【各家经验】

吴崑：伤寒传入于胃，不恶寒，反恶热，有汗作渴，脉大而长者，此方主之……是方也，惟伤寒内有实热者可用之，若血虚身热，证象白虎，误服白虎者死，无救。又东垣之所以垂戒矣。(《医方考》)

王旭高：汗多热盛，是白虎之的证；无汗恶寒，是白虎之大禁。(《退思集类方歌括》)

樊天徒：现在我们可以得到如下的结论：①壮热，汗出，不恶寒，但发热，烦躁不安，渴欲饮冷，脉洪大滑数是白虎汤所主的典型证候。②基本上是发热汗出，不恶寒。但在汗多时，表热较轻微，甚至有时背部微有寒意；在汗少时，表热就会立时高起来，有时手足会微觉厥冷。但口干舌燥，烦渴欲饮冷，按其胸腹部必有灼热感，按其脉搏必滑数，观其舌质必深红，其苔必黄而干，这也是适用白虎汤的证候。不过这种证候的出现，大多数是与汗出过多及气阴不足有关，例得加人参用之。(《伤寒论方解》)

岳美中：今人用白虎，有独以石膏入剂而不合知母者，则所治不专主阳明，而失掉了命名白虎的意义。（《岳美中经方研究文集》）

杨麦青：凡是机体出现自身高热反应为主，而不是以严重中毒性反应为主的症状群，就可投与白虎汤。镇静过于亢奋的全身脏器微循环，尤其是脑微循环扩张，是白虎汤的主要作用，这也叫作清法。我们常以补液解毒、冬眠药品制惊厥来配合白虎汤的清法。（《伤寒论现代临床研究》）

【典型案例】

汪某，男性，年 54 岁。

患感冒发热，于 1971 年 6 月 12 日入某医院。在治疗中身热逐步上升，到 14 日体温达 38℃以上。曾屡进西药退热剂，旋退旋起，8 天后仍持续高热，体温达 38.8℃，6 月 22 日由中医治疗。诊察证候，口渴汗出，咽微痛；脉象浮大，舌苔薄黄，认为温热已入阳明经，内外虽俱大热，但尚在气分，不宜投芩连苦寒之剂，因疏白虎汤加味以治。

处方：生石膏 60g，知母 12g，粳米 12g，炙甘草 9g，鲜茅根 30g（后下），鲜芦根 30g，连翘 12g。水煎，米熟汤成，温服。

下午及夜间，连进 2 剂，热势下降到 38℃；23 日，又按原方续进 2 剂，体温即下降到 37.4℃；24 日，原方石膏量减至 45g，进 1 剂；25 日又进 1 剂，体温已正常，口不渴，舌苔退，惟汗出不止，以王孟英驾轻汤加减予之。随后进补气健脾剂，兼饮食调理，月余而愈。（岳美中医案《秪一选方治验实录》）

玉锡村林某妻，产后三日，发热不退，口渴，烦躁不安。前医认为"败血攻心"症，以生化汤加减治疗，反增气急、谵语、自汗出。病后二日（即产后五日），请我诊治。患者脉洪大而数，舌质红绛而燥。我与人参白虎汤。处方：生石膏一两二钱，知母三钱，潞党参一两，炙甘草二钱。嘱以粳米四两，用水三大碗煮至微熟为度，取米汤三杯入上药，煎成一杯：剩余米汤留作次煎用（次煎两杯煎一杯），日服两次。时值隆冬季节，病家见方中有石膏，颇为疑惧。盖乡人虽不识药性，但石膏大寒则为群众所共知，且俗例"产后宜温不宜凉"，所以犹豫不敢服用。后经我解释，说明产后宜温乃一般治法，如有特殊情况，则不受此拘限。古人治产后病，亦有用攻下或寒凉者（按：指《金匮》用大承气汤以及竹茹、石膏之类）。可见产后不拒寒凉，有古训可资参考。现病者高热、口渴、烦躁、汗出、脉洪数、舌质红绛燥，是因热甚劫津，故前医用生化汤加减，症状反而增剧便是明证。此证此时，急须清里热，救津液，用人参白虎汤乃依证施药。方中虽用石膏一两余，尚非极量，且先煮粳米作汤，可以扶脾胃养阴液；重用潞党参，能保护元气不致过伤，纵使无效，决不至贻害。病家听后，才半信半疑而去。服一剂后，症状大减，次日按照原方再服一剂而愈。（俞长荣医案《伤寒论汇要分析》）

三、四逆汤

【适用病症】

以下利清谷、四肢厥冷、脉微欲绝为特征，多见于循环系统、消化系统、内分泌系统的急危重症，如各种休克、心衰等。

【应用参考】

四逆汤是经典的霍乱病方，传统的回阳救逆方，具有止泻、治厥冷的功效。《伤寒论》主治"大下利""下利厥逆而恶寒""下利清谷""清谷不止"等。

本方证多见于大病重病过程中，精神、脉象有特异性。患者多呈现重病面容，面色晦黯或苍黄，表情淡漠，面带倦容，目睛无神，语言低微；或烦躁不安，或嗜睡，或意识模糊；唇色黯淡干枯，舌质淡胖而黯，多有齿痕，舌苔白厚，或黑润，或白滑；脉沉细微弱，或按之如游丝，或重按至骨方得，或空浮无力等。面色红润、口臭声粗、大便燥结、小便短赤、脉数滑有力、舌质红瘦、苔焦黄或黄腻者，慎用本方。

消瘦，舌面干燥，加人参；烦躁不安，加茯苓、人参；惊恐，冷汗，加龙骨、牡蛎；腹泻，加人参、白术；脉沉缓，舌黯淡，加肉桂。

【各家经验】

费伯雄：四逆者，必手冷过肘，足冷过膝，脉沉细无力，腹痛下利等象咸备，方可用之，否则不可轻投。(《医方论》)

尾台榕堂：四逆汤者，救厥之主方也。然如伤寒热结在里者，中风卒倒、痰涎沸涌者，霍乱未吐下、内犹有毒者，老人阴郁及诸卒病、闭塞不开者，纵令全身厥冷，冷汗脉微，能审其症，以白虎、泻心、承气、紫圆、备急、走马之类，解其结，通其闭，则厥冷不治而自复。若误认为脱症，遽用四逆、真武，犹救经引足。庸工杀人，常坐于此。呜呼！技虽小矣，死生系焉，存亡由焉。自非高才卓识，难乎探理致也。(《类聚方广义》)

李可：我从事中医临床46年，在缺医少药的农村，运用自创破格救心汤成功地治愈了千余例心衰重症，并使百余例现代医院已发病危通知书的垂死病人起死回生。

方剂组成：附子30～100～200g，干姜60g，炙甘草60g，高丽参10～30g（另煎浓汁兑服），山萸净肉60～120g，生龙牡粉、活磁石粉各30g，麝香0.5g（分次冲服）

煎服方法：病势缓者，加冷水 2000mL，文火煮取 1000mL，5 次分服，2 小时 1 次，日夜连服 1 ～ 2 剂。病势危急者，开水武火急煎，随煎、随喂，或鼻饲给药，24 小时内不分昼夜频频喂服 1 ～ 3 剂。

本方脱胎于《伤寒论》四逆汤类方、四逆汤衍生方参附龙牡救逆汤及张锡纯氏来复汤，破格重用附子、山萸肉加麝香而成。方中四逆汤为中医学强心主剂，临床应用 1700 余年，救治心衰，疗效卓著。心衰病人，病情错综复杂，不但阳气衰微，而且阴液内竭，故加人参，成为四逆加人参汤，大补元气，滋阴和阳，益气生津，使本方更臻完善。但用于救治心衰垂危重症，仍然生死参半。细究其因，不外两点：其一，历代用伤寒方，剂量过轻，主药附子仅 10g 左右。考《伤寒论》四逆汤原方，用生附子 1 枚，按考古已有定论的汉代度量衡折算，附子 1 枚约合今之 20g，假定生附子之毒性与药效为制附子之 2 倍以上，则《伤寒论》原方每剂所用附子相当于现代制附子 40 ～ 60g，而历代用四逆汤仅原方的 1/6 ～ 1/10。以这样的轻量，要救生死于顷刻，诚然难矣！其二，之所以不敢重用附子，乃因畏惧附子之毒性。古今本草已有定论，附子有大毒。但附子为强心主将，其毒性正是其起死回生药效之所在。当心衰垂危，病人全身功能衰竭，五脏六腑、表里三焦，已被重重阴寒所困，生死存亡系于一发之际，阳回则生，阳去则死，非破格重用附子纯阳之品的大辛大热之性，不以雷霆万钧之力，不能斩关夺门，破阴回阳而挽垂绝之生命。1961 年 7 月，当笔者救治一例 60 岁垂死老妇时，患者四肢冰冷，测不到血压，摸不到脉搏，仅心口微温，呼吸心跳未停，遂破格重用附子 150g 于四逆加人参汤中，武火急煎，随煎随喂，1 小时后终于起死回生。按现代药理实验研究，附子武火急煎 1 小时，正是其毒性分解的高峰。由此悟出，对垂死的心衰病人而言，附子的剧毒正是救命的仙丹。我一生所用附子超过 5 吨之数，经治病人在万例以上，垂死病人有 24 小时用附子 500g 以上者，从无一例中毒。本方中炙甘草一味，更具神奇妙用。《伤寒论》四逆汤原方，炙甘草是生附子的两倍，足证仲景当时充分认识到附子的毒性与解毒的措施，甘草既能解附子的剧毒，蜜炙之后，又具扶正作用（现代药理实验研究，炙甘草有类激素样作用，而无激素之弊）。而在破格重用附子 100g 以上时，炙甘草 60g 已足以监制附子的毒性，不必多虑。经这样的改进之后，重症病人的治愈率可达十全，而垂死病人救活率仅可达十之六七。由于个人学识浅薄，思路狭窄，只见局部，不见整体。但着眼于"心衰"一端，而忽视了垂死病人全身衰竭的全局——五脏六腑阴阳气血的散失，故本方的治愈率停滞在生死参半的水平约 10 年之久。后读近贤张锡纯氏《医学衷中参西录》，张氏为我国近代中西医结合的先驱者。他在书中创立"来复汤"一方（山萸肉 60g，生龙牡粉各 30g，生杭芍 18g，野台参 12g，炙甘草 6g），可补四逆汤之不效。

破格救心汤增强了仲景先师四逆汤类方回阳救逆的功效，破格重用附子、山萸肉后，使本方发生质变。麝香、龙牡、磁石的增入，更使本方具备了扶正固脱，活血化瘀，开窍醒脑，复苏高级神经功能，从而救治呼吸循环衰竭，纠正全身衰竭状态，确有起死回生的神奇功效。

本方可挽垂绝之阳，救暴脱之阴。凡内外妇儿各科危重急症，或大吐大泻，或吐衄便血，妇女血崩，或外感寒温，大汗不止，或久病气血耗伤殆尽……导致阴竭阳亡，元气暴脱，心衰休克，生命垂危（一切心源性、中毒性、失血性休克及急症导致循环衰竭），症见冷汗淋漓、四肢冰冷、面色㿠白或萎黄或灰败、唇舌指甲青紫、口鼻气冷、喘息抬肩、口开目闭、二便失禁、神识昏迷、气息奄奄，脉象沉微迟弱（一分钟 50 次以下）或散乱如丝、或雀啄屋漏、或脉如潮涌壶沸、数急无伦（一分钟

120～240 次），以及古代医籍所载心、肝、脾、肺、肾五脏绝症和七怪脉绝脉等必死之症、现代医学放弃抢救的垂死病人等，凡心跳未停，一息尚存者，急投本方。1 小时起死回生，3 小时脱离险境，一昼夜转危为安。（《李可老中医危急重症疑难病经验专辑》）

【典型案例】

海某，女，19 岁，昆明人。因病住昆明某医院，1959 年 1 月 3 日邀余会诊。

患者行剖腹产失血过多，经输血抢救后，突然高热 40℃以上。经用青霉素、链霉素等治疗，数日后体温降低，但一般情况反见恶化，神识昏愦，出现严重呼吸困难，白细胞高达 2 万以上。因病情危重，不敢搬动，故未做 X 线检查。当时西医未做出明确诊断，继续以大量广谱抗生素治疗，配合输液及吸入氧气，均未效。延某医则投以麻杏甘石汤 1 剂，病情更趋险峻，西医会诊亦提不出有效方案，乃延余诊视。

患者神志不清，面唇青紫灰黯，舌质青乌，鼻翼扑扑扇动，呼吸忽起忽落，似潮水往复，十指连甲青乌，脉弦硬而紧，按之无力而空。盖此病已入厥阴，肝肾之阴气内盛，非传经病，系真脏病，心肾之阳衰弱已极，下焦之真阳不升，上焦之阴邪不降，一丝残阳将绝，已现衰脱之象，危殆费治。唯有扶阳抑阴、强心固肾，尽力抢救垂危。

主以大剂回阳饮（即四逆汤加肉桂）：附片 150g，干姜 50g，上肉桂 10g（研末，泡水兑入），甘草 20g。

因附片需要先煨 3~4 小时，方能煨透无毒，故让患者先服上肉桂泡水，以强心急救之。并预告病家，服此方后可能有呕吐反应。如呕吐之后喉间痰声不响，气不喘促，舌质色较转红，尚有一线生机可以挽回。若不如此，则为难治，请注意为幸！

复诊：昨日服上方，后果如余言，呕吐涎痰后已见转机，神识较前清醒，嗜卧无神，已能缓慢回答询问，可以吃流质，舌尖已见淡红色，舌苔白滑厚腻，口唇青紫较退，两颊紫红，鼻翼不再扇动，呼吸仍有困难，但已不再起伏如潮，开始咳嗽，咯大量脓痰，脉仍弦滑而紧，按之而空。

衰脱危候大为减轻，仍以扶阳温化主之：附片 150g，干姜 50g，上肉桂 10g（研末，泡水兑入），半夏 10g，茯苓 20g，甘草 8g。

三诊：神志清醒，语音清楚，面颊微转润红，指甲唇舌青紫已退十之八九，鼻头、目眶微青，午后潮热，喘咳气短，咯大量脓痰，惟喉间时有痰阻，脉弦滑。

病情已有转危为安之象，再以上方加减主之：附片 200g，干姜 100g，茯苓 30g，上肉桂 10g（研末，泡水兑入），公丁香 5g，法半夏 10g，橘红 10g，甘草 8g，细辛 5g。

四诊：面颊微红润，口唇、舌质青紫已退，呼吸渐趋平稳，午后潮热已退，咳嗽、咯脓痰稍减少，胃气已开，能进食，人事言语已近常态。大便溏泻，系病除之兆。夜卧多梦，此系阳不胜阴、邪阴扰乱、神驰不宁所致。脉转和缓，大病已初退，惟坎阳尚虚，寒温邪阴未净，再以扶阳温化主之。连服 3～4 剂可望康复！

此时患者情况好转，可以搬动，经 X 线检查发现双肺有多个大小不等的圆形空洞，内容物已大半排空。血液细菌培养报告检出耐药性金黄色葡萄球菌。医院西医最后诊断为"耐药性金黄色葡萄球菌性急性严重型肺脓疡"。

拟方：附片 150g，干姜 50g，广陈皮 8g，杏仁 8g（捣），炙麻茸 8g。

连服 4 剂，1 周后诊视，患者喜笑言谈自如，精神、饮食业已恢复，病状若失，至此痊愈。（吴佩衡医案《吴佩衡医案》）

四、大柴胡汤

【适用病症】

以呕吐、大便不通、烦躁、上腹部按压胀满疼痛为特征的危重症，如急性胰腺炎、急性胆囊炎、胆石症、急性阑尾炎、肠梗阻等急腹症，以及全身炎症反应综合征、急性呼吸窘迫综合征、急性肺炎、高血压、脑梗死等。

【应用参考】

大柴胡汤是经典的宿食腹满病方，有退热、泻下、止痛、止呕吐、除腹满的功效，是危急重症的常用方。

本方有良好的退热功效，《伤寒论》用于治疗"伤寒发热，汗出热不解"，以及"伤寒十余日，热结在里，复往来寒热者"。"按之心下满痛"是典型的大柴胡汤腹证。心下，指剑突下乃至上腹部。满，是内部充实感，腹肌紧张，按压充实有力，或有明显压痛及抵抗感，也可见两侧腹直肌拘急和压痛，或两肋弓下明显的抵抗感。舌苔黄厚或焦黄是本方证的特征，特别是伴有发热时，可见舌苔厚，或黄或焦黄。

重病急症需要大剂量，一日进2～3剂，每2～3小时服用1次，服用时间以空腹为宜。服药后，大多可出现腹泻，一般以每天2～3次为宜。

高烧者，可加大柴胡用量；大便数日不通，腹部高度胀满，合大承气汤；面黯红、唇舌紫黯，合桂枝茯苓丸；烦躁，舌红，脉数，加黄连；身热有汗，加生石膏；如有黄疸，加茵陈蒿、栀子；肺部感染见胸痛、痰黄黏、便秘者，合小陷胸汤。

【各家经验】

秦昌遇：一乡人姓严，余不知其号……患热症，亦邀余治。予至，见其面色甚不好看，胸前按之痛极，口不能言，但一气出入而已，身后事尽备。但诊其脉，未为无救者。细询其妻致病狼狈之由，知二日前进食大饮之故。急令煎大柴胡汤，起口而入之。一剂而口开，再剂而热退，三剂蹶然而起矣。(《医验大成·伤寒章》)

胡希恕：大柴胡汤证见呕不止，心下急，郁郁微烦，热结在里，汗出而表不解，心下痞硬，呕吐或下利不畅，苔黄或苔腻，此为阳、实、热证，下之则愈。(《胡希恕伤寒论带教笔记》)

熊曼琪：本方用治多种消化系病症，如肝炎、胆囊炎、胰腺炎、胃肠炎、胆道蛔虫、结石症、痢疾等，疗效非常显著，尤其在多种急腹症治疗方面，引人瞩目。临床以脘腹痛、或呕、或便结、舌红苔黄、脉弦数为辨证要点。(《中医药学高级丛书·伤寒论》)

和田东郭：应用大柴胡汤、大柴胡加芒硝汤之证，若概用承气汤，则泻下虽同，未足宽缓两胁及心下之痞硬，是二证之所以别也。盖承气汤之腹候，心下自宽，而脐上至脐下胀满特甚者也。(《蕉窗杂话》)

张公让：余经验，大柴胡汤之使用范围较小柴胡汤为广，既能解热、除胸胁苦满，又能泻下也。热性传染病初来，可以下剂折其势，不必有心下急或大便秘而后可下也。(《中西医学比观》)

矢数道明：诸热性传染病，例如用于肠伤寒、流行性感冒、猩红热、丹毒、疟疾、肺炎等过程中，由少阳病转入阳明病发热或寒热往来，胸胁苦满，或恶心、呕吐、食欲不振，舌干燥而苔黄，便秘，脉诊及腹诊均有力。(《临床应用汉方应用处方解说》)

陈雁黎：原方加生石膏 30 ~ 60g。煎服方法同原方。治大柴胡汤证，外感表邪、高热不退、口舌干燥、心下胀痞、大便干、苔黄者。舌苔白厚腻结实而干者，即可加生石膏（切记打碎）。（《胡希恕伤寒论方证辨证》）

【研究报道】

中国一则案例报道介绍了一腰背部外伤的危重患者，剖腹探查发现腹腔出血、腹膜后位巨大血肿、回盲部肠系膜撕裂、肠管颜色发黑，行病变肠管切除＋肠吻合术，术后出现腹膜后出血、腹腔内出血，腹腔填塞止血后出现腹腔间室综合征。因其高热、昏迷、心动过速、喘促、腹部膨隆、肠鸣音消失、剑突下压痛、少尿，在常规抗感染及对症支持治疗基础上，鼻饲大柴胡汤2天后体温下降、呼吸平稳，呼吸机脱机，1周后生命体征平稳，转出重症病房。［毛帅，张敏州．临床应用大柴胡汤治疗腹腔间室综合征的体会和思考．中国中西医结合杂志，2013，33（6）：845-846］

【典型案例】

患者男性，34岁，因"右侧胸痛伴呼吸急促1天"入院。患者入院时神志清，精神疲惫，右胸胁疼痛明显，呼吸急促，语声不连续，全身乏力，无咳嗽、咳痰，无鼻塞、流涕，无肌肉关节酸痛，无腹痛、腹泻，纳眠差，小便正常，大便1日未解，舌质红，苔黄厚腻，舌底络脉迂曲，脉沉细。入院积极完善检查，西医诊断为重症肺炎、惠普尔养障体感染、呼吸衰竭、急性呼吸窘迫综合征（重度），急性肺栓塞待排。入院后，给予了积极抗感染、气管插管、机械通气等西医方面的抢救措施，患者生命仍危在旦夕。遂请黄煌教授会诊。

2021年12月26日首诊：患者间断发热，体温波动在37.6～38.0℃之间，无汗，氧合指数偏低，经鼻气管插管，呼吸机辅助通气治疗，患者右侧胸腔积液，胸腔引流出深橘色浑浊的胸腔积液，腹胀，鼻饲进食药有明显呕吐，腹诊有轻微充实感，大便灌肠后已通畅，舌质黯红，舌苔黄厚腻，舌底络脉迂曲，脉沉细。

处方：大柴胡汤合桂枝茯苓丸加芒硝。

柴胡 40g，黄芩 20g，姜半夏 20g，枳壳 60g，赤芍 30g，生大黄 15g，芒硝 10g，桂枝 20g，茯苓 20g，丹皮 15g，桃仁 15g，生姜 20g，红枣 15g。煎煮成 300mL，分 2 次鼻饲，3 小时服 1 次，1 天服用 2 剂。

2021 年 12 月 28 日二诊：患者体温 37.3℃，精神可，血氧饱和度尚可，氧合指数 220mmHg，大便 300mL，恶心呕吐明显，自觉想进食，舌质黯红，舌苔白腻，脉沉细。

处方：原方续服，1 日 1 剂。

柴胡 40g，黄芩 20g，姜半夏 20g，枳壳 60g，赤芍 30g，生大黄 15g，芒硝 10g，桂枝 20g，茯苓 20g，丹皮 15g，桃仁 15g，生姜 20g，红枣 15g。煎煮成 300mL，分 2 次鼻饲，1 日 1 剂。

2021 年 12 月 30 日三诊：患者已脱机拔除气管插管，口干，轻微腹胀，大便量少，恶心，呕吐，低热，体温 37.7℃，可进食少量米汤，舌苔黄厚腻，脉象较前由沉细转变为弦数。

处方：柴胡 40g，黄芩 20g，姜半夏 20g，枳壳 60g，赤芍 30g，生大黄 10g，桂枝 20g，茯苓 20g，丹皮 15g，桃仁 15g，生姜 20g，红枣 15g。煎煮成 300mL，分 2 次口服，2 剂。

2022 年 1 月 2 日四诊：患者情况逐渐恢复好转，无发热，最高体温 37.2℃，无恶心，无呕吐，大便通畅，呼吸困难明显好转，舌苔黄腻改善。

处方：柴胡 40g，黄芩 20g，姜半夏 20g，枳壳 60g，赤芍 30g，生大黄 10g，桂枝 20g，茯苓 20g，丹皮 15g，桃仁 15g，生姜 20g，红枣 15g。煎煮成 300mL，原方减量，每天服半剂，1 天 1 次即可。

2022 年 1 月 4 日五诊：患者神清，精神可，面色润泽，无明显呼吸困难，无发热，无恶心，无呕吐，大便通畅，饮食、活动后易出汗，间断吸氧，可下床活动并在床旁进行肺康复治疗，舌质淡红，苔薄白，脉弦。

处方：守方治疗，每天服半剂，1天1次即可。

经过中西医并重的精准治疗、医护人员日夜的精心护理，患者病情逐渐好转，各项指标有所改善，氧合指数由84mmHg上升到318mmHg。2021年12月30日，患者成功拔除气管插管；2022年1月4日转入普通病房，复查肺动脉CTA等相关指标，肺部病灶明显吸收，症状好转，患者舌脉明显改善，于1月16日出院。（黄煌主治，杜丽娟整理）

五、炙甘草汤

【适用病症】

以心律失常、贫血为表现的危重症，大多见于大出血、血容量不足、电解质紊乱的疾病，如创伤性大出血、重度烧伤休克、严重的心律失常、贫血等。

【应用参考】

炙甘草汤是经典的虚劳肺痿病方，传统的滋阴方，具有理虚、复脉、止血的功效。《伤寒论》用本方治疗"伤寒，脉结代，心动悸"，提示古代用于发热性疾病中出现的严重心律不齐，同时体质虚弱的患者。此外，也可用于抢救一些失血性休克和循环衰竭。"心动悸，脉结代"，是循环衰竭的重要信号。

适用人群大多肌肉萎缩，皮肤干枯，表情淡漠，面色憔悴，或萎黄，或苍白，贫血貌；口唇淡白，舌淡苔少；心律不齐，血压低，经常有心悸气短感，或汗出而胸闷，呼吸浅表；脉三五不调，或时有间歇、细弱，或数或缓，但以脉数为多见；大便干结难解者多见。

出血与贫血，多见于本方证适用人群。一些严重出血的疾病及消耗性疾病的晚期，有应用本方的机会。相反，体型肥胖者，有血栓或高黏血症者，舌深红、面紫黯、眼圈黑、肌肤甲错者，慎用本方。

休克，血压不升者，宜用大量生晒参，肉桂、甘草也应该重用；如有出血，生地用量宜大；使用大剂量生地、麦冬，宜加米酒同煎。

【各家经验】

喻昌：此仲景治伤寒脉代结、心动悸、邪少虚多之圣方也。(《医门法律》)

浅田宗伯：此方以心动悸为目的。凡心血不足，气管动摇而成悸；而心之血动不达于血脉，时有间歇，故脉结代也。此方能滋养心脏之血，润流脉路，是以不仅治动悸，对于人迎附近之血脉凝滞、气急促迫者亦有效，此余数十年之经验也。又肺痿之少气、胸动甚者，用之有一时之效，龙野之秋山玄瑞以此方加桔梗为肺痿之主方，盖据于《金匮》也。又此方与《局方》人参养荣汤所治相同，此方主因外邪而致津液枯槁、腹部有动气者；养荣汤则不拘于外邪之有无，主气血衰弱、动气在肉下者。盖后世之人参养荣汤、滋阴降火汤皆出自此方，故二方之场合大抵可用此方。但结、悸之证，用此二方无效。

又，按此方配伍颇妙，有奇效，故虚证发热、疲劳倦怠之热病者可用此方。其故者，甘、桂助阳气、补元气，生地、麻、人、门、胶润燥云。留心运用，可在仲师不言之处取效。此方之意，凉而补元气也，故非温补，乃在平补与冷补之间，宜于有碍于温补之燥气者，又宜于所谓阳气虚而有火之症。又补上焦之元气者，补心也，世人不知，惜哉。(《浅田宗伯方论医案集》)

【研究报道】

中国一项随机对照研究纳入了 46 例冠心病心律失常患者，23 例服用《伤寒论》原书剂量炙甘草汤（炙甘草 150g，阿胶 50g，人参 45g，生地 250g，桂枝 60g，麦冬 150g，麻仁 30g，大枣 12 枚；阿胶烊化兑服，其余药物混合后加温水 1500mL，市售黄酒 500mL，浸泡 30 分钟后，文火煎煮 25 分钟，两煎共 250mL，分 3 次口服，每日 1 剂），23 例服用常规剂量炙甘草汤（炙甘草 50g，阿胶 15g，人参 15g，生地 25g，桂枝 20g，麦冬 15g，麻仁 15g，大枣 6 枚，阿胶烊化兑服，其余药物混合后加温水 1500mL，文火煎煮 25 分钟，两煎共 250mL，分 2 次口服，每日 1 剂），疗程为 30 天。大剂量组治愈率 69.6%，好转率 17.4%；常规剂量组治愈率 26.1%，好转率 39.1%。大剂量组疗效显著优于常规剂量组，且未见明显不良反应。[李艺辉，王丽莉，于景献，等. 炙甘草汤不同剂量及煎服方法对冠心病心律失常疗效观察. 中国中西医结合杂志，1994（9）：552]

2015 年的一项荟萃分析，纳入了 25 项随机对照研究 2441 位早搏患者。发现比起抗心律失常药物，炙甘草汤整体有效率更高，炙甘草汤与抗心律失常药物合用比西药单药整体有效率更高，更显著地减少早搏次数。[Liu W，Xiong X，Feng B，et al.Classic herbal formula Zhigancao Decoction for the treatment of premature ventricular contractions（PVCs）：A systematic review of randomized controlled trials.Journal of the American College of Cardiology，2015，66（16）：C120]

中国一项随机对照研究纳入了 68 例血透患者，发现血透后患者心电图 QT 间期延长，服用炙甘草汤 4 周后，QT 间期未见延长。QT 间期延长与致命性心律失常相关，此研究显示了炙甘草汤对透析患者的心脏保护作用。[Tong Y Q，Sun M，Hu C J，et al.Changes of QT dispersion in hemodialysis patients after administrating Zhi Gan Cao Decoction.Chin J Integr Med，2018，24（8）：627-631］

【典型案例】

康某，女，42 岁。

患者有关节炎史 20 余年，风湿性心脏病联合瓣膜病变 13 年，心绞痛史 10 余年，高血压史 6 年。此次因高热伴右拇指关节肿痛，以风湿热、风心病（联合瓣膜病变）、冠状动脉供血不足收入院。入院后，经用激素、抗风湿治疗、内服中药后，体温迅速恢复正常，关节肿痛亦除，血沉自 128mm/h 逐渐降至 31mm/h。惟于入院后第 6 天起，心绞痛复发，甚则 1 日数发，虽用中西药物多种治疗，自 7 月 31 日至 8 月 24 日近 1 月内，心绞痛始终未能控制，乃邀余诊治。诊得舌淡，苔薄而干，脉弦数而带硬。心痛彻背，背痛彻心，痛无定时。痛发则呼吸促，面色苍，头汗出，肢湿冷，痛去则一如常人，惟觉衰乏。此久病之人热病之后，不惟心阳不足，心阴亦已暗耗。总观前治，疏伐有余，益养不足。心阴宜滋养，心阳当振通，寓补于通，寓疏于养，一味温燥，恐难取效。

方宜炙甘草汤：炙甘草 9g，桂枝 6g，生地 30g，党参 15g，麦冬 15g，火麻仁 12g，阿胶 9g，红枣 10 枚，生姜 6g。以陈酒四两，加水煮药取汁服。

服药当天，心绞痛即得控制。嗣后即以此方善后，10 月 20 日气色复常，欣然出院。（刘鹤一医案《上海老中医经验选编》）

六、犀角地黄汤

【适用病症】

以出血为特征的危重症，如流行性脑脊髓膜炎、斑疹伤寒、流行性出血热、埃博拉出血热等急性出血性传染病；多表现为身体不同部位的出血，如鼻衄、吐血、黑便、尿血、斑色紫黑等。此外，也常用于白血病、血小板减少症、血友病等血液病。

【应用参考】

犀角地黄汤是古代的止血方，具有清热凉血、散瘀解毒、养阴止血的功效。危重症中，本方证的特征是大量出血，血色鲜红，皮肤大量出血点及红斑。大量失血者，面色蜡黄或面色苍白，贫血貌明显，舌淡白；无失血者，则面红目赤，肤白唇红，舌深红或有芒刺。但必有精神亢奋，或胡言乱语，或失眠、健忘、失语等。患者多怕热喜凉，大便干燥，食欲旺盛。

发热性出血性疾病，本方通常合用白虎汤，方如清瘟败毒散。出血不止，生地用量要大，有鲜生地榨汁，配合鲜藕汁口服更佳。出血而大便干结，可加生大黄。犀角可用水牛角替代，并需要先煎。玳瑁、升麻、大青叶、连翘、生石膏等也可以作为替代品。

【各家经验】

吴崑：吐衄不止者，此方主之。（《医方考》）

赵献可：犀角地黄乃是衄血之的方。若阴虚火动吐血与咳咯者，可以借用成功；若阳虚劳力及脾胃虚者，俱不宜。（《医贯》）

张秉成：治时邪温疫，胃火热盛，吐血衄血，嗽血便血，蓄血如狂，漱水不欲咽及阳毒发斑等症。（《成方便读》）

竹林寺僧：经从口出，此因过食椒姜热毒之物，其血乱行，急服犀角地黄汤数剂，立效。（《宁坤秘笈》）

据叶橘泉先生回忆，一韩姓老人保存一方：生石膏、鲜生地、黄连、黄芩、黄柏、山栀、赤芍、丹皮、鲜茅根、芦根。说她当年在苏北打游击时患重病，始月经过多、牙龈出血，后项间发生疖子样的紫疙瘩，流血不止，血异常腥臭。此方是一乡间医生所开，药后即愈。一年多后，因战斗几昼夜无眠，旧病复发，鼻衄齿衄，周身紫斑，上半身更多。再服此方，又逐渐而愈。叶橘泉先生认为此方是黄连解毒汤与犀角地黄汤的合方。开方人不用犀角而改用大量石膏、茅根的方案，有学识，令人敬佩。(《中国百年百名中医临床家丛书·叶橘泉》)

【研究报道】

2019 年，一项荟萃分析纳入了 8 项随机对照研究 721 位脑出血急性期患者，发现常规治疗基础上联合犀角地黄汤可显著改善患者美国国立卫生院神经功能缺损量表（NIHSS）评分 [WMD=−2.85,95%CI（−3.72,−1.98）; $P < 0.05$]，有降低患者死亡风险的趋势，且未显示不良反应。[王鹏程，曹雨清，薛亚楠，等. 犀角地黄汤辅助治疗脑出血随机对照试验的系统评价和 Meta 分析. 中医杂志，2019，60（11）：943-948]

【典型案例】

杨某，男，35 岁。

初诊：口腔黏膜出血，并伴有周身紫癜密布。发热 38.3℃，头昏眼花，心悸少寐，舌红苔少，脉滑数无力。西医检查为原发性血小板减少性紫癜，血小板 60000/mm³。宜凉血散瘀，治以犀角地黄汤加味。

处方：广犀角 3g，生地黄 24g，赤芍药 12g，牡丹皮 9g，旱莲草 15g，女贞子 15g，龟甲 9g。14 剂。

二诊：药后热退，口腔出血止，紫癜减少，血小板增加到 75000/mm³。续方 14 剂后，血小板增加到 89000/mm³，紫癜逐步消失。（姜春华医案《内科名家姜春华学术经验集》）

姚某，女，60 岁，家庭妇女，陕西泾阳县人。于 1958 年秋患急性黄色肝萎缩并发胆囊炎住西安医学院第二附属医院综合科，经治三日无好转，邀米老先生会诊。当时陪同的外科主任陈松旺教授谓此病复杂棘手，要求中医协助治疗。患者症见高热不退，全身黄染，并有散在瘀点及手掌大的片状出血斑，神志烦躁，口渴欲饮，口唇干燥，舌绛无苔，脉象洪大滑数。

察其手指颤动，腹痛呻吟，右胁及胃部拒按，小便少而色深黄，大便几日未解，时值月经来潮，先生分析病情为瘟毒急黄并发肌衄病。此乃时疫瘟毒，侵入营血，热邪燥盛，伤及肝胆，肝火上冲，胆囊肿大，故腹痛拒按；阻塞胆道，胆汁溢于皮肤故现黄疸；肝火燔炽，迫血妄行，故见皮肤溢血呈现斑疹；上至血灌白睛，下至月经来潮。患者神志烦躁，口渴唇燥，舌绛无苔，为伤津化燥之证；手指颤动为肝风内动之象；脉洪大滑数，为热邪深入，日进化燥之象；由于燥极化火，津液耗伤，故高热不退。此为三焦相火亢极，侵伤肝胆，迫血妄行之证。法当清营解毒，凉血散血，大清气热，利胆通便，平肝息风。方用清瘟败毒饮加茵陈、生大黄二味。处方：

犀角 10.5g，生地黄 35g，赤芍 17.5g，牡丹皮 17.5g，生石膏 70g，知母 28g，黄芩 17.5g，黄连 10.5g，焦栀 17.5g，连翘 17.5g，玄参 35g，竹叶 10.5g，桔梗 10.5g，甘草 17.5g，茵陈 35g，生大黄 10.5g。

由于缺犀角，改用羚羊角，继服 3 剂，斑敛黄退，腹痛消失，脉静身凉。遂予清热生津，益气养胃之竹叶石膏汤及大米粥善后调养。后随访病愈出院，患者感激，赠锦旗以谢之。（米伯让医案《米伯让先生医案》）

七、竹叶石膏汤

【适用病症】

以发热多汗、极度消瘦、食欲不振、舌光少苔为特征的危重病，或是发热性疾病恢复期或吐泻性疾病后期，或是反复感染，以及大量长期使用抗生素的久病患者，或肌肉萎缩性疾病的晚期，或癌症晚期及肿瘤放、化疗后。

【应用参考】

竹叶石膏汤是经典的温热病后期调理方，传统的清热养阴方，具有退虚热、增体重、止汗、止呕、止咳、止渴等功效。《伤寒论》治"伤寒解后，虚羸少气，气逆欲吐"。危急重症的后期使用，能帮助消除持续的低热，增加患者的食欲，改善营养状态。

本方证多见于发热性疾病的后期，以及肌肉萎缩性疾病，高龄老人、儿童多见。其人体形消瘦，体重下降明显，腹壁菲薄或腹部凹陷如舟底状；面色苍白，皮肤枯燥；不思饮食，或饥不欲食，甚至恶心欲吐；通常汗多，或怕热，或有低热，多有盗汗；口干舌燥，口渴喜好冷饮，或呷水不已，或口腔干燥无津，或口腔糜烂。

本方证的脉舌有特异性。脉或细数，或洪大而数，但大多按之弱；舌淡红嫩，舌苔少，或舌裂苔剥，舌体多瘦小。

使用原方即可，不宜加减过多。其中粳米不可少，"米熟汤成"是煎煮时间的标准。

方中的人参通常用吉林人参，也可以用西洋参替代。

本方证的解释是"余热不清，气液两伤"，可以理解为是以基础代谢虚性兴奋、营养不良、神经肌肉萎缩、电解质紊乱为特征的一种病理状态。

【典型案例】

2021年4月19日，一位肺炎高热后的双腿无力的老人坐着轮椅来到我的诊室。他半月前无明显诱因发热，确诊分枝杆菌肺部感染。现在体温刚退，人极为疲惫，竟然无法行走。老人今年77岁，有糖尿病、白细胞减少症等病。本来就不是很胖，病后他更瘦了。他脸色苍白，没有红光。脉细弱，难触及。口唇干红，舌红少苔满布裂纹。老人话不多，几乎都是他妻子代诉。我听说老人病后体重降了好多，175cm的身高，体重只有勉强60kg了，现在食欲不振，饭量很少，光想喝水，夜里还会出汗。我脑海里随即冒出"伤寒解后，虚羸少气，气逆欲吐"的《伤寒论》原文，这是很典型的竹叶石膏汤证！处方：淡竹叶20g，生石膏20g，麦冬40g，姜半夏10g，生晒参15g，生甘草10g，粳米1把，嘱咐米熟汤成，日分2～3次服完。一周后老人复诊，居然是独立走进诊室，他说药后体力好多了，出门不需拐杖也可以。续服原方半月后，老人行走正常，脸色也红润了。这个老人虽然诊断是分枝杆菌感染，但经方着眼的不是杀灭细菌，而是调整体质的状态。老人的状态就是所谓的"余热未清，气阴不足"。竹叶石膏汤能增食欲，生气力，养阴生津，润燥清热。可以说，这是一种调理体质的方。（黄煌医案）

第二章　内科

第一节　感冒

感冒，是由多种病毒引起的一种呼吸道常见病，常见病原体为鼻病毒、流感病毒、副流感病毒等。

普通感冒，俗称"伤风"。病例分布是散发性的，不引起流行，常易合并细菌感染。普通感冒起病较急，早期症状有咽部干痒或灼热感、喷嚏、鼻塞、流涕，开始为清水样鼻涕，2～3天后变稠，可伴有咽痛，一般无发热及全身症状，或仅有低热、头痛，一般经5～7天痊愈，部分患者在病程后期唇边可出现疱疹。

流行性感冒是由流感病毒通过呼吸道传播引起的急性传染病。起病大多突然，全身症状明显而呼吸道症状较轻，先有畏寒，继有高热，可达39～40℃。同时伴有头痛、全身酸痛、软弱无力、眼干、咽干、轻度咽痛、鼻塞、流涕、喷嚏等症状，也可伴有轻度恶心、腹泻等胃肠道症状。上述症状多于1～2天内达到高潮，3～4天内热退，症状消失。流感常常继发其他疾病，如肺炎等。

经方治疗感冒注重个体差异，强调方证相应。清代医家钱潢说："受本难知，发则可辨，因发知受。"（《伤寒溯源集》）古代医家无法去抓变化不定的病原体，而是立足人体在疾病过程中的反应状态，将这种"发"与对应有效的药物结合起来，形成了许多方证，方证相应就是古人处理疾病的模式。感冒的常见方证，大多集中在柴胡方、麻黄方、桂枝方中。

柴胡方以退热透邪为特长。小柴胡汤是感冒发热的基本方，但由于个体差异的存在，小柴胡汤多需加减；大柴胡汤擅长攻下，适用于体格强健、上腹部充实饱满压痛者的发热汗出热不退；柴胡桂枝汤擅长调和，适用于以体质下降、寒热往来、腹痛、关节疼痛及皮肤损害为特征的发热性疾病；柴苓汤擅长散风利水，适用于以长期反复发热、消化道症状明显或浮肿为特征的感染性疾病，以及自身免疫性疾病。

麻黄方以发汗为特长。其中麻黄汤是温和的发汗退热方，适用于发热无汗的风寒表证；大青龙汤是峻汗方，适用于高热恶寒，身疼痛，无汗而烦躁者；麻黄附子细辛汤为温阳发汗方，适用于发热而精神萎靡、脉沉者；葛根汤也有轻微的发汗作用，适用于头项腰背拘急不适、头痛鼻塞、发热无汗者。麻黄方使用时，要注意体质的甄别，贫血、心功能不全者慎用。

桂枝方以调体见长。桂枝汤是基本方，虚人感冒可选用；桂枝加附子汤，治发汗后汗出不止；桂枝加葛根汤，治项背强而汗出恶风；新加汤，治发汗过多身体疼痛、脉沉迟者。

由于个体的差异，感冒常带来并发症，方证也随之变化。葛根芩连汤，也能用于流感高热；栀子方大多用于感冒发热后出现胸中窒、烦热难眠者；黄连方大多用于热性腹泻者。方随证转，一切以方证相应为原则。

一、小柴胡汤

【适用病症】

以往来寒热为特征、寒热虚实不明显或夹杂的发热性疾病，多用于病毒性感冒、月经期的感冒发热，以及感冒后期患者出现的食欲不振、口苦、疲乏、情绪抑郁等，也可用于易于感冒者的体质调理。

【应用参考】

小柴胡汤是经典的少阳病方，传统的和解方，更是古代发热性疾病的常用方。《伤寒论》用在"伤寒五六日""伤寒十三日不解"，还用于"伤寒差以后更发热""妇人中风七八日续得寒热"，提示大多数迁延性的发热，也就是所谓的"往来寒热"。其伴有症状非常多，如"胸胁满不去者""呕而发热者""经水适断者"，应用面非常广。本方具有治往来寒热，除胸胁苦满，提意欲，止呕吐等功效；现代研究提示，能解热、抗炎、免疫调节、诱导干扰素生成等作用。

适用人群大多体型中等或偏瘦，营养状况一般或较差，面色发黄或发青，皮肤干，缺乏光泽，有虚弱貌；表情淡漠，沉默寡言，意欲低下，特别是食欲不振，或伴恶心呕吐等。舌面上有白苔或微黄苔，大多黏腻。患者有口干、口苦、口黏、咽干等症。如果舌苔变黄或焦黄，通常用大柴胡汤；如光红无苔，慎用本方。胸胁部症状和淋巴结肿大是本方证的特征之一。季肋部抵抗或压痛，胸胁部皮肤肿胀有硬结，捏拈后疼痛，伴有胸胁部的胀满感、窒息感；淋巴结、甲状腺、腮腺、扁桃体等腺体肿大。

感冒发热者，柴胡应取大量，并可根据病情日服 4 次，以得汗为度。发热，腹痛，呕吐，加连翘；咽喉痛，干咳，加桔梗；扁桃体肿大，多汗，加生石膏；淋巴结肿大，加连翘；咽喉奇痒，患有过敏性鼻炎，加荆芥、防风；高热持续，便秘，加芒硝；发热而关节肿痛，加白芍、黄柏。

【各家经验】

胡希恕：盖疾病万变，人体各异，稍有出入，即非原方所宜。而善用方者，随病证之出入变化，宜加减者则加减之，宜合方者则合用之，乃可应变无穷而广其用也。据我所知，用原方的机会，反不如加减或合方的机会为多，但不能远离本方方义。(《胡希恕伤寒论方证辨证》)

陈雁黎：外感"坏病"常遭遇此方证。时下"坏病"之多，胜过仲景当年。其一，外感初起，坚持上班，病情加重。其二，自服感冒药、广告药不好者。其三，外感病先服抗生素，不愈即打点滴，"先锋"加"凉水"，正如仲景曰："病在阳，应以汗解之，反以冷水潠之，若灌之……"其四，今人其寿命延长，有慢性疾病者甚多，复又外感，成为"坏病"。以上种种，使小柴胡汤证大增。（《胡希恕伤寒论方证辨证》）

张文选：刘渡舟先生擅用小柴胡汤治疗各类感冒，其中有一特殊的经验，就是用小柴胡汤治疗不典型的感冒。临床上有一些人感冒，感冒症状不典型，很难辨别是风寒，还是风热。表证也不明显，无典型的发热、恶风寒表现。患者就是觉得感冒了，全身不舒服，不想吃饭，困倦不想动，或者仅仅有一点点鼻塞。辨证既无太阳麻黄汤证、桂枝汤证，也无少阳小柴胡汤证，更非风热银翘散、桑菊饮证。这时就率先用小柴胡汤和解表里，以观病机的变化。其结果往往可以表解里通和而感冒症愈。这是一种非常可贵的经验，我们遵其法，用小柴胡汤治愈过很多不典型的感冒，深深感受到先生经验的临床价值。此特别提出，以发扬光大之。（《跟刘渡舟学用经方》）

【典型案例】

帅某，女，76岁。因发热10多天，住院已1周多，尚未明确诊断，治疗亦未见好转。近又发现左侧颈部有一如黄豆大之肿大淋巴结，医生拟做活检，患者不愿接受，要求服用中药治疗。询其病因，为受凉而起。初觉畏寒、发热、头痛，自服感冒药未好，输液2天发热仍然不退。每天寒热时作，犹如发疟疾一样，体温时高时低，高时达39℃以上。头晕目眩，口干苦，不思饮食，大便尚通，小便少。诊其脉得弦紧之象，苔白微腻，舌尖略红。

中医辨证：伤寒邪传少阳，病在半表半里。

治法：和解少阳。

处方：柴胡 15g，黄芩 10g，半夏 12g，生姜 10g，茯苓 10g，陈皮 6g，大枣 10g，炙甘草 5g。2 剂，水煎，去滓再煎，温服。嘱先服 1 剂，以观病情进退。

次日来电称：服药 1 剂后，发热已退。嘱继续服完第 2 剂，并注意病情有无反复，再议。第 4 天，患者竟然随其女来到门诊，谓服完第 2 剂后，寒热未再发作，体温已经正常，二便通利，精神好转，故已出院。（陈治恒医案《四川名家经方实验录》）

二、麻黄汤

【适用病症】

以发热无汗、身痛为临床表现的普通感冒、流行性感冒、上呼吸道感染、肺炎等。也能用于感冒引发的急性鼻炎伴恶寒、发热、鼻塞、流涕者。

【应用参考】

麻黄汤是经典的太阳病方，传统的辛温解表方，具有发汗、镇痛、平喘、还魂等功效。严重的恶寒并伴有皮肤滚烫干燥是麻黄汤证的特点。在发热性疾病中，通常有超过 38.1℃ 的中等热度，甚至是 39.1～41℃ 的高热。服麻黄汤者，未必都能发汗；体格强健者、发热不高者、已经出过汗者，汗不一定多。

适用人群以中青年和体力劳动者多见，大多有冒风受寒着凉的诱因。其人肤色多黄黯，缺乏光泽，有浮肿貌；皮肤多干燥而粗糙，或如粟粒，或如鱼鳞；食欲好，食量大，肠胃功能强健。脉浮紧，是《伤寒论》规定的安全使用麻黄汤的标准。其脉轻按即得且有力。脉沉弱无力者、心律失常者、血压过低者及高龄老人慎用。

浮肿及肌肉酸重的关节炎、肾炎、感冒等，加白术或苍术；高热不退而烦躁，加生石膏。

【各家经验】

吴崑：太阳伤寒，头痛，发热，身疼，腰痛，骨节不利，恶寒无汗而喘，脉来尺寸俱紧者，麻黄汤主之……若不斟酌人品之虚实、时令之寒暄，则又有汗多亡阳之戒。汗多者，宜扑粉；亡阳者，宜附子汤。（《医方考》）

柯韵伯：余治冷风哮，与风寒湿三气成痹等证，用此辄效，非伤寒一证可拘也。（《伤寒来苏集》）

樊天徒：本方是辛温发汗剂，最适用于伤寒无汗而见呼吸系统症状者。至于呼吸系统的温病却不宜采用本方。因温病大多数本不需要发汗剂，纵然在初期见无汗症，其脉亦多浮滑而数，绝对没有浮而紧者。其人出汗较易，当然就不需要长于发汗的麻黄汤。又温病患者，虽在初期，纵然尚未大渴饮，但口干而黏，已有热象可见，与伤寒初期口中和者不同。这时，如有必要用点发汗剂，只宜用辛凉的桑菊饮、银翘散之类；如用经方，可用麻杏甘石汤或《肘后方》葛根解肌汤之类（麻黄虽属辛温，但配以石膏，便成辛凉解表剂），而不宜用辛温的麻黄汤。（《伤寒论方解》）

【研究报道】

日本一项回顾性队列研究发现，麻黄汤能够用于 SARS-CoV-2 暴露后预防（post-exposure prophylaxis，PEP）。2021 年 4 月，在福冈县 Meotoiwa 医院暴发新型冠状病毒肺炎疫情，55 位密切接触 COVID-19 感染者的医院工作人员（护士居多，均无既往感染和疫苗接种史），42 位连续服用麻黄汤 3 天，13 位拒绝服用麻黄汤而作为研究对照。在 1 周的观察期内服用麻黄汤者 3 位阳性（7.1%），而对照组 6 位阳性（46.2%）。麻黄汤对暴露后预防的有效率为 84.5%。［Nabeshima A，Sakamoto A，Iwata K，et al.Maoto，a traditional herbal medicine，for post-exposureprophylaxis for Japanese healthcare workers exposed to COVID-19：A single center study. JInfectChemother，2022；28（7）：907-911.doi：10.1016/j.jiac.2022.03.014］

　　成都中医药大学扈晓宇等采用随机、阳性药平行对照研究的方法，入选年龄 18 ～ 65 岁的流行性感冒及中医风寒证的患者，分成 A 组 32 例，给予麻黄汤，采用经考证后的《伤寒论》本源剂量，麻黄去节三两（46.8g），桂枝二两（31.2g），杏仁去皮尖 70 个（23g），甘草一两（15.6g），每日 1 剂，水煎分 3 次口服；B 组 31 例，给予麻黄汤，采用现行中医药高等院校《方剂学》教材所推荐的常用剂：麻黄 9g，桂枝 6g，杏仁去皮尖 6g，甘草 3g；C 组 30 例，给予泰诺酚麻美敏片，疗程均为 3 天。结果：24 小时体温疗效评价、中医证候疗效评价、发热缓解时间及症状全部缓解时间的比较、并发症发生率及抗生素使用率比较，差异明显，有统计学意义。不良反应发生率：除 C 组有 1 例嗜睡、1 例头昏、1 例胃部不适外，其余 2 组均未发现明显的不良反应。结论：口服麻黄汤经方本源剂量可有效缩短流感病程，缓解流感临床症状，缩短发热时间，降低流感并发症的发生率，其临床疗效显著优于麻黄汤常用剂量及泰诺酚麻美敏片，麻黄汤经方本源剂量治疗流感早期安全、有效。［扈晓宇，张杨.经方本源剂量治疗流行性感冒风寒证.中国实验方剂学杂志，2011（13）：230］

【典型案例】

　　程姓寡妇某，五十余岁。患外感两日，发热，恶寒，头痛，遍身骨节酸疼，无汗，微喘，脉浮数。与麻黄汤一剂，处方为：麻黄三钱，桂枝二钱，杏仁二钱，炙甘草二钱，水煎。嘱分作三次温服，每两小时服一次。时乡前辈程良科先生还健在，见我处方，急来劝阻。他认为老年人气血较虚，不能用大汗法，且寡妇平日多忧郁，虽受外感，也不应即用麻黄汤单刀直入。我感其情意诚笃，乃详为解释云：所言俱对，但此妇素体壮实，平日常亲自主持家务，不能与一般老年气血虚弱之人相提并论。寡妇固须考虑有七情忧郁，但当感受外邪时，必须先除其新病。现病者表现麻黄汤证候十分明显，病又是属初起，邪纯在表，正宜趁此时期一汗而解之，如果因循恋邪，反而贻成后患。此方用麻黄三钱，分作三次服，每次不过一钱，谅不至有过汗之变。程先生听我解说，也觉有理。后照所嘱服用，仅一剂而愈。（俞长荣医案《伤寒论汇要分析》）

　　郭某，女，24 岁。近 3 年来常间歇性低热。1976 年 3 月感冒发烧，之后经常自觉畏寒发热，常患扁桃体炎和关节痛。腋温一般在 37.4 ～ 38℃，偶尔在 38℃以上。曾查血沉 25mm/h，其他如白血球和基础代谢均正常。注射卡那霉素后热暂退，但始终呈间歇性发作。1978 年初以后每日皆发热两次，体温在 37.5℃上下。1979 年 3 月来诊，按太阳伤寒证发热论治，两诊热退。处方：麻黄 10g，桂枝 6g，甘草 18g，杏仁 15g，2 剂。（范中林医案《范中林六经辨证医案选》）

三、桂枝汤

【适用病症】

大病后、手术后、化疗后、过度用药、月经期、产后、先天禀赋不足、年高体衰、平素多病者的感冒发热。患者多没有明显的高烧，唯自觉热感、自汗、恶风、乏力、鼻流清涕、时有气冲感、虚弱感等。大多有过用抗生素、发汗药的诱因。也可用于经常感冒者，或过敏性体质的调理。

【应用参考】

桂枝汤是经典的太阳病方，传统的调和营卫方，并不是对症状用药，而是针对体质用方，调动机体的调节能力。如《外台秘要》卷一引范汪说："黄帝问于岐伯曰：……当发汗，而其人适失血及大下利，如之何？岐伯答曰：数少与桂枝汤。使体润，漐漐汗才出，连日如此，自当解也。"

适用人群大多体形消瘦，形容憔悴，面色苍白或黄白，缺乏光泽，嘴唇黯紫；舌质淡红或黯淡，舌体柔软；脉轻取即得，重按无力中空，状如葱管，一般心律不快，也有数者，但必定无力。肥胖者、浮肿者、血压过高者，均不适合使用本方。

自汗出是本方证的特征之一。《伤寒论》记载桂枝汤主治"汗出恶风""自汗出而不愈者""汗出多，微恶寒"。出汗不是一种即时状态，曾经大汗或过汗，或皮肤湿润或白皙者，可以视为出汗体质。该体质的感冒发热，可以考虑用桂枝汤。

脉象对桂枝汤证的识别十分重要。"脉虚浮""脉浮弱""脉缓"，是《伤寒论》强调的脉象。脉浮多见于瘦人，脉弱多见于血压偏低者或心功能不全者。脉缓或迟，提示心率偏慢。反之，"若其人脉浮紧，发热，汗不出者，不可与之也"。也就是高血压、高热无汗者，是应慎用桂枝汤的。

首次服用本方后要喝热粥，粥可用小米、大米等文火熬至极糜烂，趁热喝下；并应避免风寒，最好盖被温覆取汗；应嘱咐患者服药期间清淡饮食，避免加重消化道负担。

项背强痛，头昏痛，加葛根；困倦，多汗，关节冷痛，加附子。

【各家经验】

柯琴：此为仲景群方之魁，乃滋阴和阳、调和营卫、解肌发汗之总方也。凡头痛、发热、恶风、恶寒，其脉浮而弱，汗自出者，不拘何经，不论中风、伤寒、杂病，咸得用此发汗。若妄汗、妄下而表不解者，仍当用此解肌，如所云头痛、发热、恶寒、恶风、鼻鸣干呕等病，但见一症即是，不必悉具，惟以脉弱、自汗为主耳。（《伤寒附翼》）

樊天徒：凡外感病初期，头痛，发热，鼻流清涕，干呕，汗出恶风，口中和，不烦不渴，舌苔薄白，脉浮缓者，当以此方为主。此种证候，不仅见于寒冷季节的感冒，夏令天气暴热，汗出当风后，更易得此。（《伤寒论方解》）

叶天士：某，屡屡失血，饮食如故，形瘦面赤，察质木火，阴不配阳。据说服桂枝汤治外感，即得此恙。凡辛温气味宜戒，可以无妨。徐灵胎批曰：咳嗽夹火者，服桂枝汤必吐血，百试百验。（《临证指南医案》）

【典型案例】

本年（二十五年）六月二十四日起，天时突转炎热，友人沈君瘦鹤于其夜进冰淇淋一客，兼受微风，次日即病。头胀，恶风，汗出，抚其额，微冷，大便溏泄，复发心悸宿恙，脉遂有结代意。与桂枝、白芍、炙草各钱半，生姜一片，红枣六枚（切）。夜服此，又次早醒来，诸恙悉平。惟心悸未愈，乃以炙甘草汤四剂全差。诸方均不离桂枝。又越日，孙椒君以进梅浆，病下利，恶风，冷汗出，头胀，胸闷，骨酸，腿软，不欲食而呕，一如沈君，给方与沈同。惟孙君以午夜市药，药肆不备红枣，任缺之。服后，一时许，热汗漐漐遍体，舒然睡去。翌早醒来，不知病于何时去。然则桂枝汤实为夏日好冷饮而得表证者之第一效方，又岂惟治冬日北地之伤寒而已哉？（姜佐景医案《经方实验录》）

柯某之长子，年一岁半。1922 年阴历九月初六日晨，寐醒抱出，冒风而惊，发热，自汗沉迷，角弓反张，手足抽搐，目上视，指纹赤而浮，唇赤，舌淡白，脉来浮缓。由于风寒阻遏太阳经气运行之机，加以小儿营卫未充，脏腑柔嫩，不耐风寒，以致猝然抽搐而成急惊风证。此为太阳肌表之证，以仲景桂枝汤主之，使中于太阳肌腠之邪，得微汗而解。桂尖 10g，杭芍 10g，甘草 6g，生姜 10g，小枣 7 枚，加入粳米一小撮同煎。嘱服后温覆而卧，使得微汗。一剂尽，即熟寐，汗出热退，次日霍然。（吴佩衡医案《吴佩衡医案》）

四、柴胡桂枝汤

【适用病症】

以往来寒热、腹痛、关节疼痛及皮肤损害为特征的发热性疾病，如感冒初期见有神经肌肉疼痛及皮肤疱疹斑疹者，或感冒发热诱发腹痛者，或感冒后低热持续且体质虚弱、自汗恶风者。常有感冒发热过用抗生素或清热药诱因。

【应用参考】

柴胡桂枝汤是传统的和解方，大多用于缠绵反复的发热性疾病。除退热的功效外，还能止痛、抗炎、抗过敏等，是中医清热透邪、调和营卫的重要方剂，适用面广。

"伤寒六七日，发热，微恶寒，支节烦疼，微呕，心下支结，外证未去者，柴胡桂枝汤主之。"本条文是对一种伴有关节痛、消化道症状，以及皮肤损害的发热性疾病的简单描述。流行性出血热、登革热、恙虫病、斑疹伤寒、流感，以及带状疱疹等的部分临床表现符合以上描述。

适用人群大多经过疾病消耗，体质状况差，体重减轻，面色黄，没有光泽，呈疲倦貌，表情淡漠，情绪低落，食欲不振，意欲低下；腹部扁平，腹直肌紧张如条索状，按压无弹性，或伴有腹痛；怕风喜暖，往往厚衣，但又自汗，通常有神经、肌肉、关节的疼痛。

慢性低热及体质虚弱者，本方用量宜小，服用的时间要长，并可以配合薯蓣丸、玉屏风散、补中益气汤等。

【各家经验】

陈瑞春：柴胡桂枝汤"是一张不用补药的保健良药。临床运用，高热可治，低热能平；尤其是老年体弱之人，有病可治，无病可防，长期服用，可以轻身却病，益寿延年""尤以治内伤、外感之发热功效见长"。（《伤寒实践论》）

余国俊：笔者治虚人感冒，喜欢用《伤寒论》柴胡桂枝汤，这是对伤寒临床专家江尔逊先生使用小柴胡汤治虚人感冒的独到经验的继承与发扬。方书论治虚人感冒，皆针对患者气、血、阴、阳之虚，而在常规解表方中，分别辅以益气、养血、滋阴、助阳之品，而江老却用小柴胡汤一方统治虚人感冒，何以故耶？江老认为：虚人感冒的病因病机，与张仲景《伤寒论》中提示的少阳病之病因病机"血弱气尽，腠理开，邪气因入，与正气相搏"理无二致，此皆不可发汗，故可用小柴胡汤一方统治之。方中人参（党参）、甘草、大枣补益中焦脾土，化生气血，以为胜邪之本；合柴胡、黄芩、半夏、生姜，从少阳之枢，以达太阳之气，逐在外之邪，此扶正祛邪法之妙用也。

或谓感冒初起，大多邪在太阴，何以虚人感冒就属少阳呢？江老认为：体虚之人，卫外不固，外邪侵袭，可直达腠理。腠理者，少阳之分也。故尔虚人感冒，纵有太阳表证，亦为病之标；纵无少阳正证或变证，却总是腠理空疏，邪与正搏，故可借用小柴胡汤，从少阳之枢，以达太阳之气，则太阳之标证亦可除矣。可见，用小柴胡汤治虚人感冒，并不要求必须具备柴胡汤证之特征性证候，如往来寒热、胸胁苦满、默默不欲饮食、心烦喜呕等；也不是张仲景所谓"有柴胡证，但见一证便是，不必悉具"，而是根据虚人感冒的固有病因病机来使用，这是别具一格的。

笔者初用柴胡桂枝汤治虚人感冒时，因方中之人参（党参）壅补，便师法蒲辅周老先生，用笔者所在省梓潼县所产的泡参代之。泡参体轻有孔，不恋邪，但补力不及党参。原来改用仙鹤草30～50g，效验即彰。仙鹤草俗名脱力草，民间用之炖猪肉，治疗劳作赢弱之证。当代名医干祖望老先生说仙鹤草是中药"激素"。此药扶正力宏而不恋邪，绝无西药激素的毒副作用。

尚有值得借鉴者，乐山市中医陈思义先生治疗产后诸疾，如产后感冒、产后厌食、产后缺乳等，必用柴胡桂枝汤加减，疗效历历可稽。究之，妇人新产之后，便是"虚人"。（《四川名家经方实验录》）

【研究报道】

日本的一项单臂研究纳入了18名每年发生6次以上感冒的儿童，服用柴胡桂枝汤，显效率22%，有效率67%，以发热和纳差改善最为明显。［秋叶哲生，荒木康雄，中岛章，等.柴胡桂枝湯長期服用による易感冒児の改善効果について.日本東洋医学雑誌，1991，41（3）：149-55］

【典型案例】

温某，女，42岁，医师。1982年3月5日就诊。患者有结核病史，白细胞偏低，经常感冒，低热37.5℃左右，微恶寒，鼻塞流涕，语音重浊，头晕眩冒，四肢酸痛，疲乏，食纳差，大便软，脉缓而弱，舌润薄白。

处方：柴胡 6g，桂枝 6g，白芍 10g，黄芩 6g，法半夏 6g，西党参 15g，炙甘草 5g，生姜 3 片，大枣 3 枚。

服 5 剂后，热退，身体轻爽，食纳倍增。继服补中益气汤加桂枝而愈。

患者前后 3 年，多次发病，症状如故，发则以低热、身重、疲乏为主症，均以柴胡桂枝汤调和营卫、和解表里；热退后，继之以补中益气汤加桂枝固表获效。经过几年的调治，屡治屡验，反复施治，几成常规。（陈瑞春医案《伤寒实践论》）

王某，女，59 岁。2002 年 8 月 27 日就诊。

2 日前受凉，恶寒发热，服药无效，外寒未解，内热渐盛，体温高达 39.2℃，急忙输液，口服扑热息痛片，汗出热退，移时复热，如是者 7 天。中医诊断为风热感冒，予银翘散加减服 3 剂，体温降至 37.5℃。但汗多、困倦、短气，大便偏稀，中医诊断为气虚感冒，予补中益气汤加减服 3 剂，未见显效，便不再服中药。唯间断输液，配服维生素、肌苷、蛋白粉等，体温一直在 37.3 ～ 37.8℃之间波动，迁延至今已 2 个月。

刻诊：低热（体温 37.2℃），面白神疲，周身酸软，短气乏力，微恶风寒，夜热盗汗；纳差，口微苦，大便偏稀；舌质较淡，苔薄白腻，脉浮弱，一息五至。辨证为虚人感冒，正虚邪留，枢机不利之证，予柴胡桂枝汤加减。

处方：柴胡 15g，黄芩 10g，法半夏 12g，桂枝 15g，白芍 15g，甘草 5g，生姜 10g，大枣 10g，茯苓 20g，仙鹤草 50g，葛根 30g。

服 3 剂后，周身轻爽，不再恶风寒，夜热盗汗大减，体温 36.9℃。改予六君子汤合玉屏风散加桑叶、仙鹤草，3 剂，诸症痊愈。为增强体质，嘱服补中益气丸 1 个月。

按：本例感冒患者，低热迁延了2个月之久。曾按风热感冒治之，服银翘散后体温虽降，但虚象迭现；复按气虚感冒治之，服补中益气汤未见显效。其人面白神疲，短气乏力，纳差便稀，舌质淡，为阳气虚弱之征；微恶风寒，周身酸软，脉浮弱，为邪恋太阳之象；夜热盗汗者，邪稽少阳也。故用柴胡桂枝汤，去壅补之党参，加扶正不留邪之仙鹤草；复加健脾升清之茯苓、葛根。如此从少阳之枢，以达太阳之气；又从太阳之开，解肌调和营卫，扶正祛邪，是以效彰。（余国俊医案《四川名家经方实验录》）

五、柴苓汤

【适用病症】

感冒发热伴有腹泻、口渴者，或感冒后反复发热、消化道症状明显或浮肿者；也可用于自身免疫性疾病患者见感冒发热时。

【应用参考】

柴苓汤是古代的治疟方，传统的和解方，具有退热、利水、止泻、消肿的功效。特别适用于以浮肿、发热或过敏为临床表现特征的疾病。

适用人群是一种寒热虚实表里夹杂的体质状态。既有表证，也有里证；既有热证，也有寒证；以及风、寒、湿、热、水饮、气滞、瘀血……等。其人大多面色黄，或黄黯，或黧黑，或有黄褐斑、黯斑，面有浮肿貌，眼袋大；舌胖大质嫩、边有齿痕，苔白厚腻或水滑苔；上腹部不适，容易吐水，胃内有振水音，或有明显肠鸣音，腹泻或大便不成形，饮冷或进食瓜果易腹泻。患者大多伴有淋巴结肿大、皮疹疱疹等。

本方的退热，不伴随明显的发汗。

【各家经验】

龚廷贤：一切发热憎寒，非杂病发热者。此邪在半表半里也，宜柴苓汤。小柴胡汤、五苓散二方相合是也。（《寿世保元》）

危亦林：小柴胡汤与五苓散合和，名柴苓汤。治伤风、伤暑、疟，大效。（《世医得效方》）

刘全德：身热口中渴，更兼泻下频，柴苓汤一剂，施治捷如神。（《考证病源》）

【典型案例】

周某，女，43 岁，160cm，68kg。2018 年 5 月 8 日初诊。

病史：反复发热伴皮疹、关节痛 6 年，加重 2 年。体温达 39℃，最高可达 40.2℃。发热时，全身关节疼痛。怕冷，汗多，食欲差，大便有黏液和血，饮冷水后经常有水样便。

体征：面黄，浮肿貌，表情淡漠。舌淡有齿痕，脉沉滑数。颈部淋巴结肿大，胸口有皮疹，两肋弓下有抵抗感。

处方：柴苓汤加白芍。

柴胡 30g，黄芩 15g，姜半夏 15g，党参 15g，生甘草 10g，桂枝 15g，白术 20g，茯苓 20g，猪苓 20g，泽泻 20g，白芍 20g，干姜 10g，红枣 20g。7 剂。

2018 年 5 月 15 日复诊：药后烧退，右颈肿大淋巴结消失。（黄煌医案）

六、大青龙汤

【适用病症】

流行性感冒、肺炎等发热性疾病见高热、恶寒、身疼痛、无汗而烦躁、眼睛充血、脉有力、体格壮实者。

【应用参考】

大青龙汤发汗作用强烈，服药以后往往汗出如洗，然后热退而身凉、脉静，不得汗则无效。通常得汗即停药。为保证用药安全，需要严格掌握适应人群，有汗的人、脉象微弱的人、年老体弱者、产妇、久病大病患者、心功能不全者、低血糖者、失眠者、高血压患者、糖尿病患者、肺结核低热患者等均不宜使用本方。

适用人群大多体格壮实，肌肉丰满结实，不易出汗，营养状态较好，感冒易伴随高热，大多有寒冷强烈刺激的诱因。

本方必须在饭后服用，空腹不宜。如果服用后出现明显的心悸、虚弱感，可以饮用糖水，或嚼食桂圆肉、红枣等。

【各家经验】

柯琴：盖仲景凭脉辨证，只审虚实，故不论中风、伤寒，脉之缓紧，但于指下有力者为实，脉弱无力者为虚；不汗出而烦躁者为实，汗出而烦躁者为虚；证在太阳而烦躁者为实，证在少阴而烦躁者为虚。实者可服大青龙，虚者便不可服，此最易知也。仲景但细辨脉证而施治，何尝拘泥于中风、伤寒之别其名乎？（《伤寒来苏集》）

【研究报道】

日本一项随机对照研究，纳入了 28 例因丙型肝炎接受 IFN-β 抗病毒治疗的患者，并对其中 12 例患者同时给予汉方（8 例使用麻黄汤，4 例使用大青龙汤），以减轻 IFN-β 的流感样症状。结果发现，麻黄汤显著改善了发热，大青龙汤改善了乏力、感觉异常和关节疼痛，且不影响抗病毒疗效。［Kainuma M，Hayashi J，Sakai S，et al.The efficacy of herbal medicine（Kampo）in reducing the adverse effects of IFN-β in chronic hepatitis

C.American Journal of Chinese Medicine，2002（30）：355-367]

日本的一项随机对照研究，纳入了 39 例花粉症患者（排除中医认为虚证的患者），15 例服用小青龙汤，24 例服用大青龙汤，改善鼻炎症状的有效率分别为 46.7% 和 87.5%，大青龙汤疗效更显著。[森壽生 . 春季アレルギ一性鼻炎（花粉症）に対する小青竜湯と大青竜湯（桂枝湯合麻杏甘石湯）の効果 - 両剤の効果の比較検討 -.Therapeutic Research，1998（19）：3299-3307]

【典型案例】

双桂乡程某，年近六十。一日，发热恶寒，无汗，似睡非睡，不欲转侧，神倦懒言，问之再三，才勉强答云：全身疼痛，人感烦躁。有人断为少阴证，主用姜附回阳，家属犹豫不决。按其脉搏，浮而微数，触其两胫颇热。我认为属大青龙汤证。

因恶寒发热，无汗烦躁，脉浮数，大青龙汤证毕呈。但大青龙汤证本烦躁不得安卧，现病人似睡非睡，问之久久不答者，乃邪热闭郁所致。此与少阴之"但欲寐"迥然有别，与嗜卧亦有不同。足胫颇热，知非少阴证。至于不欲转侧，是因表邪困束，身痛之故。

本证属寒邪外束，阳热内郁，当用大青龙汤双解表里邪热。但又虑老人体质素弱，如发汗太过，恐导致亡阳。因此，用石膏一两，麻黄、桂枝、杏仁、生姜各三钱，炙草二钱，大枣五枚，水煎，分作三次温服，每二小时服一次。叮嘱家属留心观察，如发现病者有微汗出，即须停药。仅服两次，果全身微汗出，诸症悉除。可见，临床中疑似证候要审慎鉴别。至于服药方法与疗效亦有关系。伤寒方后有"分温再服、三服"等记载，多半有参考价值，希读者勿忽略之。（俞长荣医案《伤寒论汇要分析》）

　　一九七五年十一月四日，时值初冬，因办公室搬迁，门窗洞启，外感风寒，而病感冒。初二日唯觉恶寒头痛，鼻流清涕，喷嚏频作，周身不适。自持轻许外感，随意取得扑热息痛片、银翘解毒丸等药服用。至第三日晨起，流涕转轻，喷嚏停止，但周身不适增重，且觉身热，试体温37.8℃。又服用安乃近与清瘟解毒丸，仍坚持工作。是日下午，自觉发热增重，傍晚体温达38.5℃，注射安痛定一支，热稍减。第四晨，身热又至38.3℃，再注安痛定一支半，身热持续在38℃以上，恶寒头痛，周身难受并增疼痛，辗转床褥，不解其苦，常自哼吟。欲解其烦，再服安乃近与清瘟解毒丸，病势不减，自此，方引为重视，思意之中，忽忆此与大青龙汤证颇为相似，自病以来一直恶寒（近二日身热同时亦觉恶寒）无汗（服安乃近稍见微汗）头疼身痛，且烦躁哼吟，自视舌质正常着薄白苔，自诊脉象浮紧稍数，此与大青龙汤证之外寒内热，无汗烦躁何疑，有此所悟，乃自处大青龙原方一剂：

　　麻黄四钱，石膏一两，桂枝二钱，杏仁二钱，甘草二钱，大枣四枚，生姜三钱，水煎服。原方麻黄六钱，因思素体较弱，又于服安乃近时已见微汗，故将麻黄减量用之。

　　是日晚煎服第一煎，服后稍施温覆，不及十分钟，则见出汗津津，随即恶寒发热、周身疼痛之症均见明显减轻，烦躁亦除，再无哼吟之意，遂得酣睡一夜。次晨身仍潮润，热除身静，病去十之七八。唯尚有头痛，微恶风寒，身体稍有不适之感，脉转浮缓。此为，外寒与内热并解，故已不须再服大青龙汤。以遗之症，本想邪去正复，休息一二日自可康复。但迁延一周，仍觉恶风、头痛、时有自汗与周身不适之感，再思之，当属汗后营卫不和所致，故改用桂枝汤加味以和营卫、止头痛。处方：

　　桂枝三钱，白芍三钱，甘草二钱，白芷二钱（单包下），川芎一钱半，大枣四枚，生姜三片，水煎服。服一剂，诸症尽解，病告全愈。

大青龙汤出自张仲景之《伤寒论》，原治"太阳中风，脉浮紧，发热恶寒，身疼痛，不汗出而烦躁者"。此症常于今人之风寒感冒中得见，但今人治感冒，时见有不细心辨证者，动辄止痛片、银翘丸，以此为治感冒之常规。本次感冒之治，亦曾流弊于此，事实教人，祖国医学之辨证施治至为可贵，此当引为借鉴。[康广盛医案.中医药学报，1977（1）：52]

七、麻黄附子细辛汤

【适用病症】

感冒发热的初期，全身状态极差、极度疲倦、恶寒明显、脉沉为特征的发热性疾病。如年老体弱多病者的流感、肺炎等，或用清热解毒药、抗生素等常规退热药无效的高热，以及发热伴有心动过缓的循环系统疾病。

【应用参考】

麻黄附子细辛汤在感冒发热中使用，有较好的发汗退热效果，但对适用人群有严格的要求。其人大多先有阳虚于内，复有暴感风寒或饮食生冷等诱因。发病大多在极度疲劳后，或经期、房事后，或大汗后。其人多见精神萎靡，表情淡漠，声音低弱，或昏昏欲睡，呼之能应，或反应迟钝，包括听觉、嗅觉、味觉、触觉失灵；面色黄黯或发黑，无光泽，皮肤干燥无汗；有明显的恶寒感，体温高而无热感，或发热而不喜喝水，周身酸痛不适等。

本方证可以看作是一种疲劳状态。素体不虚，突遭暴疾而陷于一过性沉衰者，借麻黄、附子、细辛三味热药兴奋而快速复元。其病理基础可能与大脑–垂体–肾上腺–性腺–汗腺相关的神经内分泌系统功能失调有关。

脉沉是本方证的客观性体征。脉重取方得，但沉而不弱，或脉沉紧，或沉细，在发热性疾病中出现此脉象更有诊断价值。

本方有镇痛效果，有患者可见头痛、腰痛、骨关节痛、牙痛、神经痛等。疼痛剧烈，遇冷加重。

本方服药后可能先全身发热，继而汗出而愈，汗出后即可停用，不必尽剂。

咽痛如刀割或喑哑者，加桔梗、甘草；感冒伴有腰腿痛者，加芍药、甘草；鼻塞流涕者，可以合用麻黄汤或葛根汤。

【各家经验】

门纯德:《伤寒论·辨少阴病脉证并治》云:"少阴病，始得之，反发热，脉沉者，麻黄细辛附子汤主之。"……临证者若不解其理，"发热"之症，投治于寒凉，误人不浅。此方此症，正是"阳症阴脉"之范例，若用之得当，常可救治危难。(《门纯德中医临证要录》)

龙野一雄:麻黄细辛附子汤既用于感冒伴有发热者，也可用于完全无发热的时候。虽主诉喘鸣、呼吸困难、咳嗽、咯痰等，但其程度不太严重。若伴有发热体温升高时，并无自觉发热感，即使有发热感也极其轻微，反而只有恶寒主诉，但有时也没有恶寒。一般会诉说头痛。有时无发热也没有恶寒但会诉说头痛。特别是有的患者一咳嗽辄震动头部而头痛。脉沉，若有发热则脉搏至数增加，若无发热脉搏则为普通至数，脉仅沉而已，紧张力度并不太弱。从整体上来看，虽然从症状上可以达成大体的判断，但其决定因素还是脉象。(《龙野一雄论经方证治》)

【典型案例】

杨某，男，40岁。于秋季五更下田劳动，上午10时余，阴雨大作，全身淋漓。返家后，寒战发热，身痛腹胀，午饭未食，邀余诊之。见其发热，静而不动，卧床轻吟，舌苔正常，其脉沉细，不迟不数。余踌躇数刻，确认此为少阴表证（或太少两感证），遂开具麻黄细辛附子汤1剂，并令其午夜前服药。家属照嘱而做，次日余自往复诊，患者宛若无病，余严令其勿过劳作，待3日后再为操劳，否则劳复难医矣！（门纯德医案《名方广用》）

王某，女，2岁。患儿高热、咳喘，时而抽搐，已10余日，住院诊断为病毒性肺炎。曾大量使用抗生素，并输血、输氧，体温一直在39.5～41℃，病情危重，邀余会诊。诊见患儿高热，面色苍白，面微肿，印堂色青，口唇发绀，神识朦胧，咳喘急促，呼吸困难，身无汗，腹胀大，四肢厥冷，二便失禁。舌质淡，苔少，脉沉细，指纹青紫。此为寒邪闭郁于表而发热，寒邪闭肺而咳喘，入里而伤于阳。处方：麻黄3g，细辛1g，附子3g，1剂，水煎服。

二诊：药后手足转温，头身微汗出，热势退却，体温降至37℃，喘促渐平。（门纯德医案《名方广用》）

八、葛根汤

【适用病症】

以头项腰背酸痛拘急、发热恶寒无汗为表现特征的发热性疾病的初期，如普通感冒、流行性感冒、肺炎、腮腺炎、扁桃体炎等见发热、无汗、头部症状明显者；或病毒性感染所致的出疹性疾病，如麻疹、天花、风疹、水痘等初起见发热无汗者。另外，发热性疾病中出现的项背强直、口噤不开，说话困难，甚至角弓反张等，所谓"急惊风"，也有应用的机会。

【应用参考】

本方发汗轻微，服药以后要避风，以覆取微似汗为佳。

适用人群大多营养状况良好，其人肌肉厚实，特别是项背部肌肉厚实或隆起；面色黄黯或黯红，易困倦，反应较迟钝，如醉酒状；易头晕、耳鸣、耳聋等，大便多不成形。瘦弱多病、面白多汗、心功能不全、心律不齐者慎用本方。

感冒伴有咽痛、目赤、便秘、头痛、牙龈肿痛、毛囊炎、疱疹、口疮者，加生大黄；鼻塞难愈者，加川芎、辛夷花；咽痛或痰难咳出者，合桔梗汤；感冒发热或腹泻，舌红唇红者，合黄芩汤；感冒发热不退，合小柴胡汤；发热、有汗、项背强、汗出热不退、咳喘、口苦、恶心者，合大柴胡汤；恶寒发热、头痛项背强、身痛无汗或有汗者，合白虎汤；流感烦躁、咽红、舌红者，合栀子豉汤。

对于发热性疾病，葛根汤通常是短期服用。如果药后出现舌苔黄、汗后烦躁热不退、腹泻臭秽、腹胀者，则必须换方。

如葛根用量超过 60g，宜先煎葛根，取汤再煎他药。

【各家经验】

陆渊雷：流行性热病，流行性感冒最多，其证三类，若发热、若咳嚏、若吐利，葛根汤皆治之。故临床施治，葛根汤之应用最广。(《伤寒论今释》)

尾台榕堂：此方主治项背强急也，故能治惊痫、破伤风、产后感冒卒痉、痘疮初起等。角弓反张、上窜搐搦、身体强直者，宜随症兼用熊胆、紫圆、参连汤、泻心汤等。治麻疹初起。恶寒发热、头项强痛、无汗脉浮数，或干呕下利者。若热炽，咽喉刺戟、心胸烦闷者，兼用黄连解毒汤。疫痢初起，发热恶寒脉数者，当下先用本方温覆发汗。若呕者，加半夏汤以取汗。后大柴胡汤、厚朴七物汤、大小承气汤、调胃承气汤、桃核承气汤、大黄牡丹皮汤、大黄附子汤，各随症处之，疏荡里热宿毒。治咽喉肿痛，时毒疠腮，疫眼燃热肿痛，项背强急，发热恶寒，脉浮数者，择加桔梗、大黄、石膏，或兼用应钟散、再造散、泻心汤、黄连解毒汤等。(《类聚方广义》)

【研究报道】

根据日本东北大学官网 2022 年 11 月 28 日报道，该校医学部参与的一项临床研究发现，汉方药葛根汤合小柴胡加桔梗石膏汤对新冠病毒急性感染期（轻型和普通型）的症状有缓解发热、抑制重症化的效果，而且价格低廉。这项研究共两部分，第一部分共 962 位患者，分为汉方药组 528 和非汉方药组 434 两组。第二部分共 161 名，分为汉方药组 81 和非汉方药组 80 两组，开展比较研究。观察时间为 2020 年 1 月 1 日开始至 2021 年 10 月 31 日结束。

日本的一项单臂研究纳入了 5 位密切接触流感患者的妊娠妇女，预防性服用葛根汤后，仅一例发生发热，且病原学检测为阴性，显示了较好的预防流感作用。[田中秀则. インフルエンザ患者に浓厚接触した妊娠への葛根汤の预防投与について. 日本东洋医学杂志，2018，69（3）：291-294]

【典型案例】

崔某，男，46 岁，工人。恶寒发热无汗，身体酸重，项背强，鼻流清涕，周身倦怠无力，脉沉紧无力，舌质淡红，苔薄白。证属外感风寒，寒邪侵袭太阳经输。治宜疏表邪，宣经输，柔项强。处方：葛根 15g，白芍

12g，生姜 10g，桂枝 6g，杏仁 6g，麻黄 3g，甘草 3g，大枣 3 枚。服药后绵绵汗出，诸症均减，3 剂后痊愈。（邢锡波医案《邢锡波医案集》）

李某，男，5 个月，1960 年 11 月 21 日入院。10 天来发热，咳嗽，喘，腹泻每日 7 ～ 8 次，入院前吐乳，抽风头后背，入院时体温 37.8℃，呼吸 40 次，脉搏 128 次。鼻扇，口围发绀，两肺呼吸音粗，以间质性肺炎诊断入院。查体：面色红，四肢不凉，神志清楚。当知抽风非严重循环系统受累（少阴病）及中枢神经中毒性反应（厥阴病），而是太阳经气不舒阻滞津液不能敷布，脑一时性反应性改变所致。即投葛根 15g，麻黄 7.5g，桂枝 7.5g，芍药 7.5g，生姜 7.5g，甘草 7.5g，大枣 4 枚，用 200mL 煎成 60mL 分 3 次口服。并用青霉素、冬眠灵肌注。入夜汗出，次日好转，3 日后出院。（杨麦青医案《伤寒论现代临床研究》）

九、葛根芩连汤

【适用病症】

以发热、头痛、汗出热不退、腹泻为表现的流行性感冒、肺炎、麻疹、水痘、手足口病、川崎病等。脊髓灰质炎、病毒性心肌炎、肠伤寒、流行性脑脊髓膜炎、乙型脑炎等，也有应用本方的机会。

【应用参考】

葛根芩连汤是古代治疗发热性疾病中出现腹泻时的常用方。《伤寒论》："太阳病，桂枝证，医反下之，利遂不止……葛根黄连黄芩汤主之。"严重的腹泻，是本方使用的特征性症状。"脉促者，表未解也；喘而汗出者，葛根黄连黄芩汤主之"。脉促和多汗，是本方证的客观体征。脉促，指脉来急数有力而呈不规则间歇，但也有跳动规则者。喘，非肺系疾病，是肠热上冲所致呼吸急促。汗出，表现为多汗怕热，这是对葛根芩连汤适用人群特征的描述。

临床使用本方，多见其人面黯红，结膜充血，满面油腻；呼吸音粗，不恶寒，怕热，多汗，汗多黏臭；脉滑数，心率快或不齐。

兼见腹痛、出血、舌红绛者，合黄芩汤；有糖尿病，或见腹中痛，舌暗苔白厚者，加大黄、肉桂。

【各家经验】

胡天雄：使用葛根芩连汤是以壮热、头痛、面赤、气粗四症皆具为主要指征。葛根辛凉以解表邪，芩、连苦寒直清里热，概亦温热病初起之解表方。凡具此症状者，皆不恶寒，或恶寒亦轻微而短暂。胡老推荐方：葛根15g，川连3g，条芩10g，甘草3g（提炼药，开水冲兑）。（《中国百年百名中医临床家丛书·胡天雄》）

陈宝田：用于胃肠型流行性感冒时，以恶寒发热、身痛、恶心下利作为投药指征。但胃肠型流行性感冒多寓于太阳伤寒兼呕利证之中，大部分以高热伴有下利的形式出现，故笔者常以葛根黄芩黄连汤合葛根汤，用之有奇效。若老年人或小儿有中度发热、腹泻甚时，用葛根黄芩黄连汤合五苓散有奇效。（《陈宝田教授经方临床应用》）

叶橘泉：麻疹用葛根汤的机会多，但麻疹汗出后，热犹高，喘咳频频而汗多脉促者用本方。又用于小儿急性热性痢，平日项背拘急，肩凝，而有急性发热、口渴下痢者，口舌肿痛糜烂者。（《古方临床运用》）

【研究报道】

用葛根芩连汤治疗轮状病毒腹泻患儿，3天内患儿粪便中病毒转阴率为71.3%～72.7%，3天内对病毒性腹泻治愈率达75.8%。［王耀红．小儿

病毒性腹泻的临床及病原学严谨.中西医结合杂志，1990（1）：25]

【典型案例】

大概是 1981 年，我回老家过春节，适逢亲戚家小孩患流感肺炎住院。小孩入院 2 日后仍然高热喘促，伴腹泻甚，其家属想让我去诊治。于是，晚上我去当地县医院为小孩看病，病房内患小儿流感肺炎输液的孩子住得满满的。这个小女孩 2 岁左右，正在输液，其面红，高热汗出，喘促，伴有严重的腹泻。我看了一下肛门，红而稍肿。这时想起《伤寒论》第 34 条："太阳病，桂枝证，医反下之，利遂不止，脉促者，表未解也，喘而汗出者，葛根黄芩黄连汤主之。""喘而汗出"不正是葛根芩连汤证的主症吗？恰好又有腹泻，可谓方证对应。处方：葛根 10g，黄芩 5g，黄连 5g，炙甘草 3g，1 剂，水煎服。告知其家属，当晚煎服此药。次日上午，其父亲来我家，激动地说："你开的药太神了！小孩吃了 1 剂药后，不仅拉肚子好了，不发热了，也不喘了，就稍微有点咳嗽。"听完此言，我让他再抓 1 剂药以巩固。之后，每当我过春节回去，他碰到我都依旧感激不已。从此以后，他的两个孩子一遇到感冒、发热、扁桃体发炎、肺炎喘嗽等都向我打电话咨询诊治。（田雨青医案《经方治大病实录》）

十、栀子豉汤

【适用病症】

以心烦、胸中窒闷为临床表现的发热性疾病，如感冒初期或上呼吸道感染后咳嗽气喘、胸闷痛、烦躁、舌咽充血者，或感冒发热后抑郁不乐、胸闷窒塞、疲乏、食欲不振、睡眠障碍者；或感冒发热或吐泻后出现胃胀痛、心下痞、胸闷、恶心、舌苔厚者；或感冒发热后鼻衄、咽喉充血者。

【应用参考】

栀子豉汤是古代的除烦方,具有除胸闷、助睡眠的功效。对发热性疾病后期导致的抑郁焦虑、睡眠障碍有较好效果。

"心中懊憹",是《伤寒论》对栀子豉汤证的特异性表述。表现为胸中有窒闷感,并有身体热感,心中烦乱不宁,睡眠障碍,常常翻来覆去,辗转不安。这是发热性疾病后期出现的一种抑郁状态,前人常用"余热未清""热扰胸膈"来解释。

适用人群大多有明显的热象,如声音响亮,语速快,候诊时容易不耐烦,神情急躁;眼睑充血,咽喉充血,或鼻衄;舌质红,舌尖有红点,舌苔满布黏腻或厚。

烦躁不安、腹肌紧张、哭泣不断者,加甘草;心中懊憹而呕者,如恶心、呕吐、胃内有水声,舌苔白滑者,加生姜;心烦腹满,卧起不安,加厚朴、枳实;鼻衄、咽痛、淋巴结肿大者,加连翘。痰黏或黄,便秘,合小陷胸汤;往来寒热,胸胁苦满,默默不欲饮食,心烦喜呕,合小柴胡汤。

【各家经验】

黎庇留:九江大圩山货店陈鹏俦,不寐者月余,延余。诊其脉,心肾不交,与栀子豉汤,一服即能寐。栀子折心火以下交于肾,淡豆豉起肾水以上交于心,心肾交,即能寐矣。(《黎庇留医案》)

俞长荣:我临证用药喜少而精,反对多而杂。一般处方用药四五味或八九味,很少超过十味以上。尤喜用经方,以其药简而取效捷。如栀子豉汤及其衍方,就是临证常用方剂之一,用治胃脘痛、失眠、暑热及外感高热等病症,确有得心应手之妙。(《伤寒论汇要分析》)

矢数道明:以心中懊憹、身热为目标。即所谓心胸中忧闷感,言不出明确症状,常不得眠;身热不伴恶寒,自觉身热,但体温不高,或局限于

身体某一局部，如主诉手足、颜面或肛门周围发热。心下不甚坚硬膨满，但亦不软弱。（《临床应用汉方处方解说》）

叶橘泉：栀子豉汤治夏季消化障碍而引起的急性胃炎，不一定要在发汗、吐、下后。病人多有发热，胸中窒闷而在床上翻来覆去，辗转不安，脉多浮数或滑数，而舌上有苔。投予栀子豉汤，往往呕吐痰涎而愈。（《叶橘泉方证药证医话》）

【典型案例】

王某，男，28岁。病证始于外感，数日后，心中烦郁之极，整日坐卧不安，懊侬难眠，辗转反侧。家人走近与其交谈，则挥手斥去，喜独居而寡言，全家人为之惶惶不安。询知大便不秘，但小便色黄，脉数而舌苔薄黄。这种情况张仲景称之为"虚烦"，治当清宣郁火。生山栀9g，淡豆豉9g。服药后不久，心胸烦乱反而更加严重，继而气机涌逆而作呕吐，伴随全身汗出。家人唯恐服药有误，派人前来询问。被告知服药后得吐而汗出，乃是气机调畅，郁热得以宣透的好现象，其病将愈，不用惊慌。果如所言。（刘渡舟医案《经方临证指南》）

抗战初期，重庆山洞地区麻疹流行。冬末诊一男孩，二岁许。病儿初时疹出身热不甚，不恶寒，微烦咳，纳呆神倦，大便二日未下，脉细而数。及至麻疹出齐后，忽昏愦喘促，病势危笃。吴师脉证合参后，谓此可按《伤寒论》"大病瘥后劳复者，枳实栀子豉汤主之"。书方：枳实小者1枚（炮，小碎），山栀子、香豆豉各6g，加米泔水煎药。仅服一剂即神清，再剂而喘定，三服则余热悉去，病告痊愈。（吴棹仙医案《四川名家经方实验录》）

第二节　呼吸系统病

呼吸系统病是一种常见病、多发病，主要病变在气管、支气管、肺部及胸腔。病变轻者多咳嗽、胸痛、呼吸受影响，重者呼吸困难、缺氧，甚至因呼吸衰竭而死亡。在城市的死亡率占第 3 位，而在农村则占首位。常见的呼吸系统病有支气管炎、哮喘、慢性阻塞性肺疾病（COPD）、慢性肺源性心脏病、间质性肺疾病（ILD）、肺结核（TB）、支气管扩张等。

咳嗽、气喘是呼吸道病的主要症状，其中细微的不同常决定不同的选方。畏寒怕冷、遇冷即咳、痰液清稀如水，多是寒证，可用小青龙汤；汗出而喘、鼻翼扇动，多是热证，可用麻杏甘石汤；呼吸困难、胸闷腹胀、进食后加重，多是实证，可用大柴胡汤、枳实薤白桂枝汤；张口抬肩、气短声低、头昏眼花、大汗淋漓，多是虚证，可用麦门冬汤、桂苓五味甘草汤、桂枝加龙骨牡蛎汤、生脉散等。

痰液的性状是识证选方的依据。痰黄黏稠，多用小陷胸汤；痰如蛋清或起泡沫，多用小青龙汤；遇风即咳，痰白量少，多用小柴胡汤加味方；干咳无痰，多用麦门冬汤。

舌苔也能成为选方的依据。舌苔水滑，可选小青龙汤；舌红坚老，舌苔黄厚，可选大柴胡汤、小陷胸汤；舌苔黏腻满布，可选半夏厚朴汤；舌苔光剥，可选麦门冬汤、竹叶石膏汤；舌苔白厚，可选桂苓五味甘草汤、橘枳姜汤、枳实薤白桂枝汤。

体型、体貌在选方中具有重要意义。年轻人宛如常人的慢性咳嗽，多用小柴胡汤、四逆散、半夏厚朴汤；中年人体型壮实肥胖的咳嗽，多用大柴胡汤；老年人面色黯红的气喘胸闷，多用桂枝茯苓丸、枳实薤白桂枝汤。上腹部充实抵抗，多用大柴胡汤；两肋弓下腹肌紧张，多用四逆散；腹部凹陷，营养不良，消瘦贫血，食欲不振，多用麦门冬汤或薯蓣丸。焦虑不安，咽喉异物感，多用半夏厚朴汤；情绪低落，意欲低下，多用小柴胡汤。

总之，不能见咳止咳，有是证用是方，方证相应是原则。

一、小柴胡汤

【适用病症】

以发热咳嗽持续多天、恶心呕吐或食欲不振为特征的咳喘类疾病，如急性支气管炎、毛细支气管炎、肺结核、胸膜炎、咳嗽变异性哮喘、支气管哮喘等。只要全身状况较好、重要脏器无受损者，就可使用。

【应用参考】

小柴胡汤是经典的少阳病方，传统的和解方，也是呼吸道病的常用方。《伤寒论》："往来寒热，胸胁苦满，默默不欲饮食，心烦喜呕……或咳者，小柴胡汤主之。"这种咳，是久咳，是"往来寒热""休作有时"的咳，是"正邪分争"的咳。

适用人群大多瘦黄肤干，营养状态一般，表情淡漠，沉默寡言，胸膈间和胁肋下有胀满感、窒息感、疼痛感，腹诊时两肋下多有抵抗感或压痛，怕冷风，易皮肤过敏，易肌肉关节疼痛，舌面上有白苔或微黄苔、大多黏腻，有口干、口苦、口黏、咽干等。

久咳、抗生素治疗无效、咳嗽变异性哮喘者，合半夏厚朴汤；痰清稀如水，加干姜、五味子；肺部感染、咳痰黄稠、胸闷痛、便秘者，合小陷胸汤；咽喉痛，干咳，加桔梗；扁桃体肿大，发热汗多，加生石膏；淋巴结肿大，加连翘；咳血，合泻心汤；发热、胸腔积液者，合五苓散。

【各家经验】

唐容川：失血证，久咳不止，发热盗汗，世谓之骨蒸劳咳，乃肝之血分夹有瘀结，宜小柴胡汤清理之。(《血证论》)

江尔逊：我用小柴胡汤治愈的久咳，属于外感咳嗽，迁延不愈，其病机为外寒内热、三焦郁火弥漫肺胃之三焦咳……余临床体验，小柴胡汤似可作为治久咳不愈之通剂。(《经方大师传教录》)

陈瑞春：咳嗽治疗用小柴胡汤加味，于寒凉郁遏肺气，流邪于表之咳嗽，多能取得满意疗效。(《伤寒实践论》)

龙野一雄：小柴胡汤证频繁出现，其特征为多见呼吸系统症状和消化系统症状并发，至于以哪个系统症状为重点并不一定，需要根据具体情况判断。出现弛张热或稽留热，胸部症状有胸部压迫、苦满感，或者不太剧烈的胸痛、侧胸痛等。为普通的咳嗽咯痰，一般情况下苔白，口苦黏腻，食欲不振。如果食欲旺盛则应当考虑不是本方适应证。一般没有呼吸困难，仅有胸部压迫感。胸胁苦满多见于右侧肋弓下，严重时波及两侧。大小便无异常。这种状态可见于肺炎初期、中期。可以说就病期而言，小柴胡汤的使用范围很广。(《龙野一雄论经方证治》)

【典型案例】

34岁，男性，1955年1月7日从丰桥千里迢迢进京求医。哮喘持续数年，近几日患感冒，现发热已解。脉象，坐时寸沉、尺弦细，但卧位时变弱。整个胸部可闻及蜂鸣音。腹部沿右肋弓下缘、正中线和经乳下垂线之间区域的腹肌紧张，但无压痛；并且患者非常唠叨，从精神分析上可解释为心烦。一喝酒会立即引起发作，故推测其肝脏功能障碍。皮肤明显干燥，皮屑多，甚至到看上去令人不适的程度。考虑其为津液循环不良而血燥。但哮喘发作时，背部出汗，出汗部位是既往患渗出性胸膜炎的左侧。如此则促进津液循环、和胃气、汗出可解吧？！于是写好小柴胡汤的处方，委托丰桥的加藤氏调剂配药。小柴胡汤：柴胡、半夏各 8.0g，黄芩、人参、大枣、生姜、甘草各 3.0g。2 周左右收到了加藤氏的报告，内容如下："开始的 2～3 天，自觉药不好喝，有些为难，现在倒觉得是美味了。从前一发作，约 1 周不能平卧，非常难受，但服药后显著减轻，痰也可以轻松咳出，比捡到 100 万还高兴。食欲猛地增加了，面色也好转许多。以前发作，即使注射西药也只不过缓解 2 小时的程度，甚至或有大小便失禁的状态。现服用小柴胡汤仅 15 天，夜间已能熟睡，状态也明显好转，甚至到复诊时快认不出的程度。有趣的是，这段时间右手无力，严重时一桶水也掂不动，这次也完全恢复如初，非常高兴。"（龙野一雄医案《龙野一雄论经方证治》）

李某，男，45 岁，174cm，62kg。2018 年 12 月 10 日初诊。

病史：低烧持续 10 余天，咳嗽胸闷，黄白黏痰，怕冷，盗汗，食欲不振，大便干结。有自发性气胸史。

体征：偏瘦，眼充血，咽喉黯红，舌红，脉滑。剑突下压痛，两肋弓下抵抗感。

处方：小柴胡汤合小陷胸汤。

柴胡 15g，黄芩 10g，姜半夏 10g，党参 10g，生甘草 5g，黄连 3g，全瓜蒌 20g，干姜 5g，红枣 20g。10 剂。

2018 年 12 月 31 日复诊：服药 4 天后体温正常，已无咳嗽，盗汗消失，食欲改善，胸闷缓解。（黄煌医案）

二、大柴胡汤

【适用病症】

支气管哮喘、咳嗽变异性哮喘、肺部感染等伴有胃及食管反流者。

【应用参考】

大柴胡汤适用于反流性哮喘，或伴有反流的反复肺部感染。除呼吸道症状外，大多见上腹胀满、反流酸水、口干口苦、厌食、便秘等。咳喘见以下四种情况中两项者，多用大柴胡汤：①体格健壮肥胖者；②进食后腹胀或咳喘加重者；③上腹部按压硬满疼痛者；④凌晨或半夜发生居多者。

腹胀、嗳气者，合半夏厚朴汤；胸闷、痰黄黏稠、大便干结者，合小陷胸汤；胸胁苦满严重、大便秘、烦躁失眠、少腹部疼痛、舌质黯者，合桂枝茯苓丸；胸闷痛、痰黏稠难咯者，合排脓散。

本方服用后可出现畅便，如大便每日超过 3 次，可减量服用。服药期间要少吃油腻甘甜及煎炸食品。

【各家经验】

龙野一雄：肺炎的大柴胡汤证，有从胸跨及心下部或侧胸部难受或疼痛，高热，便秘，咳嗽，有时伴有呼吸困难。也有舌苔变化、食欲不振。当然还具有大柴胡汤特征性的肌肉型体质、心下部位紧张……大柴胡汤证在肺炎中出现的频率相对少。

大柴胡汤体质特征如在本方证所见的论述中，属于肌肉质型者。脉紧，不那么浮，总体感觉还是接近于沉，应该说是介于浮沉之间为好吧！其喘促的样子无论在间歇期还是发作期，呼吸都非常用力，在用全身的气力呼吸时，连心下部位也有要涨满出来的感觉。咳嗽有力但不频发。痰浓量少。用力性紧张可以说位于强力的程度，所以多倾向于痉挛性便秘。但即使可以说便秘必然会发生，但也并非必备症状，也有患者的大便为正常状态，故不可云无便秘则非本方证。（《龙野一雄论经方证治》）

矢数道明：大柴胡汤用于支气管喘息、支气管扩张症、肺气肿、肋膜炎，发热或无热均佳；有咳嗽咯痰、胸胁苦满、胸痛、食欲不振、便秘、有体力者，亦佳。（《临床应用汉方处方解说》）

【典型案例】

徐某，女，61岁，155cm，80kg。2019年3月19日初诊。

病史：高血压、高血脂20年，反复咳喘半年。进食后腹胀，夜半明显，每天凌晨1点钟方能入眠，睡眠浅，鼾声大。大便2天1次。

体征：体胖，脸红，舌胖齿痕，咽红，腹部膨隆硕大，气喘声音明显。按压上腹部充实。

处方：大柴胡汤。

柴胡20g，黄芩15g，姜半夏15g，枳壳30g，白芍15g，生大黄10g，干姜5g，红枣20g，20剂。

2019年4月16日复诊：气喘明显好转，饱腹感好转，血压也正常。原方加陈皮20g，30剂。（黄煌医案）

三、麻杏甘石汤

【适用病症】

以汗出而喘、有痰、鼻涕黏稠、口干口苦为特征的呼吸道疾病，如病毒性肺炎、支原体肺炎、小支气管肺炎、支气管哮喘、急性支气管炎、慢性支气管炎等。

【应用参考】

麻杏甘石汤是热喘的主方。《伤寒论》："汗出而喘，无大热者，可与麻黄杏仁甘草石膏汤。"汗出而喘，"汗出"是点睛之笔，次序排在喘之前，提示此喘属"热"。"无大热"，提示汗出后皮肤湿润，按之不灼热。

适用人群大多身体状况较好，毛发油亮，皮肤大多比较粗糙，面部或眼睑可见轻度浮肿貌；汗出量不大，但按之皮肤湿润，不灼热，也有入夜汗出湿衣者或易出汗者；其人多口渴、不恶寒，或恶热、喜冷饮等。特别适用于年轻人、健壮的儿童的肺炎等。体弱、心功能不全者慎用。

咽喉痛，加桔梗；胸闷、痰黄黏稠、大便干结者，合小陷胸汤；痰稠量多，合苇茎汤。

儿童咳嗽气喘，可加生梨入煎，服用时加入冰糖少许，口感较好。

【各家经验】

龚廷贤：本方加细茶，名五虎汤，治外邪袭表而无汗之咳喘。（《寿世保元》）

万全：用五虎汤治寒化为热，闭于肺经，而见胸高气促，肺胀喘满，两肋扇动，陷下作坑，鼻窍扇张，神气闷乱之证。（《幼科发挥》）

张璐：本方治秋气之咳嗽，卒然声不出者。（《张氏医通》）

张锡纯：本方治疗痧疹不透，毒热内攻迫肺之闷喘。（《医学衷中参西录》）

尾台榕堂：哮喘，胸中如火，气逆涎潮，大息呻吟，声如拽锯，鼻流清涕，心下硬塞，虚里动如奔马者，宜此方。肺痈，发热喘咳，脉浮数，臭痰脓血，渴欲饮水，宜加桔梗，有时以白散攻之。（《类聚方广义》）

张琪：用麻黄宣肺透邪，但麻黄辛温与热邪以温济热不宜，故与石膏相配伍。石膏清肺中之热，且二药合用，石膏一可监制麻黄之辛温，使辛温之性转为辛凉；二可制约麻黄之力，俾其发越不致过猛。但据笔者经验，石膏之用量须大于麻黄五倍以上，甚至十倍方能达宣肺清热之效，不然往往达不到药效。原文载该方用于汗后、下后，但在临床上使用此方时，凡表邪不解，邪热迫肺作喘者，皆可用之，不必拘泥于有汗无汗，可用于流感、上呼吸道感染、急性支气管炎、肺炎等病。(《中医学术研究》黑龙江省中医研究院 1987 年 2 月)

【研究报道】

李玲等：对治疗流感病毒性肺炎的中药复方进行筛选结果显示：麻杏甘石汤能改善肺部的炎症，可能通过加强机体的免疫反应抑制病毒的复制，其改善肺部炎症的作用相比于其他中药复方，效果明显，且稍优于阳性药物奥司他韦。其次中药复方葛根汤、小柴胡汤、大青龙汤、银翘散和小青龙汤也具有较为明显干预效果，以麻杏甘石汤疗效最佳。[李玲，吴佳敏，欧阳建军，等 . 抗流感病毒性肺炎的有效中药复方筛选及机制研究 . 中国免疫学杂志，2018，34（8）：1168]

【典型案例】

1955 年冬至次年春，某地附近几个乡肺炎流行颇剧。我应用麻杏甘石汤为主方治愈不少患者。有邱某者，患肺炎，高热不退，咳嗽频剧，呼吸喘促，胸膈疼痛，痰中夹有浅褐色血液，间有谵妄如见鬼状，请我及某医师会诊。患者体温 40℃，脉象洪大。我拟给与麻杏甘石汤，某医师不大同意。他认为痰中夹血，难胜麻黄辛散，主张注射青霉素兼进白虎汤。我说，此证注射青霉素固未尝不可，但用之少量无效，用大量则病家负担有困难；至于用白虎汤似嫌太早，因白虎清热擅长，而平喘止咳之功则不若麻杏甘石汤。此证高热喘促，是热邪迫肺；痰中夹血，血色带褐，胸膈疼痛，均系内热壅盛肺气闭塞之故。正宜麻黄、杏仁宣肺气、疏肺邪，石膏清里热，甘草和中缓急。经过商讨，遂决定用本方。方用石膏二两四钱，麻黄三钱，杏仁三钱，甘草二钱。水煎，分3次服，每隔1小时服1次。服完1剂后，症状减少十之七八。后分别用蒌贝温胆汤（瓜蒌实、川贝母、茯苓、法夏、稻香陈、枳实、竹茹、甘草），生脉散合泻白散（潞党参、麦冬、五味子、地骨皮、桑白皮、生甘草）两剂，恢复健康。（俞长荣医案《伤寒论汇要分析》）

四、小青龙汤

【适用病症】

以呼吸道分泌物清稀为特征的咳喘，如急慢性支气管炎、支气管哮喘、小儿咳嗽变异性哮喘、慢性阻塞性肺气肿、肺炎、过敏性鼻炎等。

【应用参考】

水样的鼻涕水样的痰，是本方证的特征。咳嗽气喘，鼻涕、痰液水样或透明如鸡蛋清，或是泡沫样痰、量多，听诊可闻及大量哮鸣音或湿性啰音。

适用人群大多面色青白或青灰，绝少面红光亮者；唇舌黯淡不红，舌苔水滑；平时畏寒喜暖，特别是背部怕冷，无汗或不易出汗。

服用小青龙汤后，患者如觉口渴、身体微汗出，为正常现象。焦虑不安、失眠、口干舌燥、舌红、脉数者慎用本方。

体弱且心悸喘促者、支气管哮喘持续状态以及肺心病、肺气肿发作时，去麻黄，加山萸肉；长期服用激素、面色灰黯者，加附子；发热烦躁、多汗、脉滑、咽喉红、唇舌红者，加生石膏。

【各家经验】

王旭高：凡水停心下之证，多喘咳而不渴，此要诀也。(《退思集类方歌注》)

张锡纯：平均小青龙汤之药性，当以热论。而外感痰喘之证又有热者十之八九，是以愚用小青龙汤三十余年，未尝一次不加生石膏。(《医学衷中参西录》)

樊天徒：大凡感冒，咳而且喘，有水气者，可用之。编者经验，脾肺虚者，或因感冒风寒，或因遭受淋雨，或因游泳受凉，或因恣啖瓜果生冷，往往出现上列证候，用本方都可收效。总之，本方对感冒咳嗽，慢性喘息见痰湿而不见阴虚内热症者都有疗效。但寒热轻微，表不甚实者，麻桂剂量都可再予减少。假使其人喘满烦躁，可按照《金匮》法再加石膏三至五钱。(《伤寒论方解》)

龙野一雄：小青龙汤可用于普通无发热的哮喘，也用于感冒诱发的哮喘。脉象均为浮，紧张力度呈普通程度，咳嗽为湿性咳嗽、气道不畅堵塞样咳嗽，或带有吱－吱－、呵咻呵咻、吹笛样等各种各样的哮鸣样音调。一般情况下，以咳嗽为主，咳嗽症状比呼吸困难明显，但也有极其罕见的机会，几乎没有咳嗽，有呼吸困难和小青龙汤证的其他证候，也不是不能使用该方。腹诊可触及心下部位略紧张、或有时心下部位软弱可触得振水音。对判断起决定作用的仍然是脉浮、喘咳等证候，一般痰稀薄、量多。

小青龙加石膏汤用于小青龙汤证而咳嗽更严重者，出现面赤不断呛咳时，因剧咳而身体抖动者，咳后过度饮水者等，均作为观察目标。以脉浮、烦躁为使用指征。麦门冬汤也有呛咳、痰稀薄等类似症状，但咳嗽的性质不同，麦门冬汤是干性咳嗽，而小青龙加石膏汤为湿性咳嗽，且带有喘鸣，可资鉴别。(《龙野一雄论经方证治》)

【典型案例】

1957 年 7 月，有患者陈某，因患晚期血吸虫病肝硬化，入福清血吸虫病专科医院治疗。入院前又受外感，头痛发热，咳嗽频剧，微喘，痰涎多白沫。我认为宿病（肝硬化）兼感新邪，应先治新病，遂与小青龙汤。处方：桂枝二钱，杭芍二钱，茯苓三钱，半夏三钱，炙草二钱，干姜一钱五分，细辛五分，五味一钱五分。服 2 剂后，症状未见减轻。医士某，颇谙中医医理，建议云："病人连进小青龙汤两剂均未见效，是否应考虑改换方药？此地（指福清）位居沿海，麻黄、桂枝之类一向少用，况且目下天气炎热，辛燥之药似应少用为宜。"我感其态度诚恳，乃详为解释：病人服药虽未见效，但亦不变剧；若果系药不对证，必见口渴、烦躁。现察其痰仍多白沫，且不久便化如水，显系寒饮内聚之征。此乃寒邪盛，药力轻，而非用药错误。后经一再思索，想起前两剂皆用提炼药，可能药性较钝，且提炼药均系冷液，冲开水服下，半温半冷，显然与"温服"古法不合。遂按原方稍加重药量，改用生药，水煎温服。服后，果然外证解除，咳喘平息。（俞长荣医案《伤寒论汇要分析》）

五、桂枝茯苓丸

【适用病症】

支气管哮喘、慢性阻塞性肺病、肺动脉高压、胸膜炎、胸腔积液、间质性肺炎、肺纤维化、反复肺部感染等见面紫黯、胸闷痛、唇紫舌黯者。

【应用参考】

桂枝茯苓丸是传统的活血化瘀方，具有消癥瘕、平冲逆、止腹痛、止漏下的功效，也能治疗瘀血上冲导致的气喘胸满。《妇人大全良方》记载夺命丹（即本方）"治妇人小产，下血过多，子死腹中，其人憎寒，手指、唇口、爪甲青白，面色黄黑；或胎上抢心，则闷绝欲死，冷汗自出，喘满不食"。

瘀血是桂枝茯苓丸证的基本病理状态，其人大多面色紫黯，唇甲青紫，皮肤干燥粗糙，舌质黯或有瘀斑；下腹部充实，左下腹或触及有抵抗感或压痛；情绪激动，健忘，失眠，便秘等。

本方有缓泻作用，大便干结难解者最为适宜。如部分患者药后会出现腹泻不止，可饭后服用或减量。

临床应用本方通常加味。如胸闷痛、久咳憔悴者，加当归、川芎、丹参；胸闷、腹胀、面油者，加陈皮、枳壳、生姜；胸闷、便秘者，加枳壳、薤白、全瓜蒌。伴有高血压、高脂血症、胃食管反流的咳喘患者；或肺部感染，发热不退者，合大柴胡汤。

【各家经验】

唐容川：盖人身气道不可有塞滞，内有瘀血则阻碍气道不得升降，是以壅而为咳……是以倚息不得卧也。（《血证论》）

汤本求真：故病者若诉上冲、心悸、心下悸等证，横经其左腹直肌而按之，认为挛急疼痛，且在脐下部触知软弱凝块，亦诊得压痛者，不问男女老少，以之为本方之腹证。本方不仅产前、产后有伟效，苟见腹证，则不论男女老少，不问如何病证，未尝无效也。（《皇汉医学》）

【研究报道】

高智星、张晓谊为探讨大柴胡合桂枝茯苓丸加石膏汤治疗慢性阻塞性肺疾病急性加重期的临床疗效，采用回顾性分析 2020 年 10 月～ 2021 年 5 月乌鲁木齐市中医医院收治的 66 例 AECOPD 患者的临床资料。根据治疗方法的不同分组，对照组（33 例）给予基础治疗，观察组（33 例）在对照组治疗基础上加用大柴胡合桂枝茯苓丸加石膏汤，两组均治疗 2 周。比较两组患者治疗后的临床疗效和不良反应发生情况，治疗前后的肺功能、实验室指标。结果：观察组治疗总有效率96.97%（32/33）高于对照组的75.76%（25/33），差异有统计学意义（$P < 0.05$）。治疗后，两组用力肺活量（FVC）、第1秒用力呼气量（FEV1）、第1秒用力呼气容积占用力肺活量的百分比（FEV1/FVC）、呼气峰流速（PEF）水平均显著上升，且观察组比对照组明显更高，差异有统计学意义（$P < 0.05$）。两组治疗后，C反应蛋白（CRP）、二氧化碳分压（PCO_2）水平均显著下降，且观察组比对照组明显更低；氧分压（PO_2）水平均显著上升，观察组比对照组明显更高，差异有统计学意义（$P < 0.05$）。对照组的不良反应发生率为9.90%，观察组为12.12%，两组比较差异无统计学意义（$P > 0.05$）。结论：对AECOPD患者应用大柴胡合桂枝茯苓丸加石膏汤治疗效果明显，显著改善患者肺功能和实验室指标，且安全性较高。［高智星，张晓谊．大柴胡合桂枝茯苓丸加石膏汤对慢性阻塞性肺疾病急性加重期临床疗效．慢性病学杂志，2022，23（9）：1378］

【典型案例】

李某，男，70岁。173cm，70kg。2015年8月29日初诊。

病史：肺纤维化发现1年。胸闷，动辄咳嗽气促。

体征：面红充血，鼻头大而硬，鼻翼血丝，毛孔粗大，手掌黯红，两肋弓下有抵抗感，舌黯。

处方：桂枝15g，茯苓15g，桃仁15g，丹皮15g，赤芍15g，白芍15g，川芎15g，当归15g，丹参15g，15剂。

2015年12月8日复诊：胸闷气喘好转，原仅可爬2层楼，现可爬3层。原方续服30剂。（黄煌医案）

余某，女，83岁。2021年9月27日初诊。咳喘病史多年，此次秋凉后感冒引发肺炎，出院刚1周。诉稍动即胸闷气促，咳嗽不止，闻异味则咳嗽，吐有泡沫样或白黏痰。查有肺气肿，双肺陈旧性病变，食管裂孔疝。其人瘦弱，身高156cm，体重50kg。双颧黯红，舌黯红，舌体胖大边有齿痕，舌底静脉瘀紫，脉弦大重按无力。面对患者，我一时眼前浮现诸多方证。老人瘦弱，双颧黯红，脉弦大重按无力，似有虚喘迹象，然既无失眠盗汗，也无心悸气冲，桂枝加龙骨牡蛎汤证及桂苓五味甘草汤证不对应；虽然闻异味即咳，然不怕风，食欲佳，无抑郁倾向，小柴胡汤证也不对应；有食管裂孔疝，进食后常泛酸，要考虑反流性咳喘，但其人瘦弱，上腹部并无满痛，可以排除大柴胡汤证。不过，我按压其下腹部比较充实，询得下肢经常抽筋，大便干结，结合其舌黯红、舌底静脉瘀紫。视其人虽然瘦弱，但两目有神、精神饱满、脾气急躁，还是瘀血咳喘，与桂枝茯苓丸证比较相合。处方：桂枝茯苓丸合橘枳姜汤。桂枝15g，茯苓15g，丹皮15g，桃仁15g，赤芍15g，当归10g，川芎15g，丹参15g，枳壳30g，陈皮30g，干姜5g。药后咳喘明显缓解，患者连续服用本方达百余剂，服药期间未住院，未服其他任何药物。患者于2022年3月7日复诊。患者中气十足，面色红润，惟稍有咳嗽而已。桂枝茯苓丸《金匮要略》用于妇人漏下，但其功效活血化瘀，适合各科瘀血证。咳喘多见于瘀血证，有腹证、舌证为凭据，而面黯红、便秘结也是抓手。（黄煌医案）

六、小陷胸汤

【适用病症】

以胸痛、痰黄黏稠、便秘为临床表现特征的呼吸系统疾病，如支气管炎、哮喘、支气管扩张、胸膜炎、脓胸、自发性气胸（肺组织轻度压迫者）、肺癌等。胆囊病、胃病、冠心病、乳腺炎、失眠症等伴有咳吐黄黏痰者，也有应用的机会。

【应用参考】

小陷胸汤是经典的结胸病方，传统的清热化痰方，服用后有大便通畅、痰液减少、胸膈满闷感减轻的效果。

《伤寒论》"正在心下，按之则痛"，提示剑突下不按不痛，按压有疼痛感或抵抗感。患者胸部及上腹部常有窒闷感、疼痛感，并常涉及背部，大多伴有食欲不振、大便不通等。

黄黏痰是本方证的特征性症状，痰液黏稠，或脓性痰，或伴有腥臭味。

适用人群大多面红有油光，呈焦虑烦躁神情，或有心烦、头昏、失眠等；上腹部按压疼痛，舌质红，舌苔黄腻，脉浮滑或洪大。

本方有泻下作用。有发现，服用本方后大便次数多，不成形；或伴有黄色黏液排出，但咳嗽吐痰随之减轻。

上腹部满痛、呕吐反流者，合大柴胡汤；发热、食欲不振者，合小柴胡汤；汗出而咳喘者，合麻杏甘石汤；大便干结者，加大黄。

【各家经验】

许宏：小陷胸汤又治心下结痛，气喘而闷者。(《金镜内台方议》)

张璐：凡咳嗽面赤，胸腹胁常热，惟手足有凉时，其脉洪者，痰热在膈上也，此方主之。(《张氏医通》)

龙野一雄：小陷胸汤证并非有很高的热度，且为头痛、恶寒等已缓解的时期。咯痰，痰黏稠而不易咯出，咯痰时牵扯到胸部和心口部震荡、疼痛。脉象，原则上为浮滑，但不宜拘泥于此。还有，只要不是重度实证亦非虚证，即可根据所见证候进行适当判断而使用。腹诊多可触及心下部位紧张，有压痛。若心下部位软弱，则非本方适应证。(《龙野一雄论经方证治》)

时振声：小陷胸汤的适应证，不仅是"正在心下，按之则痛"，也可以是心下痞满而无压痛，也可以是心下闷胀而痛，或是心下按痛、不按则不痛。另外，湿热或痰热内阻，必热象偏盛，如口苦口黏，大便干结，舌苔黄腻，脉象浮滑或弦滑等。凡符合以上适应证者，用之必效。(《中医百家方论荟萃》)

【典型案例】

患者，男性，32 岁。初诊：1955 年 10 月 25 日。

受风寒而起病已 3 日，初起头痛发热，恶寒咳嗽，今只发热而不恶寒。胸闷隐痛，咳嗽时胸痛加剧，因之不敢咳嗽。大便干结 3 天，尿赤。舌尖红，苔薄黄而滑，脉滑数。证属风热夹痰热内结，治宜苦降辛开。

小川连 9g，法半夏 9g，全瓜蒌 9g，薄荷 3g（后下），鱼腥草 12g。服 2 剂。

二诊（10 月 27 日）：药后体温降至 38℃，今天 37.5℃，头痛、胸痛除，咳嗽较畅，咳时胸不痛，痰易咯出，气平，大便畅解，舌尖不红，苔黄去，脉数。续服上方去薄荷，2 剂。

三诊（10 月 29 日）：热退，微咳未净，脉缓。余症均除，予调理之剂。（张志民医案《伤寒论方运用法》）

7 岁男孩，受风邪有热象，咳嗽数日不愈。病之初，给与麻黄汤，热不去，以调胃承气汤下之亦不解。由于渴欲饮水，给与白虎加人参汤亦不愈。再与小柴胡汤也无效，发热（38.5℃）。主诉咳引腹痛，按之胃脘处痛，不欲食，心烦，哼哼呻吟，夜不入睡，脉浮滑。考虑其心情过于郁闷，哼哼呻吟、难以入睡之状正是黄连所治之心烦症，再结合脉浮滑与心下痛等症状符合小陷胸汤证，故与之，获得意外之疗效。（荒木性次医案《临床应用汉方处方解说》）

七、麦门冬汤

【适用病症】

以久咳、咽喉干燥、痰难咳出、消瘦、舌苔光剥为表现的呼吸系统疾病，如慢性咽喉炎、百日咳、支气管扩张症、肺炎、肺结核、肺不张、急慢性支气管炎、支气管哮喘、晚期肺癌等。

【应用参考】

麦门冬汤是经典的肺痿病方，传统的润燥降逆方，具有止咳、止呕、增进食欲、补充营养的功效。

"大逆上气，咽喉不利"是麦门冬汤的典型方证，其中呼吸困难是最主要的表现，大多是久咳久喘，而且全身营养状况不良。

适用人群大多肌肉萎缩，皮肤干枯而缺乏弹性。大多抬肩而喘，喉中痰鸣，或食欲不振、恶心呕吐，或口腔咽喉干燥、唾液少、吞咽困难，或大便秘结难解。舌苔少或苔剥。多见于高龄老人或消瘦不能进食者。

本方从剂型看是一种药粥，清香可口，能开胃滋补、提振食欲、增进体力，煮取量也比较大，适合少量多次服用。

【各家经验】

沈明宗：余窃拟为肺痿之主方。一切痿证，皆可有效。老人及虚人，亦应此方证为多。（《金匮要略编注》）

　　浅田宗伯:《金匮》所云"大逆上气"者，似漫然难解。然不论肺痿、顿嗽、劳嗽，抑或妊娠咳逆者，皆有大逆上气之意味，用此方有大效，故此四字简古而有深意。小儿久咳，加石膏有妙验。咳血，此方加石膏，为前辈之经验。然欲成肺痿者，久用石膏常致不食、脉衰，故仿《千金》麦门冬类方意，加地黄、阿胶、黄连。又仿《圣惠》五味子散之意，加五味子、桑白皮，治咳逆甚者有效。此外，用治老人津液枯槁，食难下咽，似膈证者。又用于大病后，不愿饮药，咽有喘鸣，似竹叶石膏汤之虚烦者。此皆咽喉不利之余旨也。(《勿误药室方函口诀》)

　　汤本求真:肺结核之枯瘦骨立，咳嗽频发，痰沫黏着于咽喉而难咯出，呼吸浅表，心力减衰，发热，不食，微渴者，用本方，屡得奇效，但未尝得救其死。故葛洪所说，恐就其一时之效时云尔。(《皇汉医学》)

　　龙野一雄:麦门冬汤实为虚证，但也用于看上去像实证体质者，也适宜无明显虚亦无明显实者。以大逆上气、咽喉不利为使用指征，眩晕、呛咳等均为上逆之气，咽喉干燥若有温暖感，咳嗽同时咯血，此即咽喉不利，脉象多浮。有人于本方加地黄、黄连、阿胶来使用，有时初学者总觉得多加药物效果会更好，但加地黄、黄连、阿胶必须存在适应证。我认为与其机械地加味，倒不如先使用原方，熟悉掌握原方的使用方法，并且仅原方已经可以产生足够的治疗效果。(《龙野一雄论经方证治》)

【典型案例】

　　27岁妇女，妊娠4个月。咳嗽，肠鸣，担心流产来求治。其咳上涌强烈，屡屡频发，痰难咯出，咽中干。与麦门冬汤，服10日病情减轻;服20日痊愈，安全分娩。对妊娠咳嗽，麦门冬汤多半有效。(大塚敬节医案《临床应用汉方处方解说》)

56岁主妇，余亲友之妻。战后患结核，在公立医院诊察，发现无数空洞，宣布为不治之症。住院期间，给予链霉素、对氨基水杨酸钠，一度绝望之症状好转，数年后基本治愈出院。1962年11月，朋友来信云，因此次已无办法，故最后试服中药。病情自2年前肺结核合并喘息，发作时，整夜喘息不得平卧，由被窝爬出，滚倒床下，一夜不宁。至今呼吸已极为困难，如下地狱般痛苦。因发作持续半年，故与旧貌大不相同，体瘦而衰。肺结核尚稳定，但最近略有活动，用Gaffky Ⅰ号则颜面苍白，脉数无力，腹部软弱无力，两肺野可闻及小水泡音与笛音，二者交替出现。初与神秘汤浸膏粉末，第3日发作缓解；随之与麦门冬汤浸膏粉末10日后，解脱持续半年之痛苦。食欲增进，精神良好，此2年间基本未发作，继服本方，精神完全恢复，已能外出。（矢数道明医案《临床应用汉方处方解说》）

第三节　心血管病

心血管病也称之为循环系统疾病，是指心脏、血管和调节血液循环的神经体液的疾病。其疾病诊断和分类应该包括病因、病理解剖和病理生理三个方面。常见的病因诊断有先天性、风湿性、动脉粥样硬化性、高血压性、肺源性心脏病等；常见的病理解剖诊断有心内膜病变、心肌病变、心包病变、冠状动脉病变等；常见的病理生理诊断有心力衰竭、休克、心绞痛、心律失常、心脏神经症等。

心血管疾病在内科疾病中占较大比重，是常见病、多发病，有较高的病死率和病残率，经方遵循数千年的实践经验，在处理呼吸困难、胸痛或胸部不适、心悸、晕厥、水肿、发绀、咳嗽、咯血等病症上有丰富的经验，发挥经方干预心血管病的作用很有必要。

以桂枝为主药的桂枝甘草汤、桂枝加龙骨牡蛎汤、桂枝加桂汤等是古代定悸、平冲逆的常用方，适用于有明显心悸、出汗、舌黯淡、脉弱而缓、血压低的心血管病。

以附子为主药的四逆汤、附子理中汤、真武汤是古代的救厥脱常用方，可用于休克、心衰等病，其适用者大多精神萎靡、浮肿、呕吐、腹泻、脉沉迟无力。

以枳实为主药的枳实薤白桂枝汤、茯苓饮、枳术汤等也能用于心血管病出现腹胀胸闷者，其人大多上腹部硬满疼痛、大便不通、痰多饮停等。

以甘草为主药的炙甘草汤、甘草干姜汤等也是心血管疾病的常用方，多用于心律失常或血压过低者，其人大多消瘦、面黄、有明显的心悸感。特别是炙甘草汤是古代治疗心律失常方和滋阴方，多用于血容量不足或营养不良的心血管病。

经方干预心血管疾病的思维是基于整体的，用方的着眼点在于患者的体型、体貌、面色、神态、脉象、舌象、腹证等客观指征，以此寻找个体差异，并对"人"用药。每首方都有相应的适用人群。同一种疾病，出现在不同个体上，其用方是不一致的。

一、桂枝甘草汤

【适用病症】

以汗多心悸为特征的心血管疾病，如低血压、心律失常、低血糖等。发汗过多所致心悸、耳聋、头晕及失眠等也有应用的机会。

【应用参考】

桂枝甘草汤是经典的平冲定悸方，可以视为心血管疾病的基础方。《伤寒论》"发汗过多，其人叉手自冒心，心下悸，欲得按者，桂枝甘草汤主之"的原文，提示患者有严重的发汗，其中包括或剧烈的运动，或误用过量的发汗药物等诱因。另外，患者有强烈的心悸感，甚至腹主动脉的搏动感，这种悸动感多为一过性、突发性、阵发性，运动后加重。

适用人群大多面色白，皮肤湿润冰冷，脉浮弱或浮缓，血压低，有明显的虚弱感或焦虑情绪。

心悸明显，尤其伴随低血压时，桂枝用量要加大，并配合肉桂。桂枝、甘草之比为2：1。伴有体位性心悸、胸闷、眩晕，并有胃内振水音者，加白术、茯苓；自汗盗汗，失眠多梦，加龙骨、牡蛎；情感色彩明显、心脏搏动感强烈者，加大枣、小麦；动则短气，眼前冒金星或黑矇现象，加五味子、茯苓；脉微弱，血压不升，四肢厥冷者，加附子、干姜。

用方之前应做心电图检查，以排除致命性心律失常。

【各家经验】

汤本求真：本方自身实用虽少，然由此变化而成之要方，如苓桂术甘汤、桃核承气汤等方意之解释上，甚紧要也。(《皇汉医学》)

吴佩衡：肉桂味甘辛，气香，性温，入足厥阴肝经，温肝暖血，破瘀消癥瘕，逐腰腿湿寒，驱腹胁疼痛，强心脏，温暖血分之寒湿。凡虚火上浮，有引火归原之效，如牙痛、咽痛、心胃痛、霍乱呕吐等证，服之颇效。加入姜附中，效力更大，有起死回生之功。阳虚肾寒，体素虚弱者，泡开水常服，能却病延年，愈服愈润。阴燥证服之，生津润燥，妙不可言。(《中药十大主帅》)

裴慎：笔者以为，本证的要害处仍然是低血糖的心慌，和小建中汤证很相似，但证情较轻。小建中汤证是心悸烦、脉涩、腹痛，是营养久亏而现低血糖证；本证是他脏无病而单见心悸，是一时性的低血糖证，用药取其速效而又简单易备，故用本方治疗。(《伤寒方证识》)

【典型案例】

李某，女，29岁。心电图示窦性心律不齐，房性早搏。自述：心悸气短，活动则更甚，头昏易惊，全身乏力。予服桂枝甘草汤：桂枝10g，炙甘草6g，水煎服。2剂后诸症大消，心电图示窦性心律。又服2剂而无恙。(门纯德医案《名方广用》)

李某，男性，30岁，某县会诊病倒。心慌惊悸已三四年，眠差易醒，常自汗出，苔薄白，舌尖红，脉浮弦数。证属心气不足，水气凌心。治以温阳降逆，与桂枝甘草汤加味。桂枝30g，炙甘草15g，茯苓15g。结果：上药服3剂诸症减，继服3剂心慌惊悸全消。(胡希恕医案《皕一选方治验实录》)

沈某夫人，病经一月，两脉浮虚，自汗恶风，此卫虚而阳弱也。与黄芪建中汤。一剂，汗遂止……越一日，病者叉手自冒心间，脉虚濡特甚，此汗出过多，而心阳受伤也。仲景云：发汗过多，病人叉手自冒心，心下悸者，桂枝甘草汤主之。与一剂良已。(马元仪医案《皕一选方治验实录》)

二、炙甘草汤

【适用病症】

以心律失常、贫血、消瘦为表现的疾病，如休克、心律失常、心力衰竭、心肌病、心肌炎、冠心病、心绞痛、心脏瓣膜病、病态窦房结综合征、营养不良、甲状腺功能亢进等。癌症晚期出现恶病质或者肿瘤放化疗后体质极度虚弱者，以及肿瘤化疗过程中导致心脏损害者，也可以使用。

【应用参考】

"伤寒，脉结代，心动悸"是炙甘草汤的经典方证。古代解释：通常止无定数为结脉，止有定数为代脉。推测古代用于发热性疾病中出现严重心律不齐，同时体质虚弱的患者，也可能用于抢救一些失血性休克和循环衰竭。炙甘草汤在循环系统疾病上有抗心律失常、升高血压、耐缺氧、改善贫血状态等作用。

临床经验，"心动悸"的重要性胜于"脉结代"。如果有"心动悸"，即使没有"脉结代"也可以使用。但如果仅有"脉结代"，没有"心动悸"，则要慎重使用。对于那些有早搏，但没有任何不适的患者，炙甘草汤有可能无效。

贫血与便秘是比较多见的症状。其人消瘦，肌肉萎缩，皮肤干枯，表情淡漠，面色憔悴，或萎黄，或苍白，口唇淡白，舌淡苔少，脉细弱、时有歇止、或数或缓；大便干结难解，每次排便时，气短心慌，虚汗淋漓。

病情危重，本方的用量宜大，可按《伤寒论》方原量一两，相当于15g折算。

服用本方后，可能出现腹胀、食欲不振等不适感，可减少服药量，如1剂药服用2～3天，或用开水将汤液稀释服用。

肥胖水肿者，舌深红、面紫黯、眼圈黑、肌肤甲错者，以及高血压患者或有血栓或高黏血症者，慎用本方。

【各家经验】

叶天士：仲景复脉汤合乎邪少虚多治法。（《临证指南医案》）

姜佐景：唐君居春申，素有心脏病，每年买舟到香港，就诊于名医陈伯坛先生。先生用经方，药量特重，如桂枝生姜之属动以两计，大锅煎熬，药味奇辣，而唐君服之，疾辄良已。今冬心悸、脉结代又发，师与炙甘草汤，服至 3～5 剂，心悸愈，而脉结代渐稀，尚未能悉如健体。盖宿疾尚赖久剂也。君又素便秘，服药则易行，停药则难行，甚须半小时之久，故师方用麻仁一两之外，更加大黄三钱。

余用本方，无虑百数十次，未有不效者。其证以心动悸为主。若见脉结代，则其证为重，宜加重药量。否则，但觉头眩者为轻，投之更效。

按本汤证脉象数者居多，甚在百至以上；迟者较少，甚在六十至以下。服本汤之后，其数者将减缓，其缓者将增速，悉渐近于标准之数。盖过犹不及，本汤能削其过而益其不及，药力伟矣。又血亏甚者，其脉极不任按，即初按之下，觉其脉尚明朗可辨。约 1 分钟后，其脉竟遁去不见，重按以觅之，依然无有。至此，浅识之医未有不疑虑并生者。但当释其脉，稍待再切，于是其脉又至。试问，脉何以不任按？曰：血少故也。迨服本汤 3～5 剂后，脉乃不遁，可以受按。此皆亲历之事，绝非欺人之语。依理，一人二手，其脉当同，然而事实上不尔，左右二脉每见参商。脉理之难言，有如是者。（《经方实验录》）

樊天徒：适应证候：①阴虚血少，咽干舌燥，心悸不宁，脉有歇止，虚羸少气，便难，或粪便中夹有血液，舌光少苔，或舌质淡而萎者。②久咳嗽，涎唾多，咽燥而渴，痰中有血液，虚里筑筑动，心烦，少气，虚烦不眠，大便难，脉虚数者。（《伤寒论方解》）

岳美中：近年许多临床医生用治于一些心脏病脉结代，也收到一定的疗效。适应证：心悸亢进（或有脉结代者），皮肤枯燥，容易疲劳，手足烦热，口干，大便秘结等。（《岳美中医案集》）

裴沛然：我治过不少心脏病人，诸如心肌缺氧，房室传导阻滞，频繁性早搏，心律不齐，以及房颤等。临床如表现为心阳不振，血行欠畅而见舌质淡胖，脉微细或结代者，就常用炙甘草汤稍事加减。药后虽有效果，但常易反复或者效果不显著，改用其他方药，亦有同样情况。最后，就径用仲景炙甘草汤原方，一味药不更动，只因古今度量有异，在剂量上稍加斟酌，如甘草、桂枝一般各用20g左右。有许多心脏病人，曾屡更多医，中西药物备尝，也服过我以炙甘草汤加减之方，均无良效。自改服仲景原方后，有不少病人症状竟得消失或基本缓解，以后仍用原方续服数月。病人主诉：过去几乎每日发病，自服该方后，竟有历数年而安然无恙者，病家方钦我技之精，而我则既惊又惭。我研究仲景之学且数十年，而未识仲景处方"用思之精"竟到如此惊人程度！（《裴沛然选集》）

万友生：临床运用此方治疗心脏病，必须注意禁忌证。如：①浮肿者禁用。凡因水湿停留而发为浮肿的心脏疾病，如果误用此方，常使浮肿更甚而病情恶化。因为此方中的甘草、阿胶、生地黄、麦冬等滋阴药能够助长水湿。②中满、便溏者禁用。凡心脏病而见中焦脘腹痞闷胀满，多因脾胃中气失运，不能升清降浊所致。此方不仅炙甘草壅中助满为必禁之药，阿胶、麦冬、生地黄、红枣等滋腻之品也不适宜。脾虚生内湿而致大便溏泄者也当禁用，因方中有胶、地、麦、麻等凉润药，会加重便溏。③咳血者禁用。凡心脏病而见咳血者，是由心火上克肺金所致。此方中有桂枝、生姜、清酒等辛热之品能助火克金。（《万友生医案选》）

【研究报道】

2015年的一项荟萃分析，纳入了25项随机对照研究2441位早搏患者。比起抗心律失常药物，发现炙甘草汤整体有效率更高，炙甘草汤与抗心律失常药物合用比西药单药整体有效率更高，更显著地减少早搏次数。[Liu W，Xiong X，Feng B，et al.Classic herbal formula zhigancao Decoction for the treatment of premature ventricular contractions（PVCs）: A systematic review of randomized controlled trials.Journal of the American College of Cardiology，2015，66（16）：C120]

中国一项随机对照研究，纳入了 68 例血透患者。发现血透后，患者心电图 QT 间期延长，服用炙甘草汤 4 周后，QT 间期未见延长。QT 间期延长与致命性心律失常相关，此研究显示了炙甘草汤对透析患者的心脏保护作用。[Tong Y Q，Sun M，Hu C J，et al.Changes of QT dispersion in hemodialysis patients after administrating zhigancao Decoction.Chinese Journal of Integrative Medicine，2016]

中国一项随机对照研究，纳入了 46 例冠心病心律失常患者。23 例服用《伤寒论》原书剂量炙甘草汤（炙甘草 150g，阿胶 50g，人参 45g，生地 250g，桂枝 60g，麦冬 150g，麻仁 30g，大枣 12 枚。阿胶烊化兑服，其余药物混合后，加温水 1500mL，市售黄酒 500mL，浸泡 30 分钟后，文火煎煮 25 分钟，两煎共 250mL，分 3 次口服，每日 1 剂），23 例服用常规剂量炙甘草汤（炙甘草 50g，阿胶 15g，人参 15g，生地 25g，桂枝 20g，麦冬 15g，麻仁 15g，大枣 6 枚。阿胶烊化兑服，其余药物混合后，加温水 1500mL，文火煎煮 25 分钟，两煎共 250mL，分 2 次口服，每日 1 剂），疗程为 30 天。大剂量组治愈率 69.6%，好转率 17.4%；常规剂量组治愈率 26.1%，好转率 39.1%。大剂量组疗效显著优于常规剂量组，且未见明显不良反应。[李艺辉、王丽莉、于景献，等.炙甘草汤不同剂量及煎服方法对冠心病心律失常疗效观察.中国中西医结合杂志，1994（9）：552]

【典型案例】

李某，男，36 岁。初诊：1991 年 7 月 25 日。

主诉：两年前随师学练气功。练功中突发心悸不宁，心前区隐痛，间有阵发性炸裂样痛，日发数十次，每次持续 1～3 分钟，发作时四肢发凉，如濒死状，伴胸闷、短气。外院心电图提示：频发室性期前收缩。曾多方求医，多以理气宽胸、镇静安神等方法治之，终不获效，反加自汗如淋，心烦不寐，说话时自觉胸膺振荡，气不得续，以致不能授课，故慕名来我院求医。

诊查：其行如常人，面色憔悴无华，语音低弱，叙述病情后气喘吁吁。舌质黯红，苔薄白，脉象参伍不调。

辨证：心肺气血逆乱。人之所有者，血与气耳，气血不能循经，脉道失养，遂生是证。

治法：益气补血，温阳复脉。

处方：炙甘草汤。炙甘草 12g，桂枝 9g，党参 12g，麦冬 12g，阿胶 9g（烊化），生地黄 15g，熟地黄 15g，火麻仁 12g，生姜 10g，大枣 6 枚。加醋两匙同煎，7 剂。

二诊：述服药后胸中炸裂样疼痛逐渐减轻，至第七剂时消失，而心前区隐痛症如故。查舌质黯红少苔。继以前方加生熟地各 20g。7 剂。

三诊：药后诸症大减，说话时胸膺振荡已除，仍有短气，心悸不宁偶尔发作。脉律已恢复正常，脉象沉涩。心电图提示：窦性心律。虽气血得复，但仍血泣不畅。方中加红花 3g，砂仁 3g，以调气行血。7 剂。

四诊：诸症均除，惟从职授课时方觉气短。嘱以食养之，予百合 15g，生地黄 15g，粳米 50g 煮熟食服，以调补正气，养心复脉善后。[宋孝志医案《中国现代名中医医案精华（六）》]

齐某，男，57 岁。初诊：1980 年 5 月 22 日。

主诉：患高血压、冠心病 5 年。1978 年曾出现心肌梗死，心力衰竭。长期服用地高辛。1980 年 5 月 12 日出现心房纤颤。因对奎尼丁有特异性反应，又难以耐受电除颤，遂请余诊治。

诊查：心悸不安，眩晕，胸闷气短，神疲乏力，面色黯滞少华，上腹部浮肿，纳少，舌质胖嫩、有齿痕，苔白润，脉结代。测其血压为 160/90mmHg，心率 110 ～ 120 次 / 分，心电图提示：心房纤颤，ST-T 段改变，Ⅱ、Ⅲ、aVF 异常 Q 波。

辨证：病属心血不足、心阳不振之心悸证。

治法：拟益气养血，温阳复脉法。

处方：复脉汤。炙甘草 50g，红人参 15g，柏子仁 15g，桂枝 10g，麦冬 10g，生地 20g，阿胶 15g（烊化），鲜姜 10g，大枣 10g。

二诊：服上方药 4 剂后，症状明显改善，心悸偶尔发作，脉象沉弱，偶有结代。效不更方，续进药 6 剂。

三诊：两周后，稍有胸闷乏力，神疲，上腹部仍见浮肿。复查心电图正常。原方加茯苓 10g，泽泻 10g。嘱服药 3 剂，以冀巩固。[高仲山医案《中国现代名中医医案精华（三）》]

三、真武汤

【适用病症】

以眩晕、震颤、浮肿、体腔积液、咳喘为表现的疾病，如充血性心力衰竭、慢阻肺、肺心病、休克、低血压、发汗过多、支气管哮喘、重症肺炎等。

【应用参考】

本方对充血性心力衰竭最有效果，能改善多项心功能指标，并能提高患者的生活质量，有良好的安全性。

适用人群大多面黄浮肿虚胖，极度疲劳，反应迟钝，脉沉细弱迟缓，舌质胖大边有齿痕，舌苔多淡白或淡黑或白腻，舌面水滑。皮肤黯黑、黄肿、满面红光者慎用。

治疗慢性心衰，无需大量附子，每天 10g 左右即可。

舌质紫黯、心悸，加肉桂；多汗、失眠、心率快，加甘草、龙骨、牡蛎；咳喘、头晕眼花，加人参、五味子；自汗出、身体痛、脉浮缓，合桂枝汤。

【各家经验】

何廉臣：真武汤加减得法，用处甚多。如俞东扶于盛暑时，以此汤治寒霍乱症，吐泻腹疼，恶寒不渴，肢冷脉微，取效甚速，一也。如王孟英治痰喘汗多，气逆脘疼，不食碍眠，肢冷便溏，面红汗冷，脉弦软无神，苔白不渴，乃寒痰上实，肾阳下虚也。以此汤加干姜、五味、人参、杏仁、川朴等品，一剂知，二剂已，二也。（《重订通俗伤寒论》）

赵锡武：心力衰竭在临床上所表现的脉和证，多见心肾两虚，宜选用强心扶阳、宣痹利水之真武汤为主方，佐以利水三法为宜。①配合宣肺透表，以真武汤为主，合越婢汤；肺热者，合麻杏甘石汤等方。②配合行水利尿，若右心衰竭，腹水、严重小便不利，真武汤合五苓散加车前子、沉香、肉桂。此法的变通方是消水圣愈汤。③配合活血化瘀，心力衰竭的紫绀证、肝肿大、静脉压增高等皆可提示有瘀血，必须在真武汤强心扶阳基础上，佐以桃红四物汤去生地，加藕节、苏木等药。（《赵锡武医疗经验》有删节）

张志民：本方证属阴证、里证、寒证、虚证。临床证候为面㿠，气短、恶寒、自汗，手足冷，小便不利或清长自利，头晕身瞤动，站立不稳，脉沉微或沉弦（以上为少阴阳虚症状），四肢沉重疼痛或浮肿，心悸，腹痛大便溏泄，咳则痰多而薄白（以上为水气症状）。舌苔多淡白或淡黑，舌质滑润，或浮肿；偶有淡青紫色舌，或娇红而水滑，或舌净无苔如脱皮状。亦有舌燥裂出血，在服本方后，反舌润热退者，此乃虚阳上浮，真寒假热之舌象。(《伤寒论方运用法》)

杨麦青：本文原始稿（指《伤寒论辨治麻疹肺炎病机探讨》一文，收录于《伤寒论现代临床研究》一书）为 1959 年 3 月沈阳市第一医院防治麻疹肺炎工作总结。此后，又积累了 1962 年、1963 年防治麻疹肺炎病例共 3021 例进行分析。1959 年 1 月末，未使用伤寒方前病死率高达 21.8%。其中，心血管型多数死亡。本院地处郊区，患儿多佝偻病、营养不良，常疹出不利，或疹毒内攻。笔者由沈阳市卫生局调入本院任防麻工作组副组长，频见小儿夭折，病家哀楚悲号，青蛙匝地（取蛤蟆胆服，令降温），群鸽乱飞（杀鸽敷患儿前胸，令出疹），满目忧伤，实无良策。乃向中医前辈陈会心求教。陈老说是少阴寒证，应该用热药。院内外会诊名医，俱说丹疹痘疹皆属温病，囿于"疹前发表、疹后清凉"之见，时有争议。群疑满腹，众难塞胸，除夕之夜，笔者陪同医院病房领导水晶、周国权往访陈老，恳谈竟夜，在院领导杨立三、孙宪庚等支持下，翌日乃定改用伤寒法。第一例患儿纪明华，男，3 岁，麻疹肺炎合并 II 度心力衰竭。昏迷数日，手足厥冷，按已往情况必死无疑。陈师投大剂量真武汤，总护士长孙卓莹给鼻饲灌下，一剂手足温，二剂目能视，三剂坐起。这一中医药奇迹，使死亡率直线下降。沈阳市卫生局、辽宁省卫生厅立即召开现场会议推广。这一次偶然的科学发现，后来竟成为我终身的精神挂杖，愿步历代

伤寒家后尘，为此倾注平生心血。(《伤寒论现代临床研究》)

【典型案例】

孙某，男，53 岁。1991 年 5 月 25 日初诊。

患者有风湿性心脏病史，近因外感风寒，病情加重。心动悸，胸憋喘促，咳吐泡沫状白痰，量多。昼夜不能平卧，起则头眩。四末厥冷，腹胀，小便短少，腰以下肿、按之凹陷不起。食少呕恶，大便干结。视其口唇青紫，面色黧黑，舌白滑，脉结。西医诊为"风湿性心脏病，充血性心力衰竭，心功能Ⅳ级"。刘老辨为心、脾、肾三脏阳虚阴盛而水寒不化之证。治当温阳利水，方用真武汤加味。

附子 10g，茯苓 30g，生姜 10g，白术 10g，白芍 10g，红人参 6g，泽泻 20g。

服 3 剂后，小便增多，咳嗽锐减，心悸、腿肿见轻。续用真武汤与苓桂术甘汤合方，温补心、脾、肾三脏，扶阳利水。

附子 12g，茯苓 30g，生姜 10g，白芍 10g，白术 12g，桂枝 6g，炙甘草 10g，党参 15g，泽泻 15g，干姜 6g。

服上方 10 余剂，小便自利，浮肿消退，心悸、胸闷等症已除，夜能平卧，唯觉口渴。转方用春泽汤。

党参 15g，桂枝 15g，茯苓 30g，猪苓 20g，泽泻 20g，白术 10g。从此而病愈。(刘渡舟医案《刘渡舟临证验案精选》)

段女，72 岁，158cm。2020 年 9 月 17 日初诊。

病史：主动脉瓣及二尖瓣置换术后 19 年，专科诊断：风心房颤，心功能Ⅲ级，肾功能不全，重度贫血，瘀血肝。诉头晕心慌，胸闷气短，下肢浮肿，腰腿酸痛无力，大便不成形、日 3 次以上。

体征：脸晦黯无神采，舌淡白，脉沉细微缓，心率 56 次 / 分。

处方：真武汤加肉桂。

炮附子 15g（先煎 40 分钟），白术 20g，茯苓 20g，白芍 15g，干姜 10g，肉桂 10g，20 剂。红参 10g，炖汤另服。

2020 年 10 月 21 日复诊：诉效果明显，胸闷、气短、脸肿减轻，食欲增进，精神转佳。原方改炮附子 20g，20 剂。（黄煌医案）

四、附子理中汤

【适用病症】

以虚脱为表现的心血管病，如冠心病、心绞痛、休克等。也可以用于伴有消化道症状的心血管病，如冠心病、心肌病、心肌炎、心力衰竭、心动过缓、房室传导阻滞等。

【应用参考】

附子理中汤是传统的温中驱寒方，具有止吐泻、止血、救厥脱等功效。

适用本方者，以面晦黯、畏寒、舌胖苔白或黑、脉沉微、分泌物清稀为特征，一般有过度疲劳复加受凉或服用寒冷瓜果饮品的诱因。严重者，在胸闷胸痛及呕吐腹泻的同时，也会继发冷汗淋漓、意识模糊或昏迷、脉沉弱模糊、血压下降。

心腹绞痛、四肢厥冷、冷汗出、血压低时，可以立即吞服大量附子理中丸，以防厥脱。

治疗心血管病，其中人参应该用吉林人参。舌黯脉弱，宜加大量肉桂。

【各家经验】

《太平惠民和剂局方》：治脾胃冷弱，心腹绞痛，呕吐泄利，霍乱转筋，体冷微汗，手足厥寒，心下逆满，腹中雷鸣，呕哕不止，饮食不进，及一切沉寒痼冷，并皆治之。

程国彭：凡人暴中于寒，卒然口鼻气冷，手足厥冷，或腹痛下利清谷，或身体强硬，口噤不语，四肢战摇。此寒邪直中于里也，宜用附子理中汤加桂主之。（《医学心悟》）

【典型案例】

陆济臣，患症甚笃，诊之两脉虚微，自汗厥逆，面青唇青，呃逆不止。此少阴真阳素亏，寒邪直中之候也。阴寒横发，上干清道，旁逆四末，甚为危厉；兼以自汗不止，虚阳将脱。法当用桂附理中汤，以消阴摄阳，阳既安位，则群阴毕散矣。是夜连进2剂，脉渐起，汗渐收，五六剂症始霍然。（马元仪医案《续名医类案》）

余姻戚金仲常，年五十余，其体素弱，于夏日陡患泄泻之症，日数十行。医用治泻时方，即藿香正气散之类，全不应效，气微欲脱，奄奄待毙，延余诊视。审其六脉全无，四肢冰冷，两目重闭，人事不知，僵卧于床，惟胸前微温而已。儿女环泣，求余挽救。八旬老母痛不欲生。余曰：此阴霾用事，阳微欲脱之候。病危如斯，勉尽人力，然非重剂不可。即用附子理中汤。潞党参二两，焦术二两，附片一两五钱，干姜二两，炙甘草一两。浓煎频灌。只要药能下咽，交过今夜子时，尚有几希之望。次日晨早，复延余往。见其肢暖目开，欲语气微。家人辈述及昨夜将药煎浓，连灌数次，幸能下咽，腹中辘辘有声。到天明时，其目始开。审其脉，略现细微，今照原方再服一剂。次日见其身能转侧，合家共庆复生。随用温中固气，调理月余而瘳。此病之生非余意料所及，若非重剂，断难挽回。昔人云，病重药轻如以莛击钟，病轻药重如以杵挑灯诚然。（温载之医案《温病浅说温氏医案》）

刘某，男，50岁。前年的春节前，他的脉搏是 40 次/分左右，当时他胸部发闷，心前区阵发痛，面色及唇色白（经化验不贫血），四肢不温，脉迟弱而有结象。心电图示：心律不齐，心动过缓，心肌供血不足。西医诊断为"冠心病"。我当时第一方用的是"理中汤"加味：小红参 6g，干姜 6g，白术 10g，炙甘草 6g，阿胶 10g（烊化），附子 6g。第二方是"桂枝加芍药一两生姜一两人参三两新加汤"，这个方子相当好，我曾用它治愈一个患神经官能症 5～6 年的患者，颜面苍白，嗜卧懒动，能吃能喝，心烦，不能上班，几剂则愈。此方尤其用于感冒或大病后出现的虚弱现象，效果非常好。而刘某服这两方后，精神大好，结脉出现的频率也少了。然后就用"炙甘草汤"巩固疗效。需要强调的是，此病开始服炙甘草汤是不行的，因为救急、起死回生，非桂、附、参类不能起效。也曾用"理中汤"治愈我的女儿，心率 51 次/分，不思饮食，颜面苍白，有期前收缩。此为中气虚极，脾阳不运，影响到心脏的功能。按照我的理解，肠胃上也有末梢循环，因此用"理中汤"两剂而愈。（门纯德医案《门纯德中医临证要录》）

五、木防己汤

【适用病症】

以喘满、心下痞坚、面色黧黑、脉沉紧等为表现特征的心脏病，如右心功能不全、全心衰、舒张功能不全心衰等各种类型的心力衰竭；肺部感染加重心衰、慢性阻塞性肺病急性发作、肺源性心脏病急性加重等肺部疾病；全心衰导致的双侧大量胸腔积液，且运用常规利尿剂疗效不佳者。

【应用参考】

木防己汤是经典的支饮病方，具有平喘满、除痞坚、消水肿的功效，对于肺心病、冠心病、高血压性心脏病、风湿性心脏病、扩张性心脏病等引起的心衰，特别是右心衰有效。

《金匮要略》记载："膈间支饮，其人喘满，心下痞坚，面色黧黑，其脉沉紧，得之数十日，医吐下之不愈，木防己汤主之。"木防己汤证可以用一个右心衰的模型来解释——膈间支饮，膈间是指病变部位在心肝，主要是右心、肝脏及下腔静脉系统；支饮是咳逆倚息，短气不得卧，其形如肿，应该是胸腔积液。"其人喘满"，是指右心衰，肺瘀血造成的呼吸困难。"心下痞坚"，可能是与右心衰合并出现的胸腹腔积液、消化道瘀血、肝瘀血有关。"面色黧黑"是慢性瘀血性缺氧的表现。"其脉沉紧"，提示充血性心力衰竭、水钠潴留，而左心舒张末期压力、心搏量尚未下降，血压还正常。

适用人群大多端坐呼吸，面色黄黑，而有浮垢，无色泽；杵状指，黧黑手；其形如肿，腰以下为多，下肢多见凹陷性水肿，利尿剂治疗无效；自心窝部到下方有较强的胀满感，按压该处有剧烈的疼痛感；或有口干喜饮，脉沉紧。

慢性充血性心力衰竭，上腹部有充实感、心下有振水音，用大柴胡汤无效者，可以考虑本方。

舌紫黯，大便干结，合桂枝茯苓丸；心衰，水肿明显，合真武汤；咳喘涕痰多，合葶苈大枣泻肺汤；支气管哮喘，可加桑白皮、苏子、生姜，名增损木防己汤。

【各家经验】

浅田宗伯：此方治膈间支饮，咳逆倚息，短气不得卧，其形如肿者。膈间水气，非石膏则不能坠下。越婢汤加半夏汤、厚朴麻黄汤、小青龙加石膏汤，所用石膏皆同义也。其中以桂枝、人参助胃中之阳气，去心下之痞坚。以木防己利水道，可谓妙策。(《勿误药室方函口诀》)

汤本求真：用本方治浮肿性脚气及心脏瓣膜病代偿机能障碍性水肿，得捷效。(《皇汉医学》)

藤平健：身体比较结实的人，特别对于心脏性哮喘有效，对呼吸困难、不能仰卧、爬起来在棉被上忍耐发作的人特别有效。喉咙干渴，喝水后排出尿量少或不畅，有时呈水肿状，心窝部硬邦邦地紧张着，给予按压，明显疼痛。用此方不但气喘停止发作，连心脏疾病也将好转，心电图能够证明得到改善。(《汉方选用医典》)

熊兴江：木防己汤方证特征包括：①在现代医学的疾病方面，木防己汤可用于急慢性心力衰竭、右心功能不全、全心衰、舒张功能不全心衰等各种类型的心力衰竭；肺部感染加重心衰、慢性阻塞性肺病急性发作、肺源性心脏病急性加重等肺部疾病；全心衰导致的双侧大量胸腔积液，且运用常规利尿剂疗效不佳者；痹证的治疗，包括痛风急性发作、风湿热、风湿性关节炎、类风湿性关节炎；风湿热及风湿性心脏病在以前发病率很高，推测该方在古代很可能用于风湿性心脏病伴心力衰竭的治疗。②在症状方面，木防己汤还可用于：喘憋，胸闷，胸满，喘息不能平卧，呼吸困难，甚则端坐位；心下、胃脘部位的胀满不适；脸色发黑、发黯、发紫，二尖瓣面容；头面、四肢水肿；口干，口渴，欲冷饮方舒，贪凉，不愿厚衣、厚被，畏热喜凉，烦躁；神疲乏力，气短懒言，纳差，便秘，大便干结难解、甚至数日 1 行；下肢水肿伴有小便不利，小便量少、色黄，且对利尿剂反应较差，甚至出现利尿剂抵抗，对常规的利尿方案不敏感；心率快，很难用西药控制；真武汤治疗无效；舌质黯红，舌干少津，舌苔黄，苍老苔，脉数或沉紧。[熊兴江.木防己汤方证特征及其治疗重症心衰研究.中国中药杂志，2019，44（2）：388]

【研究报道】

因心肌梗死引起心功能不全的 42 岁女性患者，5 年前因乳腺癌行右乳房切除术，因骨转移实施化疗；3 个月前出现劳力性呼吸困难，2 个月前接受内科治疗。胸部 X 线检查：心胸比率为 60%，提示心脏扩大。超声心动图检查：左房左室扩大，左室壁变薄，全周性的壁运动低下，左室功能不全。诊断为抗肿瘤药所致心肌损害、心功能不全。给予洋地黄、利尿剂、ACE 抑制剂等住院治疗 1 个月，心功能不全症状虽改善。但出院 2 周后，再次出现呼吸困难等心功能不全症状，根据纽约心脏病学会（NYHA）评价标准判定为 Ⅲ 级心功能不全，血脑钠素（BNP）浓度为 304ng/L（正常值 20ng/L 以下）。给予木防己汤提取剂，4 周后心功能不全症状改善，判定为 NYHA Ⅱ 级。血 BNP 浓度降至 203ng/L，16 周后降为 130ng/L。讨论：木防己汤治疗心功能不全的作用机理可能通过对心肌 β 受体的正性变时和正性变力作用，增强 Ca 的电流作用，从而改善心功能。木防己汤适用于窦性心动过缓和心肌收缩功能低下者。[马垂宪，马剑颖摘译.木防己汤治疗心功能不全的经验〔日〕/矢久保修嗣//汉方と最新治疗.2003，12（3）：273-275]

【典型案例】

65 岁男子，8 个月前开始，每夜发生喘息，且逐渐加重。每夜半发作，痰难以咯出，脉弦大而浮。腹诊肝大 5 横指，上腹硬如板。大便秘结，夜尿 2 ～ 3 行，尿有蛋白，尿胆素原阳性。发作时严重口渴，下肢浮肿。与增损木防己汤，症情逐渐减轻，发作次数减少，肝肿大减至 2 横指。（大塚敬节医案《汉方诊疗三十年》）

患者，65 岁男子。体格营养一般，面色红赤，整个面部皆见毛细血管和静脉怒张，呈异样面色。此患者由某药店介绍而来，并曾用为时 1 个月的小柴胡和二陈汤，但收效甚微。患者 30 年前从事柔道，受过跌打伤。从 20 多年前开始，感到呼吸困难，心动悸。4 年前肝脏肿大变硬，且心悸动和呼吸困难更加严重。近年来尤觉胸闷，时有刺痛，空腹时心下部疼痛，还有腰冷痛等症状。经常咳嗽吐痰。有食欲，但饮后胸部不适。大便一日 1 次。经诊视发现，有严重脉不整，脉象明显弦紧有力。查腹，其心下部似吞入一个大盘子，肝脏肿大，外观即可见有隆起，压之苦痛。舌润无苔，血压 160/100mmHg。考其证似为木防己汤证。遂投予木防己汤加茯苓，即：木防己 5.0g，桂枝、人参、茯苓各 3.0g，石膏 10.0g。共 7 日量，兼用牛黄丸 10 粒。结果服药 5 天后，心下部痞满感消失，呼吸困难、心悸动及胸闷皆减轻一半，血压变为 120/80mmHg，心下部之抵抗亦好转五成，不整脉完全恢复正常，每天早晨修整菊花无任何不适。服药 17 日后，竟自己乘电车来院，可见其健康恢复之显著。心下痞坚消退八成，感觉良好。（矢数道明医案《汉方治疗百话摘编》）

某女，76 岁。2018 年 12 月 12 日初诊。

病史：高血压 40 余年，胸闷气喘伴下肢浮肿 2 年，加剧半个月。行走 200 米路，要休息 2 次，双下肢中度浮肿，服用多种强心、利尿、控制心率的药物无效，口渴喜饮。既往患有冠心病、全心扩大、心房颤动、心功能Ⅳ级、高血压、肺动脉高压、腹腔积液、胆囊炎、脐疝。

体征：矮胖体型，国字脸，双手掌红热，指甲萎缩变形，面部浮肿，唇黯红略紫。心下按压充实感明显，脐疝如鹅蛋大，触摸坚硬。

处方：汉防己 25g，石膏 200g（先煎），桂枝 15g，肉桂 10g，党参 20g，太子参 20g。

服用此方后，胸闷气喘感明显减轻，步行能力增强，双下肢浮肿减轻。持续服用半年后，自行停药。（包斐丰医案）

第四节　胃肠道病

胃肠道所包含的疾病种类和范围相当广泛，按病变器官分类，相关的主要临床症状和常见疾病各有不同。食管疾病的主要症状为咽下困难、烧心、食物和胃酸反流，常见疾病有胃食管反流病、食管癌、食管贲门失弛缓症。胃、十二指肠疾病的主要症状为上腹部不适、疼痛、恶心、呕吐、嗳气、反酸、出血等，常见疾病有胃炎、消化性溃疡、胃癌、十二指肠炎等。小肠疾病的主要表现有脐周腹痛、腹胀和腹泻，粪便呈糊状或水样，常见疾病有急性肠炎、肠结核、克罗恩病、吸收不良综合征等。结肠疾病的主要症状有下腹部一侧或双侧疼痛，腹泻或便秘，黏液脓血便，累及直肠时有里急后重，常见疾病有痢疾和各种结肠炎、肠易激综合征、溃疡性结肠炎、结肠癌、直肠癌、缺血性肠病等。

胃肠道病是中国人的常见病、多发病，中医在该领域的临床经验丰富，不少经方疗效肯定，不仅有对病专方，也有调理体质的通治方。经方医学基于整体观念与体质状态在处理胃肠道病上常见同病异方、同症异方的现象。如治疗恶心与呕吐，有半夏泻心汤、半夏厚朴汤、大半夏汤、大柴胡汤、小柴胡汤、六君子汤、大黄甘草汤等方；治疗腹痛，有四逆散、小建中汤、大建中汤、乌梅丸、黄连汤等方；治疗腹泻，有理中汤、附子理中汤、桂枝人参汤、葛根芩连汤、乌梅丸、温经汤、参苓白术散等方；治疗便秘，有小建中汤、大半夏汤、大柴胡汤、温脾汤、麻子仁丸等方；治疗胃内停饮或分泌物过多，有茯苓饮、吴茱萸汤、苓桂术甘汤、五苓散等方。

　　体型中等、营养状况良好的年轻人伴心下痞而腹部柔软，通常用半夏泻心汤；体型瘦高，腹部平，胃内有振水音，通常用茯苓饮、苓桂术甘汤；体型壮实，上半身饱满充实，腹胀，烧心，嗳气，通常用大柴胡汤；消瘦，腹直肌拘急，腹痛，便秘，通常用小建中汤；消瘦且有腹部手术史，腹部疼痛，有鼓包现象，通常用大建中汤；体型中等，腹泻与情绪相关且脐腹部跳动者，通常用柴胡桂枝干姜汤。这是根据体型、腹证选方。

　　年轻人，面色青，棱角脸，腹痛腹泻，通常用四逆散；表情淡漠，言语不多，失眠，胸闷，食欲不振，腹泻，通常用小柴胡汤、柴胡加龙骨牡蛎汤；眉头紧皱，焦虑面容，有咽喉异物感，嗳气腹胀，通常用半夏厚朴汤、半夏泻心汤；面色青黄，抑郁失眠，烧心反酸，腹泻腹痛，通常用乌梅丸；面色萎黄，消瘦憔悴，腹泻，食欲不振，通常用参苓白术散、六君子汤；面色黄黯，呈倦怠貌，食欲不振，稍食即胀，通常用附子理中汤。这是根据脸色选方。

　　舌苔是胃肠道的镜子。舌苔黏腻满布，用半夏厚朴汤；舌苔根部厚，通常用茯苓饮、黄连汤；舌苔黄腻，通常用大柴胡汤、半夏泻心汤；舌苔光剥，口干少津，通常用麦门冬汤。这是根据舌苔选方。

　　性别、年龄不同，对选方也有影响。小儿的胃肠病，多用小建中汤、半夏厚朴汤；更年期女性的胃肠病，多用温经汤；老年男子的胃肠病，多用附子理中汤、半夏泻心汤；糖尿病患者的胃肠病，多用葛根芩连汤、黄连汤、附子理中汤；风湿病患者的胃肠病，多用小柴胡汤、黄芩汤。

另外，患者的睡眠、饮食、月经、胎产等方面的情况也是胃肠病常用经方选择时的关注点。唯有如此，才能发挥经方个体化治疗的优势和特色。

虽然胃肠道病有寒热虚实之分，但临床实际中单纯的寒证、热证，以及单纯的虚证、实证是不多的，更多的是寒热虚实夹杂的病理状态。因此，经方中大多有寒温同用、苦辛同用、攻补同用的组方现象，如黄连配干姜、肉桂配黄连、大黄配附子、人参配大黄芒硝，方如半夏泻心汤、附子泻心汤、黄连汤、乌梅丸，以及后世的温脾汤、连理汤等。这是在方证相应原则下的经验总结，其中与胃肠道病的生理病理特点是密切相关的。

一、半夏泻心汤

【适用病症】

以上腹部不适、恶心呕吐、肠鸣腹泻为主诉的慢性浅表性胃炎、反流性胃炎、消化性溃疡、功能性胃病。

【应用参考】

《金匮要略》："呕而肠鸣，心下痞者，半夏泻心汤主之""心下痞"，即胃脘部痞塞不通感、满闷不适感，但按之柔软，是上消化道的炎症，以及心下的充血状态。心下痞多见于胃病，但不限于胃病。

适用人群大多见于生活缺乏规律的中青年人。营养状况好，皮肤滋润，咽红、唇红、舌红、苔黄腻，伴有焦虑失眠、大便不成形或黏滞不爽等。

　　本方证是一种伴有消化道炎症、黏膜糜烂、功能紊乱，以及焦虑失眠的病理状态，中医常用"寒热互结，通降失常"来解释。其本质是胃蠕动减慢而肠蠕动亢进，上缓下急的状态。

　　面色黯，舌质黯淡，加肉桂；舌苔黄厚，腹痛，加制大黄；胸闷烦躁，加栀子；酸水多，加吴茱萸；口腔溃疡或肠道溃疡，加大甘草用量。

【各家经验】

　　俞长荣：实践体会，胃脘久痛属纯寒纯热者固多，而寒热夹杂者亦复不少；至于虚中夹实，实中夹虚者更属常见，因而半夏泻心汤的临证应用机会甚多。(《俞长荣论医集》)

　　刘渡舟：半夏泻心汤治心下痞，早已被人所公认。按照注家的意见，此方是治"痰气痞"的，余对此说昔常疑之。后在临床治某司机的心下痞而兼有呕吐之证，遂按"痰气痞"治，仅服 1 剂，大便泻白色痰涎甚多，病竟从此全愈。方知古人之言，信不我欺。(《刘渡舟医论医话 100 则》)

　　陈雁黎：本方治疗湿热积滞阻于胃肠，气机升降失常而引起的胃脘胀闷、胃痛、饮食减少、呕吐、肠鸣腹泻或慢性下利，舌苔白腻或黄腻，口干、口苦，口中异味，大便黏稠（马桶冲不净）等……方中以黄连、黄芩燥湿泻心为主，不可因舌红苔黄随意减去人参、甘草、生姜、大枣，"保胃气，存津液"为《伤寒论》第一要旨，否则疗效大减。服本方后常有瞑眩、腹鸣、泻出很多粪水，此水毒污秽有所去也。(《胡希恕伤寒论方证辨证》)

【典型案例】

　　林某，男，30 岁。患疟疾 3 天，经内服奎宁片后，疟疾虽除，但觉胸中痞闷，食后欲呕，但又不得呕，尤其见到油腻食物即生恶心感。甲医认为，疟后余邪未尽，予小柴胡汤 2 剂，未见减轻；乙医认为疟后脾虚，进以六君子汤 2 剂，痞闷更甚。诊其脉有弦象，舌苔白，自述除胸痞、恶心欲呕外，并无其他痛苦。诊断认为，邪踞心下、胃失和降、虚中夹实之候，治宜苦辛通降，予半夏泻心汤。半夏、潞党参各 9g，黄芩 6g，黄连、干姜各 4.5g，甘草 3g，大枣 3 枚。服 1 剂后，恶心顿除，胸痞显减，食欲稍振。次日照原方再服 1 剂遂愈。（俞长荣医案《俞长荣论医集》）

L 女，53 岁，160cm，57.5kg。2017 年 12 月 12 日初诊。

病史：胃部不适、进食后饱胀打嗝、泛酸多年。一直服用西药治疗。晨起口臭，感冒时痰多。进食生冷食物后易腹泻。2017 年 11 月 23 日胃镜示：慢性非萎缩性胃炎；伴糜烂，胃窦多发溃疡，贲门下胃体息肉。HP（＋）。既往患有支气管扩张、阑尾炎、宫外孕。

体征：营养状况良好，眉头紧皱，舌底络脉瘀紫，剑突下按压不适。

处方：半夏泻心汤。

姜半夏 20g，黄芩 15g，黄连 5g，干姜 5g，党参 15g，炙甘草 10g，红枣 20g。15 剂，症减改轻后隔天服。

2020 年 8 月 20 日复诊：上方一直持续间断服用，每次胃病发作即服 1～2 剂，症状即消失。2019 年 7 月复查胃镜示：慢性非萎缩性胃炎转慢性胃炎，糜烂消失，胃窦多发溃疡消失。服上方期间，未再服用其他药物。（黄煌医案）

二、茯苓饮

【适用病症】

以胸满腹胀、食欲不振、胃内有停水为临床特征的胃肠道疾病，如胃下垂、胃动力不足、幽门梗阻、慢性胃炎、胃溃疡、厌食症、肠易激综合征、习惯性便秘、慢性胰腺炎等。

【应用参考】

本方又称外台茯苓饮，是古代的痰饮病方、传统的健脾理气化痰方，具有消痰气、去宿水、除腹胀、令能食的功效，即调整胃肠道功能，促进消化吸收，并能改善精神神经系统的功能，提高睡眠质量，甚至影响到内分泌代谢免疫等系统。

适用人群大多消瘦，面色黄、缺乏光泽，唇舌黯淡，或面部轻度浮肿；腹壁扁平软弱无抵抗，叩击有胃内振水音和上腹部积气；腹部动悸明显，大多伴有头晕头痛、胸闷气短、腹胀不欲食等。其人血压多偏低，脉弱无力。

胃内振水音是本方证的特征，即叩击腹部有明显的胃内振水音，或自诉常有咕噜咕噜声，多见于胃下垂、胃动力不足者。其病理机制是"心胸中有停痰宿水"，其机理与血压偏低、胃肠供血不足、腹腔组织松弛、胃肠动力障碍有关。

不论何种疾病，不论患者有何主诉，但凡有腹胀、胃内振水音、舌苔厚者，即可用茯苓饮。临床上尤其以睡眠障碍、情绪低落、胸闷心悸、咳喘气促、皮肤久治不愈、月经不调者多见。

消瘦面黄、食欲不振，往往被视为脾虚，但虚不受补者，可以用本方。令人能食，才是上策。

头晕目眩、心悸者，合苓桂术甘汤；恶心多痰者，合半夏厚朴汤。

【各家经验】

尾台榕堂：治胃反吞酸嘈杂等；心下痞硬，小便不利，或心胸痛者。又治每朝恶心，吐苦酸水或痰沫，兼用南吕丸、陷胸丸等。治老人常苦痰饮，心下痞满，饮食不消，易下利者。又治小儿乳食不化，吐下不止，并百日咳，心下痞满咳逆甚者，俱加半夏，有殊效。(《类聚方广义》)

【研究报道】

日本酒高猛报道，应用茯苓饮合半夏厚朴汤治疗术后吻合狭窄使用经验。报道 14 例消化道吻合术后出现恶心、呕吐、胸闷等。其研究分为 A&B 组，A 组为经消化道透视吻合部狭窄 9 例；B 组为透射未见有吻合部狭窄，但伴有胸闷等吻合部狭窄症状。结果显示：2 周后，A 组吻合部狭窄改善，其有效率为 67%；B 组的胸闷等主诉亦改善，有效率为 80%。[酒高猛.茯苓饮合半夏厚朴汤对术后吻合部狭窄的使用经验.国外医学中医中药分册，1998，20（2）：34]

袁海红等人报道，应用外台茯苓饮治疗 64 例小儿厌食症，64 例对照组则给予健胃消食片。结果显示：治疗组有 53 例治愈，总有效率为 98.437%。[袁海红，王喜聪.茯苓饮治疗 64 例小儿厌食症临床效果观察.中国校医，2019，33（2）：147-148]

Kanako Satoh 等人报道：从 17 首汉方当中，茯苓饮抑制氢、钾 ATP 酶作用，其作用仅次于第一位的三黄泻心汤。可见，茯苓饮即可通过抑制氢、钾 ATP 酶治疗胃溃疡。[Kanako.S，Fumiko.N，etc.The effects of Kampo-Formulation and the constituting crude drug，Prescribed for the Treatment of Peptic Ulcer on H，K-ATPase activity.Yakugaku zasshi，2001，121（2）：173-178]

【典型案例】

李某，女，30 岁，168cm，52kg，血压 88/58 mmHg。2016 年 7 月 6 日初诊。

病史：腹胀多年，进食后尤甚。2016 年 6 月 16 日胃镜示充血性胃炎。

诉胃镜前 4 小时禁食，依然抽出 100mL 水。天突至中脘间有牵拉感，口气重，腰挺直时感觉胃往下坠。

体征：体型瘦高，舌苔厚，上腹部振水音明显。

处方：茯苓饮。

茯苓 30g，党参 15g，白术 30g，枳壳 20g，陈皮 20g，干姜 10g，7 剂。

2017 年 10 月 23 日反馈：去年药后上腹部闷堵感好转，至今状态良好。（黄煌医案）

潘某，女，50 岁，160cm，47kg。2021 年 9 月 10 日初诊。

病史：上腹部胀 10 年，胃镜诊断慢性胃炎。上腹部特别怕冷，夏天不敢吹风扇。晨起咽喉有嘈杂感，缺少饥饿感。易头晕，体位变动更为明显，睡眠浅梦多。

体征：体瘦，面色黄，脸部有色斑，舌苔白，脉缓弱，腹主动脉搏动感明显，胃内振水音。

处方：茯苓饮加桂枝、甘草。

茯苓 30g，党参 15g，白术 15g，枳壳 30g，陈皮 30g，干姜 5g，桂枝 20g，炙甘草 5g。15 剂，症状减轻，隔日服。

2021 年 10 月 13 日复诊：药后头晕消失，腹胀明显减轻，自诉"胃动了"。腹诊已无胃内振水音。（黄煌医案）

三、四逆散

【适用病症】

反复发作的腹痛、腹胀、发病与精神因素相关的功能性胃肠病，或便秘，或腹泻，如肠易激综合征、功能性腹胀与便秘、功能性腹泻等。

【应用参考】

四逆散是传统的理气解郁方，能缓解心理压力，消除躯体症状，并有抗抑郁、催眠、调整胃肠道功能、改善微循环等作用。

本方多用于中青年患者，女性多见，其人体型中等偏瘦，面色黄或青白，上腹部及两胁下腹肌比较紧张，四肢冷，脉多弦。患者大多有抑郁情绪或心理压力较大。

《伤寒论》记载："少阴病，四逆，其人或咳，或悸，或小便不利，或腹中痛，或泄利下重者，四逆散主之。"腹中痛，脐腹部的疼痛；泄利，腹泻；下重，里急后重，肛门坠胀不适，排便不畅。提示本方能止腹痛，也能止泻，可用于以痛泻、里急后重为表现的消化道疾病。腹肌紧张是本方证的客观体征。两胁下及上腹部腹肌紧张，按之硬，会出现触碰过敏。

根据疾病的不同和个体差异，临床多合方。恶心、呕吐、腹胀者，合半夏厚朴汤；头痛、失眠者，加川芎；腹泻、里急后重者，合黄芩汤。

本方多服久服，有人会出现腹泻、乏力感等，停药后消失。

【各家经验】

细野史郎：患四逆散证的人，其性格是内向的，多为消极的，善于担心的，非常注意细节的神经质性格的人。特别是对自己体内的不调颇为敏感，而且具有向不好方面考虑的性格特征。有这样性格的人……当然其郁结的情绪，要在体内寻求逃避的场所……在腹部内脏和骨骼上最先出现这种反应。于是常见到骨骼肌紧张，发生入睡困难，表现出大肠机能异常而排便次数增多等四逆散证的症状。（《中医百家方论荟萃》）

张文选：刘渡舟先生用四逆散很少用原方，多加味应用或合方应用。处方用量偶尔遵仲景法四味药等量，各药用10g。多数据证变化。其基本方：柴胡 12g 或 16g，枳实 10g 或 12g，白芍或 14g 或 16g，炙甘草 6g。腹中痛，或见肝阳、肝风证者，白芍用 30g。（《跟刘渡舟学用经方》）

李克绍：四逆散见证虽多，但以腹痛和泄利下重为主症，二者必见其中之一。小便不利虽亦常见，但有的患者并不明显。其余四逆、咳、悸等症，或见或不见，都不是四逆散的主要依据。（《伤寒串解》）

【典型案例】

陈某，男，35 岁。开始发冷发热，头疼身痛，自以为感冒风寒，自服青草药后，症状稍减，继则腹痛肢厥，嗜卧懒言，症状逐渐增剧，邀余诊治。诊脉微细欲绝，重按有点细数。但欲寐，四肢厥冷至肘膝，大便溏而色青，小便短赤，面赤，当脐腹痛，阵发性发作，痛剧时满床打滚，痛停时则闭目僵卧，呼之不应，如欲寐之状。每小时发作五六次，不欲衣被，也不饮汤水。前医认为少阴寒证，投真武汤加川椒，服后无变化。余沉思良久，不敢下药，又重按病人脐部，见其面色有痛苦状，问之不答。综合以上脉证，诊为热邪内陷，热厥腹痛。拟四逆散倍芍加葱：柴胡 9g，白芍18g，枳壳 9g，甘草 4.5g，鲜葱头 3 枚。水煎服。复诊：上方服后痛减，脉起肢温，面赤消，便溏止，小便通。病人自诉脐部仍胀痛，似有一物堵塞，诊脉细、重按有力。为热结在里。处以大柴胡汤。服后大便通，胀痛如失。（汪其浩医案《伤寒名医验案精选》）

傅某，男，28 岁，1986 年 3 月 10 日就诊。大便干燥如羊矢，2～3日一行近 1 年，脘腹胀满疼痛，两手发凉，舌红、苔薄黄，脉弦数。证属气秘，治宜理气通阳，润肠通便，投四逆散加味：

柴胡 12g，枳实、白芍、薤白各 9g，火麻仁 30g，甘草 3g。服 4 剂，便通如常。（安少先医案《伤寒名医验案精选》）

某男，29 岁，172cm，65kg。2016 年 6 月 6 日初诊。

病史：去年 5 月急性腹泻，之后每日泻 3～4 次，大便一次比一次稀，见未消化物，矢气多。便时腹痛，平时小腹部、骶骨后有胀坠不适感。入睡难，睡眠浅。

体征：体型中等，长脸细眼，唇红，肤色黄，腹肌紧张。

处方：四逆散合黄芩汤。

柴胡 20g，白芍 15g，枳壳 15g，生甘草 10g，黄芩 15g，红枣 20g，7 剂。

2016 年 6 月 13 日复诊：药后腹泻止，大便日 1～2 次，但尚有便后不尽感，骶骨后仍有胀感。原方 10 剂。（黄煌医案）

四、大柴胡汤

【适用病症】

以上腹部胀痛且进食后更甚，伴有恶心、呕吐、反流、嗳气、食欲不振、口干、口苦、便秘、舌苔厚为特征的胃肠道、胰腺与胆道疾病，如胃食管反流症、胆汁反流性胃炎、厌食、消化不良，以及肠易激综合征、胆囊切除术后腹泻、脂肪肝腹泻、肠梗阻（粘连性或麻痹性）、习惯性便秘、急慢性胰腺炎、急慢性胆囊炎等。

【应用参考】

按压上腹部有压痛或明显充实抵抗是本方证的重要客观证据。上腹部膨隆，按压充实有力，叩之有鼓音；腹肌紧张，两肋弓下有抵抗感；患者多有上腹部胀满不适，如裤带勒紧感，进食后更严重，并有嗳气、反酸、恶心呕吐、便秘或腹泻等。其人大多体型壮实或肥胖。

嗳气、腹胀者，合半夏厚朴汤；咽喉红伴胸骨后烧灼感者，加栀子；腹泻、大便黏臭者，加黄连。

本方宜空腹服用。病情好转后，可以停服或小剂量间断性服用。

【各家经验】

刘渡舟：大柴胡汤证往往由小柴胡汤证进一步发展而成，如临床上看到胸胁苦满，或者胃脘疼痛，气郁结到一定程度就化热，不但是肝胆气郁，而且胃气也凝结了，化热化燥，只要舌苔一见黄，就得用大柴胡汤。如果舌苔还是白的，就还可以用小柴胡汤。临证要把舌苔看清楚，是白还是黄。另外，一到大柴胡汤证，病人就有一些难以忍受的感觉，所以仲景加一个"急"字，"心下急，郁郁微烦"。其痛也好，闷也好，胀也好，都比较重，不堪忍受，这时就得用大柴胡汤。（《刘渡舟伤寒论讲稿》）

胡希恕：大柴胡汤和大黄牡丹皮汤的合方，不但治阑尾炎，也治胆囊炎、胰腺炎，我都试验过。我方才说叫小明的那个小孩子，得的就是这个胆囊炎。他那个胆囊肿得手能摸到，挺厉害，就吃这个药好的，快得很，这个药在该病急性发作时最好使。疼得那样剧烈，尤其是胸胁这个部位胀气，显得胸胁满、胸胁痛，这都是柴胡证。（《胡希恕医论医案集粹》）

矢数道明：消化系统疾病应用最多，胃炎、胃酸过多、胃溃疡、肠炎、结肠炎、十二指肠溃疡、胆石症、肝炎、黄疸、胆囊炎、胰腺炎、肝硬变、习惯性便秘、口臭症、呃逆症等脉诊、腹诊均属实证者。（《临床应用汉方处方解说》）

【典型案例】

纪某，男，36岁，171cm，76kg。2018年9月18日初诊。

病史：反酸3～4个月，晚上9点后吃东西会加重，酸水上涌常从口鼻流出，因反酸起夜频繁。平时不敢多吃，否则胃胀、口气重。既往有食管炎、慢性胃炎、十二指肠溃疡。

体征：体形壮实，按压上腹部充实有抵抗感，苔厚腻，唇红，脉滑。

处方：柴胡20g，黄芩15g，姜半夏15g，枳壳20g，白芍15g，制大黄5g，干姜5g，红枣20g，15剂。

2018年10月9日复诊：药后症状改善。原方加黄连5g，15剂，隔日服。（黄煌医案）

五、小建中汤

【适用病症】

以慢性腹痛或便秘为表现的慢性胃肠道疾病，如胃及十二指肠溃疡、功能性胃肠病、习惯性便秘、不完全性肠梗阻、结肠冗长等。其疼痛多为阵发性、慢性化。亦在小儿胃肠道疾病如婴幼儿便秘、过敏性紫癜（胃肠型）、消化道溃疡、巨结肠病等有应用的机会。

【应用参考】

小建中汤是经典的虚劳病方。虚为消瘦，劳为乏力，患者面色黄，手掌黄，缺乏耐力或四肢酸痛等病程慢性化，是本方证重要的客观指征。提示小建中汤能治疗瘦弱、体重下降过快者。

本方适用人群多有面色黄、心悸、消瘦、喜食甜食、小腿抽筋、大便干结、脉缓无力的特征。形成的原因，有营养不良、饥饿、疲劳、疾病、手术、创伤等。儿童多见。

腹痛是本方证的常见症状。其疼痛部位多在脐腹部，是一种阵发性疼痛，或痉挛性疼痛。腹直肌拘急是本方证常见的腹证。

经常恶心呕吐者，或经常咽喉肿痛者，不宜使用本方。肥胖者、浮肿者，慎用。

面色黄、肌肉松弛、浮肿貌者，加黄芪；食欲不振，消瘦，加党参；女性月经量少，加当归。

【各家经验】

《苏沈良方》：此药治腹痛如神。然腹痛按之便痛，重按却不甚痛，此止是气痛，重按愈痛而坚者，当自有积也。气痛不可下，下之愈甚，此虚寒证也。此药偏治腹中虚寒，补血，尤止腹痛。

王肯堂：治痢，不分赤白久新，但腹中大痛者，神效。其脉弦急，或涩浮大，按之空虚，或举按皆无力者，是也。（《证治准绳》）

吉益东洞：小建中汤，治里急，腹皮拘急及急痛者。（《类聚方》）

稻叶克、和久田寅：腹部两行绷急，上下如竖立二竹，深按紧如弓弦，正按则腹底不实……四肢肌肉消瘦，手足心烦热，脉浮大无力。此乃小建中汤证。（《腹证奇览》）

樊天徒：本方治虚寒性或贫血性的腹挛痛有效，对实性腹痛便不甚合。实性腹痛必拒按，应该考虑用桂枝加大黄汤之类，其中芍药亦以改用赤芍为宜。呕者，虽有腹痛，却非本方所宜，如必要用之，可仿《外台》《集验》黄芪汤及《千金》坚中汤的方法，加半夏，倍生姜。（《伤寒论方解》）

【典型案例】

李妇，38 岁。产后失血过多，又加天气严寒，而腹中疼痛，痛时自觉肚皮向里抽动。此时，必须用热物温暖，方能缓解。切其脉弦细，视其舌淡嫩，苔薄。辨为血虚而不养肝，肝急而刑脾，脾主腹，是以拘急疼痛，而遇寒更甚。为疏：桂枝 10g，白芍 30g，炙甘草 6g，生姜 9g，大枣 7枚，当归 10g，饴糖 40g（烊化）。此方服 3 剂，而腹痛不发。转方用双和

饮气血两补收功。（刘渡舟医案《伤寒名医验案精选》）

　　张某，男，42 岁，1966 年 6 月 10 日就诊。胃脘隐痛反复发作已 5 年，经检查诊断为"胃黏膜脱垂。"近常饿时胃脘痛，恶寒怕冷，口中和不思饮，大便微溏，日二行，下肢痿软。先与附子理中汤治之不效，后细问症，据有汗出恶风，脉缓，知为表虚中寒之证，故予小建中汤：桂枝 10g，白芍 18g，生姜 10g，大枣 4 枚，炙甘草 6g，饴糖 45g（分冲）。服 6 剂，胃脘痛已，但饿时仍不适，大便溏好转，但仍日二行，再服上方。7 月 1 日复诊，除大便微溏外，余无不适。（胡希恕医案《伤寒名医验案精选》）

六、大建中汤

【适用病症】

　　以腹痛为表现特征的胃肠道病，多用于肠粘连、肠扭转、肠梗阻、动力下降性便秘、肠易激综合征、克罗恩病、难治性肠炎、肠功能紊乱、疝气、阑尾炎、腹膜炎、胆道蛔虫等。也可用于腹部术后胃肠功能紊乱、肠粘连、肠梗阻，以及术后康复等；也能用于慢性胃炎、胃溃疡、胃扩张、胃下垂、胃及食管反流症等。

【应用参考】

　　大建中汤是经典的虚寒腹痛方、传统的温中散寒方，具有止痛、止呕的功效。腹痛为本方证的特异性症状。其痛势剧烈，部位广泛。发作时，腹部有块状物上下起伏，攻冲作痛。常有进食生冷的诱因，且起病急剧。

　　适用人群多见消瘦，面色苍白，腹部扁平，可呈现舟状腹，全腹软弱无力且弛缓，肠内易停潴水和气体，腹部皮温低，患者自觉腹中有冷感。

常有腹部手术史。

本方常与小建中汤合用，或与附子粳米汤、乌梅丸等合用。

使用本方前，需排除外科手术指征。

【各家经验】

汤本求真：肠重叠、肠扭转、肠狭窄、肠闭塞而脐部有雷鸣，疼痛剧而呕吐时，以本方及附子粳米汤合方与之。镇吐之后，兼用下瘀血丸，虽西医于此证严禁下剂，然不足虑也。(《汉方新解》)

大塚敬节：大建中汤有特异性腹证，诊断并不困难。但是肠管蠕动不安、从腹壁可以观察到肠管运动，这些证候并非大建中汤证所独有。小建中汤、人参汤、真武汤、旋覆花代赭石汤等证也可以见到。另外，肠管蠕动并不分明时，也有宜于使用大建中汤者。我自身曾患肾结石并苦于剧烈疝气疼痛，使用大建中汤排出小豆大小的结石两颗而愈。那时腹部嘭嘭地紧张着，充满了气体，肠蠕动并不清楚。曾有一例阑尾炎引起的局限性腹膜炎，每天体温在38.0℃以上，腹痛不止。我给予大建中汤治疗，腹痛迅速缓解，从肛门排出大量恶臭脓液，随后便痊愈了。星野俊良君也报道过大建中汤治疗道格拉斯窝脓肿，排出大量脓液而愈的病案。(《汉方诊疗三十年》)

陈宝田：用于痉挛性腹痛时，以无器质性病变、腹中冷痛作为投药指征。弛缓性便秘和弛缓性腹泻常是肠管狭窄和肠梗阻的伴随症状，也有单独发生的，但必须符合本方证的辨证要点，才可投本方。用于胃下垂时，以腹中冷痛、胀气作为投药指征。(《陈宝田教授经方临床应用》)

【典型案例】

李某，女，44岁，已婚，牙科医生。1984年3月10日初诊。

患者上腹偏右疼痛，反复发作10余年，西医诊为"慢性胆囊炎、胆石症"。常吃消炎、利胆、化石类中西药。两年前因脘腹痛、厌食、消瘦，经县医院胃镜检查诊为"慢性萎缩性胃炎"。近半年来病情加重，治疗效果愈来愈差，经县医院拉网涂片检查，发现"癌细胞"，诊断为"慢性萎缩性胃炎""胃癌？"（未告知本人），建议住院确诊及治疗，因本人不愿住院而求治于笔者。刻诊：面色㿠白，形容憔悴，神疲懒言，体倦乏力，纳差，畏冷，脘腹冷痛，绵绵不止，食纳极差（每日主食仅100g），食后饱胀不舒，呕恶嗳气，大便稀溏，小便清，脉濡弱而缓，舌质淡，苔薄白。辨证为脾胃阳虚，中寒上逆。治以温中补虚，散寒降逆止痛。

处方：花椒9g（炒），干姜12g，党参50g。分3次共煎成400mL，纳入饴糖100g徐徐搅匀，不拘次数，一日饮完，连服4剂。

二诊：脘腹冷痛减轻，饱胀呕恶稍减，仍嗳气，但嗳后胃中觉舒，精神略有起色，余证舌脉未变。仍以原方原服法续服1个月，但每日早晚各服归脾丸1粒，细嚼后随汤药送下。

三诊：脘腹冷痛、呕恶基本消失。饮食增至每日六两之多，偶有饱胀嗳气，大便软而不溏，精神、气色、体力逐日见好，舌脉变化不大，仍以大建中汤合归脾丸方，从患者之请做成蜜丸，令其常服。随访至今，人健在，且无病。

按：本例系典型脾胃阳虚型的萎缩性胃炎，病机与大建中汤证相符，用之果然有效，只是服法上考虑如此脾胃重症，如按传统服法（日分3次服），恐药量大而胃有所不受，故少量多次服而总量不变，既不增加胃的负担，又可充分发挥药效。与归脾丸合用是因其病久，气血大损，不早补益，则恢复慢，疗程长，变数多，故乘其初服药后中阳有复，寒逆稍降，胃气始升之际，即投归脾丸以补益气血，养心健脾，促其整体机能恢复，向愈之机更大矣。（杨宣舒医案《四川名家经方实验录》）

七、乌梅丸

【适用病症】

慢性胃肠病常规治疗无效且病情寒热虚实交错、特别以腹痛腹泻为主诉者。克罗恩病、溃疡性结肠炎、肠易激综合征、胃及食管反流症、慢性胃炎、糖尿病胃轻瘫、慢性胆囊炎等见厥冷、腹绞痛、烦躁、呕吐、腹泻者有应用的机会。

【应用参考】

乌梅丸方证的临床表现以"痛、呕、利、烦、厥"为要点。疼痛是剧烈的腹部绞痛，其腹部出现隆起波动的包块，并有胸闷、腹痛、呕吐，甚至晕厥等；呕多为干呕，也有严重的反胃；利为慢性的腹泻；烦为抑郁、焦虑，大多伴有失眠；厥，一指气闭昏厥，一指四肢不温。本方证具有上逆下泄、外寒内热、症状重、体征轻的特点，涉及精神神经、消化、循环等多个系统。乌梅丸方证有不同类型，如腹痛型、腹泻型、反流型、烦热型等，临床表现不一。

其人多数营养不良，体质虚弱，脸色多黄，或青黄中现浮红，手足多冰凉，多有焦虑、抑郁，以及失眠，常有呕吐、反流、腹痛、腹泻，半夜或凌晨发病者居多，脉弦硬大而搏指。

病缓者用丸剂，病急者用汤剂。本方汤液药味酸苦辣，口感较差，服时可兑入蜂蜜。

【各家经验】

陈修园：凡阴阳不相顺接，厥而下利之证，亦不能舍此而求方。又凡厥阴之变证不一，无论见虫不见虫，辨其气化，不拘形迹，皆可统以乌梅

丸主之。(《陈修园医学全书》)

樊天徒：适应证候：①心中烦，腹中雷鸣，上下窜痛，有发作性，痛剧时则面色时红时白，下利，欲呕，心中烦，额上汗出，手足逆冷，舌质红，苔腐白而厚；有时口流清冷涎，有时呕出蛔虫，脉微者，可用本方。②脘腹痛，时呕吐，下痢赤白、久不止，或时作时止；常形寒，手指不温，不发热，舌质红而苔白者。(《伤寒论方解》)

【研究报道】

中国一项随机对照研究纳入了176例滴虫性肠炎患者，96例服用乌梅丸方（变量辨证治疗，即根据临床表现的寒热属性调整乌梅丸中寒热药物的用量），80例服用灭滴灵。发现二者总体有效率相仿，清除滴虫疗效相仿，乌梅丸改善腹泻症状起效更快。[魏世超.乌梅汤变量辨证治疗滴虫性肠炎96例疗效观察.中医杂志，1994（10）：615-616]

中国一项随机对照研究，纳入了70例慢性萎缩性胃炎患者，40例服用乌梅丸（胃萎灵），30例服用胃苏颗粒（苏梗、香附、陈皮、佛手等），疗程为3个月。发现二者均可改善胃脘痛、腹胀、纳差、嘈杂、泛酸、嗳气等症状，乌梅丸疗效更显著。乌梅丸改善腺体萎缩和肠化生的显效率为20%，有效率为45%，显著优于胃苏颗粒。两方对幽门螺杆菌的清除作用相仿，转阴率分别为42.85%和40%（$P > 0.05$）。[张喜奎，陈亦人，张振忠.胃萎灵治疗慢性萎缩性胃炎临床研究.中医杂志，2000（9）：536-537]

中国一项随机对照研究，纳入了80例糖尿病胃轻瘫患者，40例服用乌梅丸（便溏、苔厚腻加半夏，腹胀加枳壳），40例服用吗丁啉，疗程为4周。服用乌梅丸后，治愈12例，显效12例，有效8例，总有效率80.0%，与吗丁啉疗效相仿，但乌梅丸组不良反应更少。6个月后随访，乌梅丸组症状复发率较低（8.3%vs30.0%；$P < 0.05$）。[邹世昌 . 乌梅丸加减治疗糖尿病性胃轻瘫 40 例 . 中国中西医结合杂志，2002（2）：150–151]

【典型案例】

王某，男，47 岁。

慢性腹泻已 3 年，常有黏液便，大便日 3 ～ 5 次，常有不消化之物。大便化验有少量白细胞。于某医院乙状结肠镜检查见肠黏膜充血、肥厚，钡餐检查提示慢性胃炎。近年来腹泻加重，纳呆，腹胀，体重下降 10 余斤。半年来心悸逐渐加重，伴有疲乏无力。心电图检查提示频发性室性早搏，有时呈二联律、三联律，服西药及中药活血化瘀剂未效。脉沉细而结，舌边尖略红，苔灰。证属久利，肠胃失调，厥气上逆，心包受扰。治用酸以收之，辛以温之，苦以坚之，以乌梅汤加味处方。

乌梅 3 枚，花椒 4.5g，黄连 6g，干姜 4.5g，黄柏 6g，细辛 3g，党参 9g，当归 6g，桂枝 6g，制附片 6g，炙远志 4.5g。

服用 5 剂药后，食欲大振，大便次数减少，黏液消失，心悸减轻，睡眠亦见好转。又服 7 剂，大便已成形，每日 1 次，复查心电图亦转正常。随访 2 年余，未再犯病。（蒲辅周医案《温病方证与杂病辨治》）

索某，男性，57 岁。初诊日期：1965 年 7 月 16 日。

胃脘疼、心下痞满、腹疼腹泻 2 年余，西医诊断为过敏性结肠炎，长期服中西药物罔效，近服香砂六君子汤加减，诸症更加重。近 1 周来每日大便 2 ～ 3 次，质溏；伴见肠鸣，头疼，口苦咽干思饮，四肢逆冷，苔白腻，脉沉弦细。证属半表半里虚寒证，寒热交错，为乌梅丸的适应证，给予汤剂。

乌梅 15g，细辛 6g，干姜 6g，黄连 6g，当归 6g，制附片 10g，川椒

10g，桂枝 10g，党参 10g，黄柏 6g。

结果：上药服 6 剂，口苦减，四肢觉温，大便日 1～2 次。上药继服 14 剂，胃腹疼消除，大便日 1 次。（胡希恕医案《经方传真》）

W 女，30 岁，155cm，52kg。2018 年 12 月 25 日初诊。

病史：克罗恩病确诊 9 年，长期腹泻，日 4～5 次以上，大便有脓性黏液。便后腹部及肛门大痛，平时左下腹时时疼痛。伴寒热交替感，一激动就汗出。有胆结石、过敏性鼻炎。月经稀发，痛经明显。

体征：肤白唇红，手凉，舌黯红苔厚，腹部压痛。

处方：乌梅丸改汤。

乌梅 20g，黄连 10g，黄柏 10g，肉桂 5g，制附片 5g，川椒 5g，细辛 5g，党参 10g，当归 10g，干姜 5g，粳米 1 把，醋 1 汤匙，蜂蜜 1 汤匙，7 剂。

2019 年 1 月 2 日复诊：腹痛明显缓解，大便成形。原方 15 剂。（黄煌医案）

八、参苓白术散

【适用病症】

贫血消瘦虚弱者的食欲不振或慢性腹泻，如慢性肠炎、功能性消化不良、贫血、化疗后腹泻、肿瘤晚期腹泻等。

【应用参考】

参苓白术散是传统的健脾补气方，具有止泻、开胃、助消化、长肌肉、悦颜色等功效。本方采用多种食物中药，安全无毒，便于消化吸收，也可长期服用。《和剂局方》："脾胃虚弱，饮食不进，多困少力，中满痞噎，心忪气喘，呕吐泄泻及伤寒咳嗽。"适用本方者多其人消瘦，少气懒言，面色萎黄，贫血貌，食欲不振，或腹胀，或呕吐，或腹泻，或咳嗽，口腔少津，舌淡苔少。即后世所谓的"脾胃虚弱"。

本方可为汤，但为散更好，每次 2～3g，用红枣汤送服，或以米粥调服。如煎汤，也可加入炒黄大米一把同煎，止泻作用更好。

【各家经验】

吴崑：脾胃虚弱不思饮食者，此方主之。（《医方考》）

费伯雄：此健脾和胃之正药也。惟扁豆性劣宜减去。尝见疟愈之后服扁豆者，无不复发，此可知也。（《医方论》）

谢观：此方不寒不热，性味和平，调理病后、痢后尤宜。常服调脾悦色，顺正去邪，功难尽述。（《中国医学大辞典》）

王旭高：治脾胃者，补其虚，除其湿，行其滞，调其气而已，此方得之。（《医方证治汇编歌诀》）

门纯德：五更泄泻是脾气不运，肾阳不足所致。余常以参苓白术散加肉豆蔻 9g，吴茱萸 6g，附子 3g 治之即效。大病渐愈，常有短气、肢软、恶风自汗、食少纳呆，以参苓白术散加玉屏风散治之，既能促进体质恢复，又可防止感冒。（《名方广用》）

【典型案例】

56 岁妇女，极瘦，颜面苍白不华，满头白发如 60 岁以上老者。4 年前开始脾胃虚弱，前年频频呕吐，但现已不吐，吞咽困难。约 1 年前，下利水样便，一日 3 次，有肠鸣。因属寒证，夏月腰中亦需带怀炉。周身倦怠严重，1 年来消瘦 8kg，身体已经瘦弱。腹软脉弱，胃内有停水，心下部水分穴左侧触之有硬结且压痛，似有恶性肿瘤之感。曾考虑为真武汤证，但先与参苓白术散试之，每次 2g，一日 3 次，微温汤加少许食盐送服。

余甚为担心。服用 10 日后，精神甚佳来院。服 3 日时，身体渐温，精神转佳，纳食香，咽下不快亦痊愈，下利止，肠鸣、倦怠均已消失，极为惊奇。至秋凉之季，已无需穿袜，亦不用怀炉。

4 年间之下利，服药 10 日即愈。余用参苓白术散数十例中，此为最显著之效例。本方服用 2 个月即奏效，已不担心恶性肿瘤。已过 8 年，现健康地料理家务。（矢数道明医案《临床应用汉方处方解说》）

第五节　慢性肝病

慢性肝病门诊常见的疾病有慢性肝炎、自身免疫性肝病、肝硬化、血吸虫性肝病等，属中医学积聚、胁痛、黄疸、鼓胀等范畴，但其实这些情况的出现多是由于慢性肝病的病情发展及其并发症。慢性肝病临床无特效药物，需要积极地采用中医药干预，中医药治疗的目标是明显改善症状、控制病情发展、延缓肝损害进程、改善预后并提高生活质量。

黄疸是肝病的常见症状，传统中医有阳黄、阴黄之分。阳黄鲜明如橘子色，阴黄色晦黯如烟熏。前者多选茵陈蒿汤、栀子柏皮汤、大柴胡汤；后者多选茵陈四逆汤；介于两者之间的多选茵陈五苓散。

面色与舌象是选方的重要抓手。面色萎黄是肝病患者常见的脸色。如舌深红，为伏热，可用黄芩汤或泻心汤；如舌紫黯，为有瘀血，可用鳖甲煎丸或当归芍药散；如舌苔薄白，易饥饿，可用小建中汤；如舌苔厚，腹胀满，可用茵陈蒿汤或大柴胡汤；如舌苔厚，易腹泻，可用茵陈五苓散。

常用肝病经方各有特长。小建中汤擅长调整体质促进营养，芍药甘草汤重用赤芍擅长退黄，真武汤侧重有浮肿或腹水者，泻心汤为门脉高压吐血而备，柴归汤为自身免疫性肝病常用方，鳖甲煎丸是肝硬化、肝纤维化值得研究的专方，肝癌多选用黄芩汤、泻心汤，病程反复、寒热虚实表里兼夹而营养状况尚可的慢性肝病可选用柴苓汤。

临床上肝病也不一定治肝，如具有抑郁情绪、睡眠障碍，可用四逆散、半夏厚朴汤、柴胡加龙骨牡蛎汤；如胃动力不足、进食后腹胀、胃内有振水音，可用外台茯苓饮、香砂六君子汤。总之，有是证用是方，关注整体，按证选方是原则。

一、茵陈蒿汤

【适用病症】

急性病毒性肝炎、重症肝炎、药物性肝损伤、胆道感染等病，见黄疸色鲜明、小便色黄短少、腹满、舌红苔黄腻者。妊娠期肝内胆汁瘀积症、非酒精性脂肪性肝病等也有应用的机会。

【应用参考】

茵陈蒿汤是经典的清热退黄方，适用于以身黄鲜明如橘子色、寒热不食、小便色黄短少、腹满、舌红苔黄腻为特征的疾病。急性病毒性肝炎、重症肝炎、药物性肝损伤、胆道感染等见黄疸色鲜明、小便色黄短少、腹满、舌红苔黄腻者。妊娠期肝内胆汁淤积症、非酒精性脂肪性肝病等病也有应用的机会。

本方适用人群的营养状况通常较好，身目黄染色鲜明，黄红隐隐，色如橘皮；发热或身热烦躁，有睡眠障碍；口干，头汗多，小便黄赤；腹胀便秘，不欲食，厌食油腻；舌红苔厚，脉滑数。面色萎黄、黄疸色如烟熏者，或神疲乏力、贫血、食欲不振、容易腹泻、脉缓、心肾功能不全者，慎用本方。

恶心呕吐，上腹部充实满痛，合大柴胡汤；小便黄赤，皮肤瘙痒，合栀子柏皮汤。

使用本方不必见便秘。方中大黄不后下，量不宜太大，也可用制大黄。根据《伤寒论》记载，服用本方后"小便当利，尿如皂荚汁状，色正赤。一宿腹减，黄从小便去也。"

本方除口服以外，还可以灌肠。

【各家经验】

范汪：疗谷疸茵陈汤，茵陈四两，切，以水一斗，煮取六升，以汁煎大黄二两，栀子七枚，得二升，分为三服，黄从小便去，病出立愈。（《外台秘要》）

《近效》：疗发黄，身面眼悉黄如金色，小便浓如煮黄柏汁者，众医不能疗。良验茵陈汤方。茵陈四两，黄芩二两，栀子三两，升麻三两，大黄三两，龙胆二两，枳实二两，炙，柴胡四两。上八味，切，以水八升，煮取二升七合，分温三服。（《外台秘要》）

秦之桢：湿热证，宜利小便，仲景妙在茵陈、大黄同用，则大黄不出大便，随茵陈、山栀经从膀胱而出。故曰当验其黄，从小便而出，色如皂荚汁是也。后人于本方，加茯苓、猪苓，名茵陈二苓汤，使黄从小便而出。（《伤寒大白》）

浅田宗伯：此方治黄之圣剂，庸医每于黄疸初发，虽用茵陈五苓散非也。宜先用此方取下之，后与茵陈五苓散。……此方所治之发黄，在阳明部位，以腹满、小便不利为特点，若心下郁结者用大柴胡汤加茵陈反效。（《勿误药室方函口诀》）

吴又可：本方治疗疫邪传里，遗热下焦，小便不利，邪无输泄，经气郁滞，其传为疸，身目如金者。……是以大黄为专功，山栀次之，茵陈又其次也。设去大黄而服山栀、茵陈，是舍本治标，鲜有效矣。或用茵陈五苓，不惟不能退黄，小便间亦难利。(《温疫论》)

余听鸿：夫黄疸之症，始则湿热，而湿为阴邪，最易化寒，湿家又最忌发汗。余治黄疸数百人，用大黄、栀子者，百中仅有一二，用苦温淡渗芳香之品，虽误无妨。余每见误服栀、黄，即恶心、泄泻而胃惫，若误汗，即见气促汗多，因而偾事者多矣。治黄疸症，如欲汗欲下，当千斟万酌，方可一施耳。(《诊余集》)

【研究报道】

杨艳芳等观察茵陈蒿汤治疗妊娠期肝内胆汁瘀积症（ICP）的临床疗效。方法：将60例ICP患者随机分为2组各30例，基础组予西医基础治疗，茵陈蒿汤组在基础组治疗基础上加用茵陈蒿汤治疗（茵陈15g，栀子10g，制大黄4g），观察2组治疗前后瘙痒症状、胆汁酸的变化；并设正常妊娠孕妇30例作为正常对照组。比较3组新生儿状况及羊水污染的情况。结论：茵陈蒿汤联合基础治疗干预ICP，有助于缓解瘙痒，降低血胆汁酸水平，改善新生儿出生情况，降低羊水污染率。[杨艳芳等.茵陈蒿汤治疗妊娠期肝内胆汁瘀积症30例临床分析.新中医，2013，45（2）：72]

【典型案例】

刘某，男，39岁。1975年10月13日初诊。患者于20天前，在舟山群岛捕鱼时出现疲乏、食欲不振、尿黄。曾赴当地县医院就诊，经肝功能检查：黄疸指数12单位，谷丙转氨酶100单位。拟诊为"急性黄疸型肝炎"，住院期间曾用保肝和支持疗法，并服中药20多剂，病情未见好转，继而出现腹水、昏迷。经各种急救处理并输血，仍未见效，病情危重，急来我院求治。

检查：体温 37℃，脉搏 110 次 / 分，呼吸 24 次 / 分。神志昏迷，巩膜深度黄染，舌苔黑而浊腻；心肺未见异常，腹部膨胀，有移动性浊音，肝触不到，肝下界在右季肋上 1.5cm；全身皮肤深度黄染，无蜘蛛痣及肝掌。来诊时在本地医院做最后一次肝功能化验：黄疸指数 80 单位，凡登白双相反应阳性，麝浊 25 单位，麝絮（+++），锌浊 27 单位，脑絮（+++），总蛋白 7.58g/L，白蛋白 3.5g/L，球蛋白 4.08g/L，谷丙转氨酶 372U/L。西医诊断：亚急性肝坏死，肝昏迷。中医辨证：阳黄，急黄。治以解毒、清热、化湿。急投大剂茵陈蒿汤合栀子柏皮汤加减。

茵陈 100g，大黄 24g，栀子 18g，黄柏 18g，水煎服，每天 2 剂。

10 月 14 日复诊：服上方后，当天连续排大便 3 次，色黑状如糊，量约 1 痰盂；小便亦行，色赤如皂角汁状；腹部稍软，神志略清醒，口干索饮。又服上药 8 天（服法同前），脉搏缓和，黄疸减退，腹水明显消退，能自行坐卧，每天下午排黑色大便 2 次。将原方药量减半，每天服 1 剂。

11 月 3 日三诊：黄疸基本消退，小便清长，腹水减退，精神好转，食欲转佳，能食干饭，可自己在室内慢步。至此病势已去八九，正在恢复阶段。若再过用苦寒，恐伤脾胃，即将上方药量再减半，并加金银花、丹参、白芍、泽泻、茯苓、甘草。继后用丹栀逍遥散加茵陈，同时配合保肝西药以调理善后，全疗程 38 天，病告痊愈。

1976 年 1 月 10 日查肝功能正常，同年 7 月能出海捕鱼。随访 6 年，身体健康。（陈宝田医案《陈宝田教授经方临床应用》）

二、茵陈五苓散

【适用病症】

脂肪肝、慢性肝炎、肝硬化、酒精性肝病、药物性肝炎见轻度黄疸或胆红素偏高者。也多用于小儿肝病及黄疸，如新生儿高胆红素血症、小儿急性黄疸肝炎等。

【应用参考】

《金匮要略》记载："黄疸病，茵陈五苓散主之。"与茵陈蒿汤证相比，本方证热象不明显。使用人群大多面黄，面部或下肢有轻度浮肿、大便不成形者效果较好。不少临床报道提示，本方对非酒精性脂肪性肝炎（NASH）有较好的改善肝功能及降脂的效果。

面色萎黄，肝功能失代偿期，加附子；有腹水，加怀牛膝；浮肿、血清白蛋白低下者，白术可重用；大便干结，黄疸不退，加赤芍，可重用；无黄疸，可去茵陈。

服用本方期间，饮食宜清淡，不宜饮酒，鱼肝油、人参、阿胶等保健品也不适合同时服用。

本方的经典剂型为散剂，较之汤剂，散剂更经济。

【各家经验】

陈言：五苓散治伏暑郁发黄，小便不利，烦渴用茵陈煎汤调下。（《三因极一病证方论》）

严用和：加减五苓散（即五苓去桂加茵陈）治饮食伏暑郁发黄，烦渴，小便不利。（《严氏济生方》）

余听鸿：阴阳黄疸，虽云难分，然细心辨之，最易分别。阴黄色淡黄而泛青，脉细肢倦，口淡舌白，小溲虽黄而色不甚赤。阳黄如橘子色，脉实身热，舌底稍绛，苔腻黄厚，汗黄溲赤。虽诸疸皆从湿热始，但久则皆变为寒湿，阴黄亦热去湿存，阳微之意也。余同窗邹端生患黄疸日久，孟河诸前辈始从湿热治之，进以黄柏、茵陈、四苓之类不效。余适有事至孟河，诊之，脉细，色淡黄而青，舌白口淡，进以姜、附、茵陈、五苓合香燥之品，数剂而愈。此余未习医之时也。后有茶室伙，黄疸3年，亦以前法服30剂而愈。（《诊余集》）

【典型案例】

陈男，55岁，170cm，73kg。2020年7月14日初诊。

病史：肝病家族史。近日体检发现肝功能异常。头部多汗，口渴感明显，饮水多。大便时干时稀，易腹泻。有中度脂肪肝，近年来白细胞偏低。

体征：面色黑黄，眼皮外侧有黄色瘤，舌偏红，苔薄白腻，舌边齿痕，脉滑，心率96次/分，腹壁脂肪厚。

处方：茵陈五苓散。

茵陈蒿30g，桂枝15g，白术20g，茯苓20g，猪苓20g，泽泻30g，20剂。

2020年12月8日复诊：服用上方25剂后，肝功能指标转正常，体重减轻3kg。影像示轻度脂肪肝、胆囊息肉。原方续服，每周2剂。（黄煌医案）

三、芍药甘草汤

【适用病症】

以便秘、腹痛、脚挛急为特征的慢性肝病，如药物性肝损伤、慢性乙型病毒性肝炎、非酒精性脂肪性肝病以及肝硬化、胆汁瘀积性肝硬化等。

【应用参考】

芍药甘草能退黄。《金匮要略》记载："诸病黄家……假令脉浮……宜桂枝加黄芪汤。""男子黄，小便自利，当与虚劳小建中汤。"两方均有芍药、甘草，均能退黄，而黄疸正是肝病的主要临床表现。

在慢性肝病上应用，本方有降低转氨酶及胆红素水平的作用，并能缓解肝病患者的便秘、腹痛、下肢肌肉疼痛等症状。

本方还有通便功效，适用于肝病患者见便秘者。其大便干结难解，或如粒状。

挛急为本方证的基本特征，不仅仅是脚挛急，也包括腹部的痉挛性疼痛。其人上腹部及两胁下腹肌比较紧张，按之比较硬。不按不痛，一按即痛。腰背部肌肉紧张、拘挛也多见。肝病伴有下肢疼痛、麻木、抽筋，站立行走屈伸困难者，以及经常脐腹部疼痛、并出血以上腹证者，用本方最为适宜。

芍药有赤白之分。脚挛急，用白芍；舌质紫黯，肌肤甲错，用赤芍。黄疸严重者，也可用大剂量的赤芍。

胸胁苦满，情绪低落，面色青黄者，合四逆散；易饥喜甜食，面色黄，舌淡红，脉弱缓者，合小建中汤；唇红，肛门灼热，大便黏，脉滑数者，合黄芩汤；怕风，皮肤过敏，关节痛，合小柴胡汤；浮肿貌，贫血，月经量少，合当归芍药散。

【各家经验】

汪承柏：急、慢性病毒性肝炎，药物性肝炎，血清总胆红素超过10mg%者，称之为重度黄疸，目前尚无特效疗法。笔者根据其病因病机曾报道用凉血活血中药为主治疗，取得了满意疗效。现将其主治范围、主方及加减方法具体介绍如下。本法主要用于中医辨证属血瘀血热、瘀热互结发黄，其临床见证有：口咽干燥，小便自利，便干或稀，舌质紫暗。主方：丹参 30g，牡丹皮 15g，葛根 20g，赤芍 80～100g，茜草 15～20g，每日 1 剂，水煎服。应用本法时应根据辨证进行加减。[汪承柏 . 与基层医生谈谈重度黄疸的中药治疗 . 中西医结合杂志，1987（4）：248]

谌宁生：用大量赤芍 10～120g 治肝胆疾病（急性肝炎、重症肝炎、淤胆型肝炎、慢性活动性肝炎、肝硬化和胆囊炎等）、高胆红素血症。症见身目俱黄，胁痛，脘腹胀满，发热，口苦，口渴欲饮，纳呆厌油，大便秘或不爽，尿黄赤，苔黄腻，脉弦滑或数。如赤芍 30～60g，配丹皮 10g、生地 15g、茵陈 30g、蛇舌草 15g，治肝病黄疸出现血热血瘀证候。他认为，赤芍味苦微寒入肝经，可清热凉血，活血散瘀，改善肝脏血循环，有护肝利胆退黄作用。长期临床实践证明，重用赤芍对退黄有显效，故认为赤芍为治黄要药。黄疸明显，肝功能异常时必用之。(《名中医论方药》)

【研究报道】

对 SD 大鼠灌胃给予不同剂量的芍甘多苷，观察芍甘多苷对正常大鼠胆汁流量的影响。同时，对小鼠异硫氰酸 –1– 奈酯黄疸模型灌胃给予不同剂量的芍甘多苷，观察药物对黄疸小鼠胆红素和转氨酶的影响。结果：芍甘多苷具有增加正常大鼠胆汁流量，降低黄疸模型小鼠总胆红素、1 分钟胆红素及 AST 水平。提示芍甘多苷具有利胆退黄作用。(《中医经典方剂药学研究》)

【典型案例】

10 多年前，我的门诊来了一对中年夫妻。女子面色黑黄，皮肤干燥粗糙，上面有道道抓痕。问其病史，得知已经确诊是胆汁瘀积性肝病，高胆红素血症。也就是体内的胆汁排泄不畅，导致黄疸不退。每天晚上瘙痒剧烈，不是用热水泡澡，就是要丈夫不停地抓挠。西药中药服了不少，中药都是大方，活血清热、养血滋阴、健脾一大堆，但是症状缓解不了。如何处方？我一时无法下手。我问还有什么痛苦不适？"便秘！"这位女子说："大便干硬如石，每次排便都费劲，需要用手抠出来。"我又问："有没有脚抽筋？""啊呀！"女人说："您不问倒忘了说，下肢常常伸一下，就蹩在那里了，疼得要哭。"顿时，我脑海里闪出芍药甘草汤来。随即处方：赤芍、白芍各30g，生甘草、炙甘草各15g，水煎服。一个月后，病人喜滋滋地来了，胆红素降了，大便畅通了，脚抽筋也没了，皮肤瘙痒也减轻了。他丈夫说，没有想到这么三四味药就有如此的效果。后来，这位女子在我这里看了大约1年多，病情一直比较稳定。可惜没有留下联系方式，也不知道这位患者后来是否复发。（黄煌医案）

黄某，男，36岁。患慢性肝炎，肝脾均肿大，两胁疼痛而以右胁为甚，并牵引腰背酸痛，头顶亦痛，特别嗜睡，但尚能食，舌红苔薄白，脉浮取则弦、沉取则弱。投以四逆散加味：柴胡30g，枳实15g，白芍30g，甘草15g，白芷30g。连服6剂，胁痛大减，头痛、嗜睡全除，自云病去十之八九。仍守上方加减以调理之。（《万友生医案选》）

四、泻心汤

【适用病症】

肝硬化并发的上消化道出血、吐血，脾功能亢进导致的紫癜、鼻衄、牙龈出血等。

【应用参考】

食管胃静脉破裂出血是肝硬化较为常见和严重的并发症。急性出血患者出现呕血、黑便，严重者休克，死亡率平均32%。泻心汤是经典的止血方，可以干预并预防出血。"吐血、衄血"是典型的泻心汤证。

肝硬化患者常伴有感染，表现为发热及腹痛、腹胀、腹壁压痛和反跳痛，短期内腹水迅速增加，腹泻臭秽，口干口苦口臭，以上都属于热证，泻心汤等都有应用的机会。此外，门脉高压、脾肿大，以及肝癌的进行性肝肿大，都会出现"心下痞"的泻心汤证。

本方适用人群大多面色潮红而有油光，唇色红或黯红，烦躁身热，睡眠障碍，舌质黯红，舌苔黄腻或干燥，腹部充实有力或上腹部不适，大便干结或便秘黏臭，心率快，脉滑数。无以上症状及体征者慎用。本方长期服用，一定要顾及患者体质。

大便干结，血小板减少，食欲旺盛者，配合生地黄、白芍、甘草；大便黏，肛门热者，合黄芩汤；烦躁不安，贫血者，合黄连阿胶汤。

【各家经验】

吉益东洞：泉屋伊兵卫，年二十有余，积年患吐血，大抵每旬必一动。丙午秋，大吐，吐已则气息顿绝。迎众医救之，皆以为不可为也。于是家人环泣，谋葬事。先生适至，亦使视之，则似未定死者。因着棉鼻间，犹蠕蠕动。乃按其腹，有微动。盖气未尽也。急作三黄泻心汤（每帖重十五钱）饮之。须臾，腹中雷鸣，下利数十行，即瘥。出入二十日所，全复故，尔后十余岁不复发。（《伤寒论今释·卷四》引《建殊录》）

【研究报道】

史会连等用三黄泻心汤颗粒治疗湿热蕴结证非酒精性脂肪性肝病（NAFLD）患者的临床疗效。方法：将66例NAFLD患者分为对照组和治疗组，每组 33 例，对照组口服多烯磷脂酰胆碱；治疗组患者在对照组基础上给予三黄泻心汤颗粒剂，疗程均为 3 个月，观察分析两组患者的临床疗效、中医症状改善情况及治疗前后肝功能及血脂水平和 B 超变化，并观察不良反应。结果：治疗组患者有效率为 93.94%（31/33），对照组为 63.64%（21/33），差异有统计学意义（$P < 0.05$）。与对照组患者相比，治疗组患者中医症状（右胁胀痛、胸脘痞满、周身困顿）改善比例明显高于对照组（$P < 0.05$）；同时治疗组患者丙氨酸氨基转移酶、甘油三酯及胆固醇下降水平明显高于对照组（$P < 0.05$）；B 超提示，治疗组患者中重度脂肪肝比例明显减少（$P < 0.05$）；两组患者不良反应发生率差异无统计学意义（$P > 0.05$）。结论：三黄泻心汤颗粒治疗湿热蕴结证 NAFLD 患者疗效显著。［史会连，田文君，叶丽芳，等 . 三黄泻心汤颗粒治疗湿热蕴结证非酒精性脂肪性肝病的临床疗效 . 中西医结合肝病杂志，2022，32（12）：1077 页］

【典型案例】

右滩黄叔云之妻，体素弱多病，服小建中汤不少。次年四月时，患吐血。叔云最折服吴墨农、潘确卿医学，以其得长沙心法也。是时确卿已死，墨农远隔，乃请有名誉之谭次平治之，主以旋覆花代赭石汤加减。诊至第三日，付叔云耳曰："症不可为矣！幸我出妙方以缓之，宜办理后事勿迟。"语讫，怏怏而去。叔云亟修书速余往诊。留宿其家。见其晚间吐血之状，仰面大喷，如水喉之发射然。余曰："如此热甚，非釜底抽薪不可。"即与三黄泻心汤。翌日，吐瘀血一大团，血告止。（黎庇留医案《黎庇留经方医案》）

刘某，男，35 岁。170cm，81kg。2022 年 10 月 17 日初诊。

病史：肝癌 3 个月。2022 年 7 月 11 日影像诊断：肝脏恶性肿瘤，门静脉及分支瘤栓形成可能大；肝硬化；脾大。现诉上腹部不适，似胀非胀，烧心嘈杂，进食油腻则恶心，偶有呕吐，出汗多，睡眠差。

体征：体壮，国字脸，眉毛浓密，头发乌黑，精神饱满，心下痞，按之软，舌质暗红，脉滑。

处方：泻心汤

生大黄 5g，黄连 5g，黄芩 10g，沸水泡服。15 剂。

2022 年 11 月 24 日复诊：上腹部不适感减轻，无烧心感，无腹泻，无恶心呕吐，睡眠好转。原方续服。（黄煌医案）

第六节　泌尿系统病

泌尿系统各器官（肾脏、输尿管、膀胱、尿道）及有关的血管、神经都可发生疾病，并波及整个系统。泌尿系统的疾病既可由身体其他系统病变引起，又可影响其他系统甚至全身。其临床表现主要集中在泌尿系统本身，如排尿异常、尿液异常、局部肿块、疼痛等；但亦可表现在其他方面，如高血压、水肿、贫血等。泌尿系统疾病的性质，多数和其他系统疾病类似，包括先天性畸形、感染、免疫机制异常、遗传、损伤、肿瘤等；但又有其特有的疾病，如肾小球肾炎、尿石症、肾功能衰竭等。

肾脏病是一种严重危害人类健康的常见病，主要包括不同类型的肾炎、急性肾衰竭、肾结石、肾囊肿等。慢性肾脏病（简称 CKD）是绝大多数肾脏疾病（肾小球肾炎、隐匿性肾炎、肾盂肾炎、过敏性紫癜肾炎、红斑狼疮肾炎、痛风肾、IgA 肾病、肾病综合征、膜性肾病、糖尿病肾病、高血压肾病、小管间质性肾炎、多囊肾等）的统称。相关流行病学资料显示，我国人群中 CKD 的发生率为 11%～13％。据此，我国 CKD 患者超过 1 亿。［刘志红．中国肾脏病诊治三十年回顾与展望．中国实用内科杂志，2012（1）：1］该群体的中医干预是一个值得开拓的领域。

水肿是肾病的主要临床表现之一，可以此作为方证的识别点。水肿见于下肢，多用附子方、黄芪方、桂枝方，方如真武汤、肾气丸、黄芪桂枝五物汤、防己黄芪汤、桂枝茯苓丸等；水肿以头面部为主，多用柴胡方，方如柴苓汤、柴归汤、荆芥连翘汤等；全身性水肿，常用越婢加术汤、麻黄连翘赤小豆汤等。

由于许多肾病发病隐匿，主观症状不明显，因此从体质论治非常必要。肤色白，唇舌红，通常用清热散风的方，如小柴胡汤、黄芩汤、黄连解毒汤、黄连阿胶汤、荆芥连翘汤等；肤色黄黯，舌胖大，通常用温阳利水的方，如真武汤、黄芪桂枝五物汤、肾气丸等；皮肤粗糙黯红，通常用活血化瘀的方，如桂枝茯苓丸；体型瘦弱，腹直肌拘急，通常用小建中汤。另外，蛋白尿和血尿是肾病的基本临床表现，但经方中没有专治消除蛋白尿和血尿的方和药，可以对方证下药，蛋白尿和血尿或许会改善或消失。

肾脏病的发生，除了包括肾脏本身疾病以外，还包括由全身系统性疾病累及肾脏的疾病，例如糖尿病肾病、狼疮性肾炎等。因此，个体化治疗是关键。经方治疗肾病应遵循"有是证用是方"的原则，重在识别方证，抓住适用人群，因人选方。肾脏病的治疗非常困难，缓解肾脏病进展、控制并发症是主要目标。

泌尿系统感染通常考虑用猪苓汤，这是一首治疗尿频、尿急、尿痛、尿血的常用方。如伴有月经不调及下腹部压痛等，可以考虑桃核承气汤。

随着月经或大便的畅行，泌尿道刺激症状可随之而解。焦虑、抑郁及失眠常常成为泌尿道感染反复发作的诱因，可以考虑四逆散及半夏厚朴汤。

排尿异常是指由于泌尿系统炎症、梗阻、排尿功能障碍所致的排尿次数增多、排尿方式改变、排尿感觉异常等。临床主要表现为尿频、尿急、尿痛、尿潴留、尿失禁、漏尿及遗尿等。除猪苓汤、桃核承气汤、四逆散可以改善尿频、尿急、尿痛的刺激症状外，甘草干姜汤可以减少老年人的尿量并改善尿失禁，甘姜苓术汤可用于以腰腹部冷痛为特征的尿失禁，肾气丸可以使排尿有力并减少漏尿、夜尿次数，对糖尿病引起的膀胱病变也有较好疗效。

一、柴苓汤

【适用病症】

以感染、黏膜充血、浮肿为表现的慢性肾病，如 IgA 肾病、慢性肾小球肾炎、糖皮质激素依赖的肾病综合征等。

【应用参考】

柴苓汤是古代的治疟方，传统的和解方，具有退热、利水、止泻、消肿的功效，现代研究提示有抗炎、利尿、调节免疫、类糖皮质激素等作用。本方用于肾病的临床疗效主要表现在减轻疲劳感、改善体质，防止感染和复发。

本方在肾病上的使用，基本可以忽略体质的识别环节。只要不是慢性肾病终末期，也无明显的寒热虚实证据，就可以选用本方。

临床可适当加减，如肤白唇红，咽痛扁桃体肿大，大便黏，月经深红者，合黄芩汤；如关节肿痛，晨僵明显，加黄柏、白芍；如月经不调、量少闭经，合当归芍药散。

【研究报道】

日本的一项前瞻性临床研究，纳入了 22 例慢性肾小球肾炎患者，分别服用柴苓汤＋卡莫司他（12 例）和柴苓汤单药（10 例）治疗蛋白尿。发现单用柴苓汤，虽有效，但起效慢（8 周后）且易反复；联合用药，起效快（2 周后），疗效持久且无明显副作用。[秋山雄次，大野修嗣，藤卷敏久，等.慢性糸球体腎炎に対するメシル酸カモスタットと柴苓湯の併用療法について.日本東洋医学雑誌，1996，47（3）：405-10]

日本的一项前瞻性随机对照研究，纳入 101 位新诊断的局灶微小系膜增生 IgA 肾病儿童患者，柴苓汤治疗组 50 位患者中有 46 位完成 2 年的疗程，空白对照组 51 位患者中有 48 位完成了研究。结果显示：柴苓汤显著改善了患者的蛋白尿和血尿，提高尿常规的正常化率（46%vs10%，$p <$ 0.001）。[吉川徳茂，伊藤拓，酒井糾，ほか.巣状・微小メサンギウム増殖を示す小児期 IgA 腎症における柴苓湯治療のプロスペクティブコントロールスタディ.日本腎臓学会誌，1997（39）：503-6]

日本的一项随机对照研究，纳入了 44 位成年 IgA 肾病患者，分为柴苓汤组 22 例，地尔硫卓组 22 例，治疗周期为 24 周，发现柴苓汤可显著减少蛋白尿。[猿田享男，小西孝之助.腎疾患に対する漢方薬の効果 – 柴苓湯を中心に –.21 世紀の医療と漢方，1994：157-165.]

中国的一项单臂研究，纳入了 69 位糖皮质激素依赖的肾病综合征儿童，37 例联合柴苓汤，32 例联用环磷酰胺。发现柴苓汤能够减少疾病复发，减少激素用量，疗效与环磷酰胺相仿。[Liu XY.Therapeutic effect of chai-ling-tang（sairei-to）on the steroid-dependent nephrotic syndrome in children. Am J Chin Med，1995，23（3-4）：255-260]

日本一项随机对照研究，纳入了 82 例特发性血尿患者，治疗组 50 例服用柴苓汤 28 天，空白对照组 32 例，发现柴苓汤可显著缓解血尿。[铃木康之，町田丰平，小野寺昭一，ほか . 特発性血尿に对する柴苓湯の臨床効果 . 泌尿器外科，1994（7）：325-7]

【典型案例】

钱某，女，56 岁，162cm，62kg。2020 年 9 月 15 日初诊。

病史：2003 年出现血小板减少，2008 年行脾脏栓塞术，2010 年诊断为膜性肾炎。目前服甲泼尼龙、雷公藤。血压、眼压偏高，头晕，皮肤有紫癜，口渴多汗。

体征：面部浮肿，目睛充血，舌苔黄腻，舌质黯红，腹软无抵抗。

处方：柴苓汤。

柴胡 20g，黄芩 15g，姜半夏 10g，党参 10g，炙甘草 5g，桂枝 15g，茯苓 20g，泽泻 20g，白术 20g，猪苓 20g，干姜 5g，红枣 20g。20 剂。

2020 年 10 月 21 日复诊：疲劳感明显减轻，头昏晕、出汗好转，睡眠好转，紫癜减少。原方 20 剂。（黄煌医案）

二、越婢加术汤

【适用病症】

急性肾炎见浮肿明显者；尿酸盐肾病，即痛风性肾病，见下肢关节肿痛者。

【应用参考】

越婢加术汤是经典的水气病方、传统的清热利水方，在肾病上有良好的利尿消水肿功效。本方主治的水肿，大多是全身性水肿。《金匮要略》

记载："风水，恶风，一身悉肿，脉浮不渴，续自汗出，无大热，越婢汤主之。"本方服用后，可能出现汗出或小便增多。

急性肾炎使用本方大多见咽喉充血、扁桃体肿大，或皮肤痒疹或脓疱，眼睑浮肿或全身浮肿，多合连翘、金银花、黄芩。

痛风性肾病除关节红肿疼痛外，其人大多壮实或肥胖，怕热多汗，口渴喜饮，多合五苓散、防己黄芪汤。

据传统用药习惯，浮肿者，用白术；腹胀、苔厚腻者，用苍术。

【各家经验】

岳美中：本方即麻杏甘石汤中去杏仁，加配大枣、生姜之方剂，治喘鸣效果虽不如麻杏甘石汤，但消浮肿、通尿利水之效果却占优势。故本方用于肾炎初期浮肿、脚气浮肿等有效。（《岳美中经方研究文集》）

矢数道明：用于里水外浮之浮肿、自汗、小便不利等。主要用于肾炎、皮肤病性肾炎肾病。（《临床应用汉方处方解说》）

【典型案例】

陈修孟，男，25岁，缝纫业。上月至邻村探亲，归至中途，猝然大雨如注，衣履尽湿，归即浴身换衣，未介意也。三日后，发热恶寒，头疼身痛，行动沉重。医与发散药，得微汗，表未尽解，即停药。未数日，竟全身浮肿，按处凹陷，久而始复，恶风身疼无汗。前医又与苏杏五皮饮，肿未轻减；改服五苓散，病如故。

医邀吾会诊，详询病因及服药经过，认为风水停留肌腠所构成。虽前方有苏、桂之升发，但不敌渗利药之量大，一张一弛，效故不显。然则古人对风水之治法，有"开鬼门"及"腰以上肿宜发汗"之阐说，而尤以《金匮》风水证治载述为详，有云："寸口脉沉滑者，中有水气，面目肿大，有热，名曰风水。视人之目窠上微肿，如蚕新卧起状，其颈脉动，时时咳，按其手足上，陷而不起者，风水。"又"风水恶风，一身悉肿……续自汗出，无大热，越婢汤主之。"根据上述文献记载，参合本病，实为有力之指归。按陈证先由寒湿而起，皮肤之表未解，郁发水肿。诊脉浮紧，恶风无汗，身沉重，口舌干燥，有湿郁化热现象。既非防己黄芪汤之虚证，亦非麻黄加术汤之表实证，乃一外寒湿而内郁热之越婢加术汤证，宜解表与清里同治，使寒湿与热，均从汗解，其肿自消，所谓因势利导也。

方中重用麻黄半两直解表邪，苍术四钱燥湿；姜皮三钱走表行气，资助麻黄发散之力而大其用；石膏一两清理内热，并制抑麻黄之辛而合力疏表；大枣、甘草各三钱和中扶正，调停其间。

温服 1 剂，卧厚覆，汗出如洗，易衣数次，肿消大半。再剂汗仍大，身肿全消，竟此霍然。风水为寒湿郁热肤表之证，然非大量麻黄不能发大汗开闭结，肿之速消以此，经验屡效。若仅寻常外邪，则又以小量微汗为宜，否则漏汗虚阳，是又不可不知者。（赵守真医案《治验回忆录》）

王男，35 岁，174cm，100kg。2019 年 3 月 11 日初诊。

病史：痛风 2～3 年，今年已发作 3 次，两足交替发作。出汗多，口渴。平时大便 1 日 2～3 次，吃冰冷食物易腹泻。以前喜饮啤酒，喜食油腻，有轻度脂肪肝。后发际毛囊炎反复发作 9 年左右。

体征：形体胖壮，虎背熊腰，腹部硕大，肤白，舌尖红，舌底络脉充盈，舌边齿痕，脉滑。

处方：越婢加术汤加泽泻、黄柏。

生麻黄 10g，生石膏 40g，生甘草 5g，苍术 30g，泽泻 60g，干姜 5g，红枣 20g，黄柏 10g。15 剂，餐后服用。

2019 年 9 月 19 日复诊：药后痛风未发作，毛囊炎消退。（黄煌医案）

三、防己黄芪汤

【适用病症】

急慢性肾炎水肿明显，不易消退，易感冒，易出汗，病情反复发作者。

【应用参考】

防己黄芪汤是经典的风水病方，传统的补气祛风利水方，具有固肌表、消水肿、利腰膝的功效。方中防己，宜用汉防己（粉防己），不要用广防己（木防己）。广防己含有易导致肾功能不全的马兜铃酸，肾病患者必须慎用。

适用人群大多人肤色黄白，易浮肿，下肢尤其明显，身体困重，有明显的疲劳感，腹大而松软。平卧时，腹部中心下凹，两侧向外凸出，呈"蛙腹"状；臀腿松坠硕大，易出汗，夏天尤为明显。

黄芪是本方的关键药物，用量宜大，通常在 30～60g。浮肿严重，可以量至 100g，但必须控制在不出现胸闷腹胀、不影响食欲的程度。除服用本方外，可将黄芪单味与大米煮粥食用。

《金匮要略》记载本方可加麻黄。麻黄配黄芪、白术，利于退肿。体格壮实、食欲正常者，合越婢加术汤。口渴、汗多者，合五苓散；血脂高者，加泽泻。

本方也适用于以下肢关节痛、浮肿为临床特征的骨关节病，以及单纯性肥胖、痛风、糖尿病等代谢病。

【各家经验】

岳美中：防己黄芪汤治皮水，恶风汗出，有时可退蛋白尿。（《岳美中

经方研究文集》）

邹云翔：急性肾炎及慢性肾炎水肿明显，属于肺脾气虚者。症状可有气短纳少，面肢浮肿不易消退，大便溏薄，脉细，苔薄白，易感冒而导致水肿反复消长。治以防己黄芪汤加减。常用药物有黄芪、防己、防风、党参、连皮苓、苡仁、炒山药、炒白术、甘草，黄芪剂量用 30～60g。（《邹云翔学术思想研究选集》）

邹燕勤：肾病综合征三高一低，大量蛋白尿、高胆固醇血症、高度水肿、低蛋白血症，尤以白蛋白下降明显。用大剂量黄芪（30～50g），大剂量当归（30～50g），大剂量白芍、枸杞（30g 以上），可再配伍血肉有情之品如紫河车 10g 等，能提高血浆白蛋白及改善贫血。本品用量一般偏大，常规剂量 20～30g，并可用黄芪注射液每日 20～30mL 加入 10% 葡萄糖液 250mL 中静脉滴注，15 日为一疗程，对降低尿蛋白有效。（《名中医论方药》）

【典型案例】

傅某，男，40 岁。患风水证，久而不愈，于 1973 年 6 月 25 日来就诊。

主诉下肢沉重，胫部浮肿，累则足跟痛，汗出恶风。切其脉浮虚而数，视其舌质淡白，有齿痕，认为是"风水"。尿蛋白（＋＋＋＋），红、白细胞（＋）。诊断属慢性肾炎。

处方：汉防己 18g，生黄芪 24g，生白术 9g，炙甘草 9g，生姜 9g，大枣 4 枚（擘），水煎服。嘱长期坚持服用之。

1974 年 7 月 3 日复诊：患者坚持服前方 10 个月，检查尿蛋白（＋）。又持续服两个月，蛋白尿基本消失，一切症状痊愈。现惟体力未复，为疏补卫阳，兼利水湿。用黄芪 30g，白芍 12g，桂枝 9g，茯苓 24g，以巩固疗效，并恢复健康。（岳美中医案《岳美中医案集》）

四、肾气丸

【适用病症】

以腰痛膝软、少腹拘急、小便不利为临床特征的泌尿系统疾病，如慢性肾病、糖尿病肾病、慢性肾盂肾炎、肾结石、前列腺肥大、慢性前列腺炎、前列腺手术后等，脊髓损伤、周围神经疾病、产后、药物、手术、麻醉等引起的非阻塞性尿潴留，以及糖尿病神经源性膀胱导致的排尿困难或尿失禁亦有应用的机会。

【应用参考】

肾气丸是经典的虚劳病方，传统的温肾利水方，是泌尿系统疾病的常用方，其主要功效是利小便，即让小便通畅有力。《金匮要略》记载本方治"小便不利"，其表现或为小便频或尿失禁，所谓"以饮一斗，小便一斗"；或欲尿不出，小便滴沥不爽，或尿无力，尿等待，甚至尿潴留，所谓"转胞"；或为全身浮肿。

适用本方者多面色偏黑或黯黄少光泽，脉象弦硬，舌胖大嫩红，脐以下松软无力或拘急，食欲旺盛，但易疲劳，时常出现烦热感，或心悸胸闷，或头昏，或腰膝酸软，或下半身冷。

"少腹不仁"的腹证最为多见。上腹部硕大而脐以下平塌；腹诊可见下腹壁软弱松弛，按压如棉花，无抵抗感。胖人多见。

头痛、血压居高不下者，加白菊花、枸杞；尿痛灼热，可加知母、黄柏；大便干结、舌质紫黯者，合桂枝茯苓丸；加车前子、牛膝，名济生肾气丸，壮腰、利小便优于肾气丸。儿童肾病，可以选用六味地黄丸。

【各家经验】

喻嘉言：夫肾气丸为肿胀之圣药者，以能收摄肾气，使水不泛溢耳！
（《寓意草》）

岳美中：积多年经验，由于本病（慢性肾盂肾炎）比较顽固，病情迁
延，有的积年累月，致伤正气，机体抗病能力不免减弱，治疗常需要较长
时期。但具体治疗措施，宜注意阶段性，在初期正气壮实，应以祛邪为
主，服清热利湿之猪苓汤，能够很快奏效，不假强壮补剂以辅之，即可达
到治愈，所谓"祛邪即所以扶正"。到中期邪仍在，正见衰，邪正分争，
应祛邪兼以扶正，看邪有几许，正伤几许，在疏方遣药上既宜分别细致地
加以照顾；在服药日程上，也宜斟酌得当，服几日清热利湿剂，在病势缓
解后，服几日固本培元剂，交替使用，标本兼治，病则易愈，所谓"祛邪
与扶正并重"。到后期体力不支，抗病能力衰减，往往容易急性发作，此
时措施，切忌发作时，过度强调利湿清热，以戕伤仅存之正气。应当在发
作时，适当地予以抑制，服几剂猪苓汤，一见缓解，马上把济生肾气汤或
丸跟上去，坚持服用。若再见急性发作，仍宜服猪苓汤，如此反复治疗，
则抗病之机能渐增，而复发之距离渐远，病势亦渐轻，终于不再复发而告
痊愈，所谓"扶正即所以祛邪"。待检查化验，完全正常，仍宜服肾气丸3
月至半年以巩固疗效，并宜忌劳累兼避免风寒引起感冒，以防复发。以上
是一般规律，当然还有变例。若临床一经遇到，则须随时相度病机，以施
治之。（《岳美中医案集》）

岳美中：本方应用于患者一般情况现严重疲劳倦怠，但肠胃功能健
全，无下利及呕吐证。方中地黄、山萸、山药有强壮滋润之效，茯苓除强
壮外又有利尿作用，泽泻又有利尿止渴作用。更配以消除瘀血及镇痛之牡
丹皮，伍以鼓舞机能沉衰的肉桂、附子。此方较少用于幼童及青年，较多

用于中年人，尤其老年病人。(《岳美中论医集》)

大塚敬节：予于已往数年，诊得一止发无时之肾石疝痛症。发作时，腹部亦软弱如绵之男子，其年五十七岁，与八味丸而著效。于此可知，肾石疝发作时，其奏效之药不必限于芍药甘草汤、猪苓散、桃核承气汤之类。如患者当发作之时，脉软弱(通常在发作之时，脉沉弦或紧)，腹筋不紧张，尽可与通例稍异也。(《中国内科医鉴》)

【典型案例】

常熟东门外颜港桥老虎灶内小童年 10 岁，先因肾囊作胀，常熟俗名"鸡肫臟"，觅单方服之。延 40 日后，肢瘦腹胀，脐突而高，作喘，肾囊胀亮，茎肿转累，如螺如索，小便六七日未通，奄奄一息。余诊之，思如此危症，难于下手。急进济生肾气汤大剂，附、桂各一钱，倍车前、苓、泻。服两剂，小便渐通，一日数滴而已。后服之五六剂，小便渐畅，茎亦直而不转矣。再以原方减轻，服 20 剂，腹胀亦消。惟形瘦不堪，后以参苓白术散调理而痊。将近十龄之童，前后服桂、附各两余，所谓"小儿纯阳"一语，亦不可拘执也。(余听鸿医案《余听鸿医案》)

彭某，女性，干部，43 岁。久患慢性肾盂肾炎，经常发作，中西医久治，迄无显效。半月或 1 月即发作 1 次，腰腿酸软，小便频数、有窘迫感。劳累后发作更频。1969 年 7 月 26 日就诊。尿检查示红细胞满视野，脉象虚弱，舌质淡，为"劳淋"。投予《金匮要略》当归芍药散合桂枝茯苓丸作汤用。

当归 9g，白芍 18g，川芎 6g，泽泻 18g，茯苓 9g，白术 9g，牡丹皮 9g，桂枝 9g，桃仁 6g。水煎服，3 剂。

7 月 30 日复诊：尿中红细胞稍减，易以猪苓汤方，疏导瘀滞，清利膀胱。先此本欲用济生肾气丸，继思下焦湿热未净，用补剂过早，会导致病邪留恋不去，反使病程延长，故投以此方，为用肾气丸提供条件。但此症已积年累月不愈，肌体日趋衰弱，亦不宜常清利，耗伤津液，终应长服滋养强壮之剂如肾气丸者。

8月8日三诊：见尿液渐清，红细胞少见，即采取济生肾气丸作汤用。

熟地黄 24g，茯苓 12g，牡丹皮 9g，泽泻 12g，怀山药 12g，肉桂 6g，山萸肉 9g，川牛膝 9g，车前子 12g（布包煎），炮附子 9g，嘱服 2 周。

8月28日四诊：服前方 14 剂，腰膝已觉有力，检查基本痊愈。嘱服济生肾气丸一个比较长的时期，以巩固疗效。追踪观察 2 年，未再复发。（岳美中医案《岳美中医案集》）

李某之子，12 岁，来诊，入室径伏案上，两眼呆滞。其母诉儿患慢性肾炎三年，因尿毒症住某医院三月，先后服用西药、八味地黄丸，不效。余诊视之，论曰：小儿无七情六郁，相火未动，非阳虚证，乃六味地黄证（后世有人谓八味地黄丸系六味地黄丸加桂附，讹也）。八味地黄丸出自《金匮》，多为老年服用之品：六味地黄丸则是擅治小儿病名医钱乙由八味地黄丸化裁而得。遂成六味地黄丸，连服一月，诸证十去八九。用玉米须调补一年而愈。至今已 20 余岁，亦未复发。可见辨证施治，"差之毫厘，则失之千里"！（岳美中医案《岳美中论医集》）

五、猪苓汤

【适用病症】

以尿频、尿急、尿痛、排尿窘迫、尿失禁等一系列尿路刺激症状为临床特征的泌尿系统疾病，如膀胱炎、尿道炎、急慢性肾盂肾炎、肾积水、肾结石、膀胱结石、前列腺肥大、多囊肾等。

【应用参考】

猪苓汤是经典的淋病方，传统的清热利水方，具有利小便、止血、除烦助眠的功效。适用者整体状况较好，但尿路刺激症状明显。体征无特异性，重在辨病。

小便痛涩、心烦失眠者，加连翘、栀子；黄带、脚癣者，加黄柏、栀子、甘草；尿路结石者，合芍药甘草汤、四逆散，或加生薏苡仁、大黄、金钱草等。但加减要谨慎，尽量用原方。

唇红舌红，大便干结，月经量少或色淡红，加生地。

【各家经验】

尾台榕堂：治淋疾点滴不通，阴头肿痛，少腹膨胀为痛者。若茎中痛，脓血出者，兼用滑石矾甘散。（《类聚方广义》）

岳美中：1941年在唐山，诊治一李姓妇女，年50余，半年来经常尿脓血，频而且急，尿道作痛，经多方医治未效。其脉数、小腹痛拒按。此虽下焦蕴有湿热，但久溺脓血必致阴伤，处以猪苓汤。猪苓9g，泽泻12g，白术9g，阿胶6g，滑石9g。药尽3剂，诸症均逝。数日之后又复发，但稍轻，因思其久病必虚，则于方中加山药9g。服药3剂。诸症反而加重，虑其加山药恐有失当之处，去之，复进原方3剂，诸症又减，只余排尿时尿道稍感疼痛。又虑及尿道久痛，恐有砂石瘀滞，加入海金沙9g以导其浊，药后两剂，诸症又大作。鉴于二次复发失败的教训，再不敢任意加减，乃守猪苓汤原方，服10剂而获痊愈。我在指导学生临证时，常举此例相告，谓古方不可任意加减。若欲加减，宜谙习古人之加减法而消息之。（《岳美中医话集》

门纯德：泌尿系结石，中医称为"石淋""砂淋"。我所诊治的此类患者均由医院检查后确诊。近5年来共遇4例，1例是双侧肾盂均有结石，2例是输尿管结石，在输尿管上1/3处，1例是一侧肾和另一侧输尿管结石。我用的方子基本是"猪苓汤"作底，此方治疗接近于肾盂部的炎症、结石，表现为尿频、尿急、尿痛、尿红等症状。如果血尿严重，就加凉血止血的药物；疼痛重，就加清热解毒药物，以解决泌尿系感染问题。此外，这4例患者的方中都加了远志6g。远志这味药治疗尿痛效果很好，这个经验我是和农民学的。（《门纯德中医临证要录》）

胡希恕：治结石病，我这有一些例子。五苓散加生薏苡仁、大黄我试过，猪苓汤加生薏苡仁、大黄我也用过，都好使。如果渴重偏于热，用猪苓汤；脉浮、有些偏于表证，就用五苓散。（《胡希恕医论医案集粹》）

藤平健：猪苓汤与五淋散相同，是治疗膀胱炎最常用处方，以本方治愈比率占有六成。我对膀胱炎也多用猪苓汤，有人重用五淋散。总之，这两方最为常用。体力中等的人，口渴少汗，尿意频，但量少，兼有血尿倾向等为猪苓汤的适应证。我的内子，一起去爬山，因受凉加上有些疲劳，在长野县松元市内说"排尿时不舒服"。好像患起膀胱炎的样子。于是我去药局买来猪苓汤浓缩剂，马上服用，很快好转，隔天就全好了。我自己也曾患过轻度膀胱炎，感觉到膀胱炎实在是一种不好受的病，排尿时由下腹部起至尿道有不舒服的痛楚感，尿出以后仍有很难形容的不快感及钝痛，因兼有口渴，吃了猪苓汤，约半天就好了。（《汉方选用医典》）

【研究报道】

日本一项单臂研究，纳入52例尿路结石患者。服用猪苓汤2周后，结石排出率为28.8%，4周为50%。其中<4mm的结石，2周排除率为63.2%，4周为78.9%；4～10mm的结石，2周排除率为10%，4周为

33.3%。［鈴木明，仁藤博．尿管結石に対する猪苓湯の効果．日本東洋医学雑誌，1995，45（4）：877–879］

日本一项随机对照研究，纳入了 61 例上尿路结石接受体外冲击波碎石术后患者，总计 72 块结石。一组患者（35 块结石）服用猪苓汤合四物汤加芍药甘草汤至少 3 个月，另一组（37 块结石）空白对照。发现 30 天时，结石清除率分别为 65.7% 和 47.2%；90 天时，结石清除率分别为 82.9% 和 61.1%。［木下博之，金谷治定，山本省一，ほか．上部尿路結石に対する体外衝撃波結石破砕術後の漢方製剤による排石促進効果の検討．西日本泌尿器科，1993（55）：61–66］

【典型案例】

高某，女性，干部。患慢性肾盂肾炎，因体质较弱，抗病能力减退，长期反复发作，经久治不愈。发作时有高热，头痛，腰酸、腰痛，食欲不振，尿意窘迫、排尿少、有不快与疼痛感。尿检查：混有脓球、上皮细胞、红细胞、白细胞等；尿培养：有大肠杆菌。中医诊断：属淋病范畴。此为湿热侵及下焦，法宜清利下焦湿热，选张仲景《伤寒论》猪苓汤。因本方为治下焦蓄热之专剂，淡能渗湿，寒能胜热。茯苓甘淡，渗脾肾之湿；猪苓甘淡，泽泻咸寒，泄肾与膀胱之湿；滑石甘淡而寒，体重降火，气轻解肌，彻除上下表里之湿热；阿胶甘平滑润，既能通利水道，使热邪从小便下降，又能止血。即书原方予服。猪苓 12g，茯苓 12g，滑石 12g，泽泻 18g，阿胶 9g（烊化兑服）。水煎服 6 剂后，诸症即消失。另嘱患者多进水分，使尿量每日保持在 1500mL 以上。此病多属正气已伤，邪气仍实的虚实兼证类型，故嘱其于不发作时，服肾气丸类药物，以扶正而巩固疗效。（岳美中医案《岳美中医案集》）

黄某，男，40余岁。某夏因长途步行，受烈日曝晒，回家时，自觉头眩、口渴、短气、发热，但又怕风不敢揭衣，少腹急迫，小便短而频数、尿色如血，脉浮大。拟猪苓汤合六一散与服。处方：茯苓五钱，泽泻四钱，猪苓三钱，京阿胶三钱（另炖），滑石二两，甘草一钱五分，水煎。服后，所有症状全部消失。本证系由伤暑而起。因暑热内袭，肺先受邪，阴分大亏，故呈现口渴、发热、短气。化源告竭，热蕴膀胱，故少腹急迫、小便短赤频数。暑热内闭，上扰清窍，故头眩。肺主皮毛，肺气失司，腠理疏松，故怕风不敢揭衣。此与桂枝证自汗出、卫阳不固之恶风有别，与真寒假热之"欲近衣"也根本不同。方中重用滑石，为使其入肺通膀胱，调化源；配合二苓、泽泻利水，使暑热从小便而去；佐以阿胶养阴，甘草调中气、缓急迫，所以只服一剂而愈。（俞长荣医案《伤寒论汇要分析》）

54岁，男。初诊：1984年11月9日。主诉去年12月8日左侧腰及下腹部发生疝痛，在某大学医院住院检查结果：左输尿管中有10mm×6mm大的结石，肾功能也有所降低。最近，又发生过与以前相同的左腰部疼痛。为了避免手术，乃来院求治。左脐旁有拘挛、抵抗和压痛，投给了猪苓汤合芍药甘草汤的合方。服药后2个月时，随尿排出1块较大的结石。其后，腰及下腹部疼痛已彻底消失。（矢数道明医案《汉方临床治验精粹》）

六、桃核承气汤

【适用病症】

肾结石、膀胱炎、前列腺炎等导致的泌尿道感染，伴有小腹部疼痛酸胀、按压不适，尿时茎中痛如刀割，并有莫名其状的烦躁、尿血等。女性大多月经延后或稀发。

【应用参考】

"热结膀胱"，是《伤寒论》对本方主治病机的概括，但也是病位的提示。"少腹急结"是本方证的特异性体征。下腹部充实，两少腹压痛，特别是左下腹部可有较明显压痛，或触及包块。

适用人群大多体格壮实，面黯红，眼睛有神，声音高亢，狂躁不安，或失眠，或头痛；大多便秘干结难解，或有痔疮、肛裂等。特别是经前出现尿频、尿急、尿痛时，更应考虑使用本方。

本方有泻下作用，随着大便的通畅或月经的来潮，症状可以迅速缓解。

本方也适用于以便秘干结、下腹部压痛、肛周疼痛或无法坐下、烦躁不安、面黯红为表现的肛肠病，如习惯性便秘、肛周脓肿、肛周湿疹、痔疮、肛裂等。

【各家经验】

尾台榕堂：淋家，小腹急结，痛连腰腿，茎中疼痛，小便涓滴不通者，利水剂不能治，若用此方则二便快利，苦痛立除。小便癃闭，小腹急结而痛者；或打扑疼痛，不能转侧，二便闭涩者，亦良。会阴打扑，不速驱逐瘀滞，洗涤血热，则瘀血凝滞，焮热肿胀，必为小便不通也。若至尿道焮闭、阴茎肿痛亦甚，不能用导尿管，徒见其死耳。故若遭斯证，不问二便之利不利，早用此方，以驱瘀滞、解热闭，即不至于凝肿溺闭，是为最上乘法，且打补处即以铍针轻轻乱刺，放血为佳。（《类聚方广义》）

大塚敬节：欲图利尿而排除石者，以猪苓汤为宜。若尿利减少，排尿困难且血尿者，服用此方亦能快愈。又，发作时屡屡诉便秘者，此际从证选用调胃承气汤、桃核承气汤、大小承气汤、大黄牡丹汤、大柴胡汤之类，则排便而同时尿量顿增加，疼痛如拭去矣。本病之患者，大多现桃核承气汤、大黄牡丹汤之证。因此方之特长，有根治肾石之希望，此则特堪注目者也。(《中国内科医鉴》)

藤平健：桃核承气汤适用于体格结实、体力过分充实的人，症状即有气逆上冲倾向，女性即平常月事不顺，易致便秘等，而常常对有血尿的膀胱炎有功效。(《汉方选用医典》)

【典型案例】

吴某，男性，25 岁。1953 年 6 月 8 日初诊。

主诉：从港返穗市，寓友人家。突然小便癃闭，点滴全无已一昼夜。已便秘 3 天，加之小便不出，小腹胀痛，努责艰难，口苦咽干而不敢饮，痛苦异常。

体征：体质尚好，下腹胀痛拒按，表情痛苦，脉大而应指有力，舌质红，苔黄厚干。

辨证：返穗后恣啖肥甘，暴饮暴食。加之寄于友人之家，不能适应环境。热滞之邪结于肠腑，下注膀胱，腑气不通，膀胱气机阻塞，焉能有大小便？此属癃闭实证兼腑热燥结，宜内治外熏，双管齐下，便尿两通。

治法：泻下通腑，疏利宣窍。

桃仁承气汤加减：桃仁 12g，甘草 10g，玄明粉 15g（冲服），大黄 15g（后下），桂枝 10g。

另用生葱 1kg，煎浓汤盛于木桶，坐而熏之，外覆以被，至脐为度，勿令泄气。嘱服药后半小时，即坐而熏之。

片刻腹有微痛，坠急不可忍耐，二便同时而下，精神焕然一振，不再

剂而愈。(吴灼燊医案《中国现代名中医医案精华》)

七、甘草干姜汤

【适用病症】

以烦躁厥冷、口不干渴、小便清长频数、脉迟、苔白滑为临床表现的排尿障碍，如老年尿失禁、小儿尿床等。

【应用参考】

甘草干姜汤是古代温中祖方，具有止吐、止血、止涎唾、缩小便、治眩等功效。口不渴是本方证的特征。患者无渴感，口水多，清稀。而服用本方后，患者出现口干想喝水，是疾病向愈的表现。如果小便黄短，或疼痛，或血尿，也非本方适用。

适用人群大多面色黄黯，或发黑，或苍白无光泽，精神萎靡；口不渴，涎沫多，舌苔必白厚或腻，或白滑，舌面若罩一层黏液，多见于血压低、心动过缓等病，以及误服下剂及凉药而伤阳者；或因为腹泻呕吐，导致疲惫色黄黯者。

腰腹部冷痛沉重、小便清长者，加白术、干姜。

【各家经验】

尾台榕堂：老人平日苦小便频数，吐涎短气，眩晕难起步者，宜此方。(《类聚方广义》)

浅田宗伯：无咳嗽，咽中不渴，遗尿、小便数之证，投与此方必有奇效。(《勿误药室方函口诀》)

樊天徒：干姜"温中止血"(《本经》)，主"寒冷腹痛"(《别录》)，甘草"缓正气，补脾胃"(李杲)。这两味药配合使用，可以温运脾阳，安抚肠胃，对虚寒性的脘腹疼痛、胃肠出血、呕吐下利、涎唾多而小便失禁者，都有疗效。仲景用本方治厥逆，咽中干，烦躁吐逆，并说用它的目的是"以复其阳"。这里应说明一下，甘草干姜汤所复的阳是脾胃的阳而不是心肾的阳，这种厥逆烦躁是由于脾阳不运，而不是由于亡阳，是太阳病而不是少阴病，所以只需要用干姜而不需要用附子。至于咽中干，是由于肺中冷，涎唾多，水气不归正化所致，而不是热伤津液所致。懂得这一点，便不致误用。(《伤寒论方解》)

【典型案例】

任某，男，60岁。偶尔小便淋漓失禁，自己认为这是一般老年人的普通现象，未引起重视，年复一年，竟然发展到小便完全不能自己控制，随时溺出，痛苦万状。以炙甘草15g，干姜15g，水煎服，日服1剂。服30剂以后小便基本能自己控制。后将此方改为散剂，日服9g，以巩固之。(赵明锐医案《经方发挥》)

患者男性，11岁。初诊：夜间遗尿，自幼及今，服过许多单方及求医多处无效。近两年来，时患鼻衄，家长以为儿童常与人打架受伤所致。患儿面㿠，手指阴冷，小便清长，每周遗尿三四次；时常鼻衄，血小板正常。曾服四生丸半月，鼻衄七八次，血色鲜红，用冷水毛巾覆盖面额，血仍不能止。鼻衄遇冷反剧，非血热妄行；遗尿服四生丸而反频，说明寒凉药不对症。舌质淡，苔薄白，脉沉细。试用甘草干姜汤加阿胶、艾叶。干姜用9g，余三味各6g。服3剂，未见再衄；续服5剂，遗尿亦止。获效出乎意料。(张志民医案《伤寒论方运用法》)

第七节　糖尿病

　　糖尿病是一组常见的以葡萄糖和脂肪代谢紊乱、血浆葡萄糖水平增高为特征的代谢内分泌疾病。由于胰岛素分泌量少或作用缺陷引起碳水化合物、脂肪、蛋白质、水和电解质等代谢紊乱，以慢性（长期）高血糖为主要特征。临床中、晚期多表现为"三多一少"，即多饮、多食、多尿、体重下降；严重者，可发生糖尿病酮症酸中毒、非酮症高渗性昏迷或乳酸性酸中毒。长期糖尿病可致眼、肾脏、心脑血管、胃肠、泌尿等多系统损害，也是致残、致死的主要原因。

　　糖尿病是一种慢性进行性疾病，由于类型的不同、病程的长短和个体的差异，临床"同病异治"的现象突出。1型糖尿病的消瘦、口干，用白虎加人参汤；面黄、易感冒，用玉屏风散。2型糖尿病无症状期，伴高血压、肥胖，用大柴胡汤、桂枝茯苓丸；皮肤瘙痒，屡发皮肤化脓性感染，用泻心汤、黄连解毒汤；血脂高，用五苓散。症状期的病情复杂，处方因人而异。如烦渴、善饥，用白虎加人参汤；糖尿病腹泻，用葛根芩连汤；糖尿病胃轻瘫，用黄连汤；乏力、体重下降、虚弱，用新加汤；四肢麻木疼痛、多汗，用桂枝加附子汤、芍药甘草附子汤；直立性低血压，用苓桂术甘汤。晚期糖尿病的并发症非常多，也非常难治，通常选用肾气丸、黄芪桂枝五物汤、桂枝茯苓丸、新加汤、桂枝加附子汤、桂枝加黄芪汤等。

　　糖尿病常用的经方按常用药分类，主要有黄连类方、黄芪类方、地黄类方、人参类方、桂枝类方。黄连是传统中医治疗消渴的药物，其类方中的黄连汤原治腹中痛、欲呕吐，可用于糖尿病的腹泻与胃轻瘫；葛根芩连汤原治喘而汗出、利下不止、脉促，可用于 2 型糖尿病善饥多食、烦渴多汗。黄芪是古代治疗恶疮、黄汗、浮肿的药物，其类方中的黄芪桂枝五物汤原治血痹、身体麻木不仁、疼痛、恶疮，可用于糖尿病晚期的并发症。地黄是传统的理虚药，其类方中的肾气丸就是治疗消渴的专方，可用于晚期糖尿病的消瘦、腰痛、性欲低下、便秘等。人参本治口渴，其类方中的白虎加人参汤、桂枝人参汤、新加汤等不仅仅消除口干渴，而且还能提振食欲、增加体重、改善体力。桂枝"通血脉"，配黄芪能够治血痹，配人参能够治身体疼痛，配黄连能够治腹痛，配附子能够治腰痛、利小便，配赤芍、丹皮、桃仁能够治腿疼、便秘。

体重的变化、出汗的异常是糖尿病的常见症状。体重过重，熊腰虎背，常考虑大柴胡汤、泻心汤、葛根芩连汤等；体重下降，肌肉萎缩，常考虑黄连汤、桂枝加人参汤、肾气丸等；多汗而口渴，舌苔光，常用白虎加人参汤；多汗而肌肉松弛，特别是腹部松软，常用黄芪方；多汗而怕风，关节疼痛，人消瘦，常用桂枝方；多汗而怕热，面红油，脉数，常用黄连、大黄方，如葛根芩连汤、泻心汤等。

一、葛根芩连汤

【适用病症】

以腹泻、汗出、项背强急、脉滑数为临床特征的糖尿病。多用于早、中期的糖尿病，血糖居高不下者。

【应用参考】

现代生活方式和环境的变化造成人体代谢紊乱，继而产生代谢产物，包括游离脂肪酸、内毒素等诱发的慢性低度炎症等，被称之为代谢性炎症。这种炎症可以损伤组织器官，并形成动脉粥样硬化、脂肪肝、肥胖，以及2型糖尿病。有2个及以上的代谢性疾病，可以考虑诊断为代谢性炎症综合征（MIS）。糖尿病人群中近90%符合MIS诊断，70%左右糖尿病患者有动脉粥样硬化（《实用内科学》）。葛根芩连汤是经典的热利方，传统的解表清热方，有改善糖尿病患者疲劳、头昏、腹泻或便秘等症状，并有降低血糖的效果，可以推荐用于MIS的干预。

面红油腻，怕热多汗是使用本方人群的特征。其人大多体格壮实，有肥胖倾向，但也有消瘦者，面黯红，唇舌黯红，结膜充血，满面油腻，呼吸音粗，声音洪亮，口腔异味重；嗜酒之人多见，怕热，多汗；进食时，大汗淋漓，或入夜身热有汗，或头颈部汗出如蒸，汗多黏臭。许多患者食欲旺盛，喜饮酒食肉，但有明显的疲劳感。以疲劳、困倦、记忆力减退或思维迟钝为主诉，尤其以项背强痛不舒、腰背酸重、下肢无力等为多见。口臭，大便改变常见。食欲旺盛，食量大，口味重，经常有饥饿感，容易腹泻，或酒后腹泻，或平时大便不成形，或大便黏臭，或便秘，或排便不畅。脉滑数，心率快或心律不齐。

血糖值居高不下，口干苦，黄连可重用至30g以上；大便干结或黏腻臭秽，加制大黄；舌黯紫，加肉桂。

【各家经验】

王焘：消渴能饮水，小便甜，有如脂麸片，日夜六七十起。方：冬瓜一枚，蜀黄连十两，捣为末，截瓜头去囊，入黄连末，火中煨之，候黄连熟，布绞取汁，一服一大盏，日再服，但服两三枚瓜，以瘥为度。（《外台秘要》）

尾台榕堂：项背强急，心下痞塞，胸中冤热，而眼目牙齿疼痛，或口舌肿痛腐烂者，加大黄，其效速。（《类聚方广义》）

仝小林：《中华人民共和国药典》规定的黄连临床剂量为 2 ～ 5g。此剂量范围用于调理尚可，然若用于降糖，不免杯水车薪。笔者经过长期实践，摸索出黄连降糖的剂量应在 15g 以上。一般糖化血红蛋白（HbA1c）在 6.5% ～ 7% 时，黄连用 15g 左右；HbA1c 在 7% ～ 10% 时，黄连用 30g 左右；HbA1c ＞ 10% 时，黄连用 45g 以上。我们曾治 1 例初发 2 型糖尿病患者，空腹血糖 22mmol/L，餐后血糖 34.99 mmol/L，在未应用降糖西药的情况下，应用 90g 黄连治疗 2 周后，空腹血糖降至 7 mmol/L 左右，餐后血糖降至 9 ～ 12 mmol/L。在应用大剂量黄连时，一般治疗周期为 1 ～ 3 个月，同时以生姜 15 ～ 30g 或干姜 6 ～ 9 g 佐制黄连之苦寒。而血糖控制达标后，即将黄连减量，并改汤剂为丸、散剂，黄连每日用量仅 1 ～ 3 g。［仝小林 . 黄连为主药系列经方在糖尿病辨治中的运用 . 中医杂志，2013（3）：209］

【典型案例】

某男，38 岁，173cm，80kg。2022 年 4 月 27 日初诊。

病史：糖尿病 2 年余。疲劳感明显，头昏困倦，腹胀，大便不规律，或便秘或腹泻，进食后肠鸣，晨起常有饥饿感。性事不佳。

体征：形体壮实，脉滑，心率 108 次 / 分，腹部硕大。

处方：葛根芩连汤加大黄、肉桂。

葛根 60g，黄连 10g，黄芩 10g，生甘草 5g，制大黄 5g，肉桂 10g，15 剂。

2022 年 5 月 18 日复诊：药后通体舒适，特别是疲劳感减轻，头脑清爽了。（黄煌医案）

二、黄连汤

【适用病症】

以脐腹部冷痛、上腹部胀痛、欲呕吐而不得，并有睡眠障碍为表现的糖尿病性胃肠病，如糖尿病性胃轻瘫、糖尿病腹泻，以及胆汁反流性胃炎、贲门失驰缓症、神经性呕吐、肠易激综合征、醉酒等。糖尿病患者的性功能不良、失眠、抑郁也有应用的机会。

【应用参考】

胃动力异常和胃排空紊乱在糖尿病患者中是常见的。据报道，其发生率在29%～76%之间。表现为胃活动节律紊乱、胃窦扩张、胃窦动力低下、胃窦十二指肠功能紊乱及胃轻瘫。黄连汤是经典的胃肠病方，传统的清上温下、和胃降逆方，也是糖尿病胃肠道疾病的常用方，具有止腹痛、止呕吐、止泻、助睡眠，以及稳定血糖值、防止体重下降、消除疲劳的效果。

黄瘦是重要特征。其人黄瘦，但目睛有神，呈烦躁貌；腹部多扁平，脐下腹肌板硬，重压有中空感，但也有松软无力者。

主诉复杂矛盾，呈现上热下寒中阻的现象。上有热，如心烦失眠、胸闷心悸、盗汗自汗、口舌糜烂等；下有寒，如脐腹部的窒痛或冷痛、尿频、尿无力、阳痿、早泄、月经稀发或闭经等；中有阻，如恶心呕吐、胃胀腹痛、饥不能食等。舌脉有特异性。舌黯苔白厚，根部尤为明显，伴有胃胀、恶心等上消化道症状；脉来细软柔弱，或浮或沉，均按之无力，伴有血压低、疲乏感。

脉弱、舌淡者，重用桂，桂枝、肉桂同用；血糖居高不下、口干口苦者，重用黄连；糖尿病消瘦者，必用生晒参或红参；如便秘，可加少量大黄。呕吐严重者，可以少量频服；胃食管反流病通常夜间严重，也可以采取昼三夜二服法。

【各家经验】

浅田宗伯：此证舌苔之状，愈往里苔愈厚，微黄润滑。纵无腹痛、干呕而诸法无效之杂病，此方必效。有腹痛者更宜。(《勿误药室方函口诀》)

尾台榕堂：治霍乱、疝瘕，攻心腹痛，发热上逆，心悸欲呕吐及妇人血气痛，呕而心烦，发热头痛者。(《类聚方广义》)

大塚敬节：此方以心下痞硬、腹痛为应用目标。若心下痞硬显著，用半夏泻心汤等泻心汤之类，其痛不止时，用此方。此方之腹痛，发生在鸠尾与脐之中间。不呕吐者，亦可用之。还用于伤食、急性胃炎等之腹痛。其舌苔多白厚。(《汉方治疗实际》)

【研究报道】

吴智春等借助基于大数据与人工智能的中药整合药理学平台（TCMIP），采用网络药理学方法，预测黄连汤治疗胃炎的活性成分和作用机制。结果显示：黄连汤组成药物的多种活性成分，可能通过趋化因子、雌激素，以及 T 细胞受体等信号通路参与幽门螺杆菌感染、胃黏膜损伤、胃黏膜萎缩、糖脂代谢紊乱等与胃炎相关病理环节的调控。[吴智春，于华芸，张成博，等.基于中药整合药理学平台分析黄连汤治疗胃炎的作用机制.中国实验方剂学杂志，2018，24（23）：1-6]

【典型案例】

周某，男，72 岁。170cm，59.4kg。2023 年 2 月 20 日初诊。

病史：糖尿病 20 年，糖尿病肾病、肾功能不全 5 年。长期节食，食欲差，恶心欲吐，反酸，不能吃荤腥或刺激性食物；下肢凉。易疲劳，头晕，心慌心悸，1月来卧床，并经常静脉滴注生脉注射液。

体征：消瘦，形容憔悴，舌暗淡，苔根厚，脉弱，腹部凹陷，心下痞硬无弹性。

处方：黄连汤。

黄连 5g，肉桂 10g，生晒参 15g，姜半夏 15g，干姜 5g，炙甘草 5g，红枣 20g。15 剂。

2023 年 3 月 14 日复诊：初服药时胃部不适，减半量服用后呕吐止，食欲好转，"能吃几块肉了"，人较之前有精神，脸色稍转红润。原方隔日服。（黄煌医案）

三、白虎加人参汤

【适用病症】

糖尿病见烦渴多饮、口舌干燥、便秘、多汗或易汗、形体消瘦者，或糖尿病酮症酸中毒表现为乏力、食欲减退、多饮多尿、头晕头痛者。

【应用参考】

烦渴、多饮、多尿、善饥多食、疲劳、体重减轻、虚弱等症状是糖尿病典型的临床表现，特别是 1 型糖尿病更为明显。这种状态，可以推荐白虎加人参汤。本方是古代急症用方，有解渴、止汗、救津液的功效，在糖尿病临床有控制血糖值、缓解症状、增加体重的效果。典型的白虎加人参汤证，表现为津液不足，有强烈的口渴感，能大量饮水，而且喜欢喝凉水，《伤寒论》所谓"大烦渴不解""大渴，舌上干燥而烦，欲饮水数升""身热而渴者"等。同时，口腔干燥，或有口腔溃疡；舌面无津，舌苔干燥或如砂皮，或苔光剥。

适用本方者，大多焦虑不安而虚弱感明显。表现为眼睛明亮，但话语不多，或呼吸浅表，或音低气馁；体重下降，憔悴，眼眶凹陷，皮肤干瘪脱水，无光泽；心烦燥热，却反而恶风怕冷，背部尤为明显，并且多见头昏眼花、耳鸣耳聋、失眠多梦等症状。脉象、血压大多异常。脉浮大而重按无力，或来势汹汹而有歇止；或心率数疾，或心律失常；或血压脉压差极大，或血压过低。

人参是本方中的主要药物，别直参、白参和红参有同样疗效。

【各家经验】

有持桂里：白虎加人参汤，此治所谓上焦渴之上消方者也。友人青圃患消渴，舌白苔而燥，脉缓，用此方得奇验。(《方舆輗》)

熊兴江：本方可用于外感及内伤杂病过程中热甚，津液大伤，见有渴欲饮水、口干舌燥等症状，包括肺部感染、院内感染、急性脑血管病、糖尿病、重度高渗、高钠血症、顽固性低血压、休克等某一阶段的治疗。顽固性低血压、低血容量性休克等，每天需要大量补液方能勉强维持血压，也属条文"大烦渴不解""欲饮水数升"的延伸；重度高渗、高钠血症，每天需要鼻饲大量灭菌注射用水（或凉白开水），也是条文"大烦渴不解""欲饮水数升"的延伸。[熊兴江.基于临床重症病例及中西医结合解读《伤寒论》白虎加人参汤方证及其退热、升压、纠正高渗、降糖的治疗急危重症体会.中国中药杂志，2019，44（18）：3861]

【研究报道】

知母和人参分别单用有降血糖作用，其余三味却无此作用。随石膏用量增加，降血糖作用增强，再加入甘草、粳米，呈药效增加作用。[冉懋雄.日本汉方药与我国中药研究进展述评.中国药学杂志，1993，28（3）：165-168]

【典型案例】

粤客李之藩，上消引饮，时当三伏，触热到吴。初时自汗发热，烦渴引饮，渐至溲便频数，饮即气喘，饮过即渴。脉之，右寸浮数动滑，知为热伤肺气之候。因以小剂白虎加人参，三服势顿减；次与生脉散，调理数日而痊。（《续名医类案》）

草庐先生，年七旬，病消渴，引饮无度，小便白浊，周殚百治，疲瘁日加。举家以为莫愈，病人亦嘱后事于乃弟矣。会先生诊之，脉浮滑，舌燥裂，心下硬。曰：可治也。乃与白虎加人参汤，百余帖而痊愈。（《伤寒论今释》引《生生堂治验》）

周男，39岁，农民。1963年10月4日住院。发病已两月余。现病史为口渴多饮，逐渐加重，有难忍的饥饿感，食量增多，倍于常人，住院时的饮水量一昼夜达15磅，尿多，体瘦，面色红润，眼光有神充血，左侧下颌部有已愈疮痕一处，凹陷1cm。脉诊近于正常，细审稍洪有力。精神焦虑，有疲劳感，心下痞硬。为处白虎加人参汤5日量，并开始限制食量，每餐软米饭一大碗（米重150g），未作严格食疗。3日后渴减，饮水量相应减少；1周后，在限制食量下已无饥感。以后，渴、饮、尿量续减，续服前方1个月，自觉症状接近消失。（雷声医案《古方医案选编》）

某男，47岁，168cm，67kg。2022年2月8日初诊。

病史：1998年装X光机不慎击伤诱发糖尿病。近年空腹血糖居高不下，烦躁不安，自觉全身燥热，口干唇干。常心动过速，恐惧感明显，睡眠极差。诉"前胸、肝区有瘀堵感""活血药越用越躁"。曾服生附子30g

后吐泻酮症酸中毒抢救。一月前确诊为 1 型糖尿病周围血管病变、糖尿病视网膜病变。

体征：圆形脱发，眼圈暗黑，眉毛稀疏。脉搏 106 次 / 分，脉浮大中空。唇干，舌嫩红，手掌黄。

处方：白虎加人参汤加龙骨、牡蛎。

生石膏 30g，知母 30g，生甘草 10g，生晒参 10g，生龙骨 20g，煅牡蛎 20g，党参 20g。粳米一小把入煎，米熟汤成。15 剂。

2022 年 2 月 22 日复诊：药后烦躁明显减轻，口干好转，空腹血糖呈持续下降趋势。（黄煌医案）

四、黄芪桂枝五物汤

【适用病症】

糖尿病中后期的慢性并发症，如糖尿病心脑血管疾病、糖尿病肾病、糖尿病足、糖尿病周围神经病变等见肢体麻木，或反复的皮肤感染及溃疡经久不愈者。

【应用参考】

糖尿病慢性并发症已经成为糖尿病致残、致死的主要原因。心血管病变导致的心绞痛、心肌梗死、充血性心力衰竭、心律失常等，脑血管病变导致的脑动脉硬化、缺血性脑血管病、脑卒中、脑萎缩等，糖尿病肾病、糖尿病视网膜病变、糖尿病足，神经病变导致的肢体麻木疼痛、肌肉萎缩，以及自主神经病变，其临床表现十分复杂。黄芪桂枝五物汤是干预糖尿病慢性并发症的有效处方之一。

黄芪桂枝五物汤是经典的血痹病方。血痹，古病名，一种身体麻木不仁感、肢体局部疼痛无力、体表的痈疽、溃疡、丘疹等皮损的慢性疾病，好发于养尊处优，肥胖而易于疲劳出汗之人，这与晚期糖尿病十分相近。

本方也是传统的补气通阳活血方，具有通血痹、疗恶疮、止汗的功效。适用人群以中老年人居多，大多体胖，面黄黯，肌肉松弛，腹部松软硕大，唇舌紫黯，多汗而下肢浮肿，易于饥饿或伴低血糖反应。糖尿病伴多汗，重用黄芪 60～120g；糖尿病伴心脑血管病变，见胸闷、活动后气促、头晕肢麻等，合葛根、川芎、丹参。糖尿病肾病伴水肿、严重高血压，合桂枝茯苓丸、四味健步汤（石斛 30g，怀牛膝 30g，赤芍 30g，丹参 15g）。

本方是糖尿病中后期的基本方，需较长时间服用。

【各家经验】

阎湘濂：黄芪 50g，桂枝 15g，白芍 20g 或赤芍 20g，大枣、生姜适量。主治：糖尿病周围血管病变，末梢神经损害见四肢末端麻木或疼痛、觉冷、乏力，甚则肿胀、肤色紫黯者。（《方药传真》）

仝小林：糖尿病周围神经病变主以黄芪桂枝五物汤合乌头汤。周围神经病变的主要表现是四肢或手指、足趾麻木或疼痛，多伴有肢体麻木发凉。治以行气活血，温经补虚通络，气血并治。以乌头汤合黄芪桂枝五物汤为主方。可配合麻黄汤去杏仁，芎归胶艾汤去阿胶、生地外洗。麻黄、桂枝发汗透表，增强局部循环，川芎、当归行气活血，芍药缓急止痛，艾叶散寒除湿止痛，循环通畅，寒湿散去，则麻木疼痛可止。（《糖络杂病论》）

【典型案例】

洪男，57 岁。2021 年 11 月 7 日初诊。

病史：患糖尿病 16 年，伴糖尿病肾病、肾功能不全 4 期，并有心梗支架植入、下肢静脉血栓形成。行走不便，久坐下肢疼痛。

体征：面色晦黯，脉弱数，全身浮肿，两下肢按之如泥。

处方：黄芪桂枝五物汤合桂枝茯苓丸、四味健步汤。

生黄芪 60g，桂枝 20g，肉桂 10g，赤芍 40g，丹参 20g，怀牛膝 50g，石斛 30g，茯苓 30g，牡丹皮 15g，桃仁 15g，川芎 20g，葛根 60g，15 剂。

2021 年 11 月 17 日复诊：药后下肢浮肿已退，面色依然晦黯，四肢沉重疼痛，时有手颤，四肢冰冷。2021 年 11 月 16 日检测：尿素 18.2mmol/L，肌酐 305μmol/L，氨基末端利纳肽前体 2208pg/mL。

体征：舌紫黯，腹部松软，脉弱。

处方：黄芪桂枝五物汤合真武汤加防风、葛根、川芎。

黄芪 60g，桂枝 20g，肉桂 10g，赤芍 25g，炮附子 10g，白术 30g，茯苓 30g，干姜 10g，防风 15g，葛根 60g，川芎 20g。20 剂，每天服 1 剂。

2021 年 12 月 9 日复诊：复查尿蛋白由（+++）转（++），肌酐由 351μmol/L 下降至 221μmol/L，肾小球滤过率由 18 升 mL/min 上升至 27mL/min。下肢冷痛减轻，手抖已消失。原方改赤芍 30g，20 剂。

2022 年 1 月 23 日复查：尿蛋白（+），氨基末端利纳肽前体 321pg/mL。下肢无肿，每天步行 3000 步左右。（黄煌医案）

五、肾气丸

【适用病症】

糖尿病中后期出现的并发症，如糖尿病肾病见小便无力或尿失禁、尿量多色清者，或糖尿病皮肤病见局部发热、瘙痒、苔藓化或溃疡久不愈合、色黯肉僵者，或糖尿病排尿障碍及阳痿等；晚期糖尿病血糖控制欠佳伴夜渴，夜尿频而不畅、尿色清、消瘦干枯的中老年患者。

【应用参考】

肾气丸是经典的虚劳病方、传统的温肾利水方，具有利小便、壮腰膝、治短气、止消渴的功效。适用于本方者，大多年龄大、病程长、并发症较多。本方能改善糖尿病患者的疲劳感，消除下肢冷感及无力感。

其人多见消瘦憔悴，面色偏黑或面红如妆，皮肤干燥松弛或有浮肿貌，缺乏光泽。腹诊可见下腹壁软弱松弛，按压如棉花，无抵抗感。易疲劳，常腰痛，足膝酸软无力，下半身发冷麻木，或有浮肿；脉象弦硬而空大，轻按即得；舌嫩胖大满口，或嫩红，或黯淡，或无苔。

本方宜常服，能改善体质，减轻糖尿病慢性并发症。汤剂取效后，可改用丸剂。

本方加车前子、怀牛膝，名济生肾气丸，有调节膀胱内压力、改善糖尿病代谢及神经功能等作用，能改善糖尿病患者的排尿障碍、性欲减退、便秘等症状。糖尿病肾病比较适合。

【各家经验】

有持桂里：此方为下消之治剂。下消，精髓枯竭之故，引水自救也。吾师云：消渴之证，脉似阳而实阴，故用肾气丸。余初闻之茫然，历多年乃神悟，吾师之所谓阴阳，即仲景之所论浮沉者也。（《方舆輗》）

【研究报道】

日本一项随机对照研究纳入了 69 位 2 型糖尿病患者，试验组服用牛车肾气丸 1 个月后，HOMA-IR（HOMA-IR 是用于评价个体的胰岛素抵抗水平的指标）显著降低，提示牛车肾气丸有改善胰岛素抵抗的作用。停药 1 个月后，HOMA-IR 恢复到原来水平。［佐藤祐造 .21 世纪の漢方医学 . 日

本東洋医学雑誌，2011，62（1）：1-16〕

　　日本一项随机对照研究纳入了 50 例 1 型糖尿病伴有角膜敏感性下降、泪液分泌不足和浅层点状角膜病变的患者，25 例服用牛车肾气丸，25 例服用安慰剂，疗程为 3 个月。发现牛车肾气丸可显著提高角膜敏感性，增加泪液分泌，改善浅层点状角膜病变。〔Nagaki Y，Hayasaka S，Hayasaka Y，et al.Effects of goshajinkigan on corneal sensitivity，superficial punctate keratopathy and tear secretion in patients with insulin-dependent diabetes mellitus.The American Journal of Chinese Medicine，2003（31）：103-109〕

　　【典型案例】

　　两广知府陈公，年近古稀而多宠婢，且嗜酒。忽患口渴，茶饮不辍，而喜热恶凉，小便极多，夜尤甚，大便秘结，必用蜜导日数次，或一块或二三块，下身软弱，食减肌削，所服不过生津润燥清凉而已。脉之，浮按数大而虚，沉按更无力……乃以八味丸料，加益智仁，煎人参膏糊丸。每服五钱，白汤送下，日进三服。数日溺少，十日溺竟如常。大便尚燥，每日一次，不用蜜导矣。第口渴不减，食尚无味，以升麻一钱，人参、黄芪各三钱，煎汤送丸药。数服，口渴顿止，食亦有味。又十日，诸症全愈。（陆养愚医案《续名医类案》）

　　蒋女，48 岁，170cm，73kg。2020 年 5 月 27 日初诊。

　　病史：糖尿病 12 年，甲状腺切除术后 8 年，今年体重下降 2.5kg。午后头痛耳鸣，晚上易低血糖。入睡困难，夜尿 3 次，易腰痛腿软，记忆力下降。空腹血糖在 7.6～8mmol/L 之间。

　　体征：脸黯黑，唇黯，舌底紫瘀苔白，脉空弦，腹软。

　　处方：肾气丸合四味健步汤。

炮附子 5g，肉桂 10g，熟地 30g，山药 20g，山萸肉 20g，茯苓 20g，丹皮 15g，泽泻 15g，川石斛 20g，丹参 15g，赤芍 15g，怀牛膝 20g，20 剂。

2020 年 7 月 1 日复诊：脸色转红润，精神大好，头痛耳鸣减，体重稳定，能行走 8000 步、打太极拳了。（黄煌医案）

六、新加汤

【适用病症】

糖尿病并发症见极度疲劳、身体疼痛麻木或多汗，明显消瘦、面色苍白、舌黯淡者，如糖尿病心血管病、周围血管病变、周围神经病变、视网膜病变、糖尿病足、糖尿病皮肤病等有应用的机会。

【应用参考】

新加汤是桂枝汤加人参，重用白芍和生姜。较之桂枝汤，其增加体重、治身体疼痛、抗疲劳的功效更为突出。适用本方者，多体重下降明显，皮肤苍白干燥，极度疲劳，脉多浮大而弱或沉细无力，舌质多黯淡。反之，体型肥胖者，营养过剩者，慎用本方。关节疼痛，加白术、附子；溃疡久不愈合，加黄芪。方中人参应该用吉林人参，不能用党参、太子参、北沙参替代。如无生姜，也可用干姜替代。

【研究报道】

桂枝汤能明显降低四氧嘧啶致糖尿病模型小鼠的血糖，具有明显降糖作用。[李静华，赵玉堂，郭玉成，等 . 桂枝汤对四氧嘧啶致糖尿病小鼠模型的降糖作用 . 承德医学院学报，2006（2）：152–153]

研究发现，人参中的人参皂苷具有降血糖、调节免疫力、治疗心血管疾病、抗肿瘤等多种药理作用，且人参多糖、人参糖肽、人参提取物等有一定程度的降血糖作用。人参皂苷中的 Rb1、Rb2、Rb3 与胰岛素增敏剂作用类似，均可以降低血糖。[HAI-TAO YU，JUAN ZHEN，BO PANG，et al.Ginsenoside Rg1 ameliorates oxidative stress and myocardial apoptosis in streptozotocin-induced diabetic rats.Journal of Zhejiang University-Science B（Biomedicine &Biotechnology），2015，16（5）：344-354]

【典型案例】

濮某，女，32 岁，168cm，62kg。2018 年 10 月 23 日初诊。

病史:1 型糖尿病，虽然注射胰岛素但血糖依然不稳定。2 个月来手抖，心慌，多食多饮，虚弱感明显，诊为亚临床甲亢。实验室检查：促甲状腺素 0.000μIU/mL，葡萄糖 9.13mmol/L。

体征：舌淡嫩苔干燥少津，手掌黄干燥发硬，脉沉弱。

处方：新加汤。

桂枝 10g，白芍 20g，生甘草 5g，干姜 5g，红枣 15g，生晒参 10g，15 剂。

2018 年 11 月 20 日复诊：精神改善许多，无手抖、心慌症状，食欲正常，血糖下降。2018 年 11 月 19 日检查：促甲状腺素 0.01μIU/mL，葡萄糖 8.31mmol/L，果糖胺 428μmol/L，糖化血红蛋白 9.5%，促甲状腺受体抗体 5.28IU/L。原方改生晒参 15g，20 剂。

2018 年 12 月 25 日三诊：精神体力均如常人，脉转有力。原方 20 剂。（黄煌医案）

第八节　神经系统病

神经系统疾病是指发生于中枢神经系统、周围神经系统、植物神经系统的，以感觉、运动、意识、植物神经功能障碍为主要表现的疾病。神经系统结构分布广泛，疾病复杂，症状也十分多样。目前，神经精神疾病种类繁多，涉及1000多个适应证，包括破伤风、脑膜炎、脑炎、卒中、中枢神经系统肿瘤、颅脑外伤、脊髓损伤、阿尔茨海默病（AD）、帕金森病（PD）、亨廷顿病（HD）、多发性硬化、运动神经元病、特发性癫痫、抑郁症、偏头痛、紧张性头痛和神经系统感染性疾病等。经方治疗主要是针对常见症候群用药，其中高血压、头痛、眩晕、抽搐、肌肉萎缩、运动障碍是用方的着眼点。

高血压病患者由于动脉压持续性升高，引发全身小动脉硬化，从而影响组织器官的血液供应，造成各种严重的并发症，其中以心、脑、肾的损害最为显著。经方不以降压为目的，而着眼于改善症状、调整体质状态，如睡眠、行走、学习、社交等各种能力得到改善，或如头晕、头痛、失眠、焦虑与抑郁等症状得到减轻或消失，体重稳定。因此，临床在监测血压指标的同时，应该注重患者生活能力信息的采集，特别是与患者的交流互动。体型、体貌是个体化的外在表现，根据体型、体貌用方是经方应用的特色。上半身饱满充实，面红油，表情严肃，可选大柴胡汤、泻心汤；面肌紧张，表情淡漠，眼神呆滞，语速缓慢，可选柴胡加龙骨牡蛎汤；面黄黯，皮肤松弛，腹部硕大松软，可选黄芪桂枝五物汤；消瘦，面黄，可选桂枝加葛根汤；极度疲惫，双下肢浮肿，可选真武汤。血压与情绪相关，根据精神心理状况及睡眠情况用方，是经方的又一特色。烦躁不安，睡眠障碍，记忆力及注意力下降，可选黄连解毒汤；焦虑，胸闷出汗，头昏眩晕，眼睛大，表情丰富，语速快，可选温胆汤；情绪低落，烦躁易惊，有抑郁倾向，可选柴胡加龙骨牡蛎汤。根据传统病名选择对病专方。如血痹，其临床表现特征为半身不遂，伴麻木感、僵硬感、感觉功能减退，或有关节疼痛，或有运动受限，或有体表的痈疽、溃疡、丘疹、皮损等，可选黄芪桂枝五物汤；如风痱，以四肢瘫痪、麻木，以及失语为临床特征，可选续命汤。

　　头痛通常是指头颅的上半部（眉毛以上至枕部下缘）范围的疼痛。凡颅外的皮肤、肌肉、腱膜、骨膜和颅内的血管、脑膜、神经组织因炎症、血管扩张或牵引、压迫等因素的刺激，均可引起头痛。面部器官的病变常累及并反射到头部，故常伴有头痛。头痛类病症需要尽快明确西医诊断，以确定疾病的性质和预后，并寻找合适的经方予以干预。头痛突发，且精神萎靡，恶寒严重，可考虑麻黄附子细辛汤；头痛剧烈，极度烦躁，或伴有呕吐，可考虑吴茱萸汤；头痛如电击，或如针刺，并有四肢厥冷，可考虑当归四逆汤或当归四逆加吴茱萸生姜汤、芍药甘草汤；头胀痛沉重，伴有浮肿，或口渴，可考虑五苓散。青少年的头痛，多选半夏方的半夏厚朴汤、栀子厚朴汤、温胆汤等；中青年女性的偏头痛，多选柴胡方的小柴胡汤、四逆散、柴胡加龙骨牡蛎汤等；中老年男性的高血压头痛，多选大柴胡汤、泻心汤、黄连解毒汤等。抑郁神情、默默不欲者的头痛，多选小柴胡汤、四逆散；表情严肃、满脸横肉、脸红脖子粗、容易发怒者的头痛，多选大柴胡汤；一脸苦楚、神情默然、睡眠多梦、惊恐不安者的头痛，多选柴胡加龙骨牡蛎汤；眉头紧皱、神采飞扬、主诉繁多夸张者的头痛，多选半夏厚朴汤、温胆汤。呈浮肿貌，舌胖大有齿痕，多选五苓散、真武汤；口水多，水滑苔，多选吴茱萸汤、麻黄附子细辛汤；舌红苔黄，咽喉充血，或鼻衄者，多选泻心汤、大柴胡汤、栀子厚朴汤。

　　眩晕是患者感到自身或周围环境物体旋转或摇动的一种主观感觉障碍，常伴有客观的平衡障碍，一般无意识障碍，主要由迷路、前庭神经、脑干及小脑病变引起。"眩"为眼花或眼前发黑，"晕"指头晕甚或感觉自身或周围景物旋转，是因运动错觉或幻觉而产生对空间关系的定向障碍或平衡障碍。眩晕可见于西医的高血压、低血糖、贫血、良性阵发性位置性眩晕、梅尼埃病、脑动脉硬化、椎-基底动脉供血不足、颈性眩晕、神经衰弱等疾病。眩晕是一种不精确主诉，体型、体貌，以及脉象、腹证是方证识别的主要依据。体型瘦高，面色黄白无华者，考虑桂枝加葛根汤、桂枝加龙骨牡蛎汤等；体格壮实，面红油，多考虑泻心汤、风引汤、大柴胡汤等；有浮肿貌，舌胖大有齿痕，可考虑真武汤、五苓散、苓桂术甘汤、当归芍药散等；容貌宛如常人，但表述夸张怪异者，要考虑温胆汤、半夏厚朴汤等。特异性的表述也可以成为识别方证的依据。起则头眩的体位性眩晕，可考虑苓桂术甘汤；眩悸而四肢沉重疼痛、震颤不已，可考虑真武汤；眩晕而口渴、水入即吐，可考虑五苓散；眩晕而肢体麻木，可考虑风引汤；眩晕而睡眠多梦，可考虑温胆汤或桂枝加龙骨牡蛎汤；眩晕而月经量少，可考虑当归芍药散；眩晕而耳鸣耳聋，可考虑桂枝加葛根汤；感冒发热后的口苦、咽干、目眩，可考虑小柴胡汤加味；眩晕而口苦、腹胀、血压高，可考虑大柴胡汤。

　　神经肌肉病种类繁多，不少属于罕见病的范畴。从目前治疗的现状来看，绝大多数遗传性神经肌肉病目前还没有非常直接有效的治疗方法。基于几千年的前人经验，经方在治疗抽搐、肌肉萎缩、运动障碍等症状方面有一定效果。特别是对于有明确诊断而目前尚缺乏有效治疗方法的神经系统疾病，经方有一些改善症状、提高生活质量、延缓病情进展的效果。肌无力、肌肉萎缩，属于痿证范畴，可以选用白虎汤、白虎加人参汤、竹叶石膏汤、玉屏风散等。前三方多含有石膏，适用者多面白、汗多、易口渴、脉数；玉屏风散含有黄芪、白术，适用者多面黄、怕风、易饥饿、呈浮肿貌。肌强直、肌肉疼痛，可以选用芍药甘草汤、续命汤、葛根汤、桂枝加葛根汤、防己地黄汤、柴胡加龙骨牡蛎汤等。芍药甘草汤擅治腓肠肌痉挛；葛根汤、桂枝加葛根汤擅治项背部肌肉僵直；续命汤擅治中风身体拘急、不得转侧；防己地黄汤擅治伴有精神症状的不随意运动；柴胡加龙骨牡蛎汤擅治抑郁状态的"一身尽重不可转侧"。

一、泻心汤

【适用病症】

高血压见头痛、头晕、烦躁不安、便秘者，或脑出血、蛛网膜下腔出血、视网膜出血、鼻衄者。

【应用参考】

泻心汤是经典的止血方，传统的清热泻火方，具有止血、通便、除痞、定悸、除烦的功效。本方能改善血液高凝状态，防止脑卒中，治疗颅内出血，尤其是高血压性脑病及高血压危象。本方可以单独使用，或与大柴胡汤、柴胡加龙骨牡蛎汤、黄连解毒汤、桂枝茯苓丸等合用。面红、头痛、脉滑数者，加黄柏、栀子；体格壮实、上腹部经常饱胀者，合大柴胡汤；面黄黯、心下痞、腹泻、阳痿者，加附子，名附子泻心汤。

本方长期服用一定要顾及患者体质。适用于本方者，多体格壮实，面色潮红而有油光，唇色红或黯红，舌质黯红，舌苔黄腻或干燥，腹部充实有力，或上腹部不适，大便干结或便秘，血压偏高，或血脂偏高，或血黏度偏高，心率快。无以上体征者，慎用。

本方虽然有大黄能通便，但重在泻火清热，如大便不成形但黏臭、舌苔黄腻者，依然可以用本方。

【各家经验】

尾台榕堂：中风卒倒，人事不省，身热，牙关紧急，脉洪大者；或鼾而大息，频频欠伸者；及省后偏枯，瘫痪不遂，缄默不语；或口眼㖞斜，言语謇涩，流涎泣笑；或神思恍惚，机转如木偶人者，宜此方。老人停食，瞀闷晕倒，人事不省，心下满，四肢厥冷，面无血色，额上冷汗，脉伏如绝，其状仿佛中风者，称之食郁、食厥，宜附子泻心汤。（《类聚方广义》）

大塚敬节：平素有头内充血感、眩晕、精神亢奋不安、便秘、肩凝等症状者，服用泻心汤、黄连解毒汤之类，以防病之未然。（《中国内科医鉴》）

张文选：男性，60多岁，中风恢复期，舌謇言语不清，右侧肢体瘫痪不能动，周身疲乏无力。前医用补气活血药，效果不明显。刘老望舌诊脉后，处三黄泻心汤合黄连解毒汤为方，另外间服安宫牛黄丸，坚守泻火一法治疗半年多，患者语言清利，瘫痪肢体恢复正常功能而愈。刘老把这种类型的中风称为"火中"。（《温病方证与杂病辨治》）

叶秉仁：中风病人由于昏迷之后，消化道功能障碍，每易导致湿热宿滞，蕴阻肠腑。症见大便深黄臭秽，解之不畅，或大便枯竭，多日不通，舌苔黄厚腻或焦黄。中医从整体观出发，认为肠道燥结，腑气不通，则风火无从下降，故应重视疏涤肠道。大便溏臭者，我每用大黄炭、银花炭、山楂、黄连、黄芩等，清化肠道湿热而涤垢；大便燥结者，以增液承气汤加生首乌、瓜蒌仁，往往大便通畅，舌上黄厚苔渐化，胃气得和，痰火平静。《河间六书》载："若忽中脏者，则大便多秘涩，宜以三化汤通其滞。"
方用厚朴、大黄、枳壳、羌活各等分，煎汤终日服之，以微利为度。(《叶
秉仁医论医案》)

【典型案例】

姜某，男，66岁。左身偏废，左手拘急难伸，不能活动，血压
200/120mmHg，头目眩晕，心烦，不寐，性情急躁易怒，大便秘结，小
便色黄。舌体向左歪斜，舌质红绛少津，舌苔黄而干，脉来滑数。此火动
伤阴，兼有动风之证。治当泻火清热，息风活血。疏方：大黄5g，黄芩
10g，黄连10g。服药5剂，大便畅通，头目清爽，心中烦乱顿释，血压降
至170/100mmHg。复诊时，不用家人搀扶，腿脚便利。然左手之挛急未
解，转方用芍药甘草汤，加羚羊角粉1.8g冲服而瘥。(刘渡舟医案《刘渡
舟临证验案精选》)

崔某，男，12岁。于7岁时，随其父由城市回山村，正值盛夏酷热之
际，数十里山路不通车，完全依靠步行，从早走到傍晚，方才回到家中。
患儿从此以后即患头晕头痛，遇热即作，遇寒即瘥。痛时面红、灼热、口
干舌燥，数年来不断治疗未愈。给泻心汤改散剂服：大黄30g（酒浸3次
蒸3次），川黄连12g，黄芩15g，共为细末，半月分服，日服2次，温开
水送下。共服3剂而愈。(赵明锐医案《经方发挥》)

二、黄连解毒汤

【适用病症】

高血压、脑动脉硬化等见头昏、烦躁、失眠、心率快者。

【应用参考】

黄连解毒汤是传统的清热泻火解毒方，具有解热毒、除烦热、止血等功效。本方的降压效果不明显，但能明显改善患者的烦热感，以及头昏眩晕症状，并能改善睡眠。

本方多用于年轻人、体格壮实的中老年人。其人大多体格强健，肌肉坚紧，面色红而有油光，目睛充血，多目眵，口唇黯红，舌质坚敛，脉滑数，易烦躁，常有睡眠障碍，皮肤常有疮疖，口舌易生溃疡，小便黄短。食欲不振、贫血、心率缓慢、肝肾功能不全者慎用。

传统解释本方证是热毒充斥全身，如清代医家汪昂认为是"三焦积热，邪火妄行"，清代医家张秉成认为是"此皆六淫火邪充斥上下表里，有实无虚之证"。这种状态，可以理解为全身炎症反应—凝血机制障碍—中枢神经系统器质性病变的一种病理状态。

黄连解毒汤味极苦，可配适量的生姜、红枣。一般来说，服药以后尚不觉太苦且口内清爽者，大多药已对证；如服药后胃内不适、恶心呕吐而导致食欲不振者，则不适合。本方汤剂难以久服，通常给予 5 ～ 7 日量，症状缓解后即可停服，或改为胶囊剂、丸剂，小剂量服用一段时间。

胃内不适，或腹泻者，加干姜、生甘草；大便干结或有出血者，加生大黄。

【各家经验】

矢数道明：56 岁男子，工厂经营者。肥胖面赤之多血体质，血压达到 190/100mmHg。因恐怖症不敢侧卧，每晚宿于医院，早晨回家工作。头昏眼花，时有鼻衄，一想到血压则焦急不安，坐立不稳，经常跑到医院躺在床上，接受注射。诊为高血压性神经官能症。用大柴胡汤、柴胡加龙牡汤治疗，恐怖不愈，改用黄连解毒汤后，头昏眼花与不安消失，不再去医院

住宿。血压虽不理想，约为 170/90mmHg，但已不再担心。(《临床应用汉方处方解说》)

【研究报道】

日本一项单臂研究，纳入了 14 例因自主神经紊乱出现眩晕症状的患者，所有病例均伴有不同程度的精神症状。10 例服用黄连解毒汤，4 例服用三黄泻心汤，症状改善率为 80%，且眩晕的改善程度与精神症状的改善程度呈正相关，提示清热药对自主神经紊乱症伴有精神症状的治疗价值。[尾崎哲，下村泰樹 . めまい感のストレス面からの考察 . 日本東洋医学雑誌，1992，43（1）：21-26]

日本一项随机对照研究，纳入了 204 位原发性高血压患者（排除寒证、虚证和低 BMI 患者）。其中 103 例服用黄连解毒汤，101 例服用安慰剂。服药 8 周后，发现黄连解毒汤未能改善患者血压，但对面红、潮热等症状改善显著。[Arakawa K，Saruta T，Abe K，et al.Improvement of accessory symptoms of hypertension by TSUMURA Orengedokuto Extract，a four herbal drugs containing Kampo–Medicine Granules for ethical use：a double–blind，placebo-controlledstudy.Phytomedicine，2006（13）：1-10]

日本一项随机对照研究，纳入了 29 例高血压病患者。15 例服用黄连解毒汤，14 例服用黄连解毒汤＋红参末，并分析虚实证候对疗效的影响。意外发现，黄连解毒汤对于虚证患者症状有改善，实证患者效果不明显，黄连解毒汤加红参末在改善血压和症状的疗效均较黄连解毒汤更好，且与证候无关。[金子仁，中西幸三，村上光，ほか . 黄連解毒湯・紅参併用療法の検討 .The Ginseng Review，1991（12）：89-93]

【典型案例】

董某，男，35 岁，168cm，75kg。2013 年 2 月 2 日初诊。

病史：患者自去年秋天发现血压升高，一直服用西药降压，收缩压控制尚可，但舒张压控制不理想，目前血压水平为120～130/90～100mmHg，平素无明显不适，经常口干，头面部出油多，有脚气。既往患有胆结石、湿疹、脂溢性脱发。

体征：体形充实，唇红，面油，秃顶，舌红，脉滑数，心率108次/分。

处方：黄连解毒汤加大黄、甘草、干姜。

黄连5g，黄芩10g，黄柏10g，栀子10g，制大黄5g，干姜10g，生甘草5g，15剂。

2013年4月6日复诊：服上方3天，舒张压即降到80mmHg，遂停用降压药，舒张压又反弹至100mmHg，现采用上方加服半片降压药的方式服用至今已40天，舒张压稳定在85mmHg左右，且感觉很舒适。（黄煌医案）

三、大柴胡汤

【适用病症】

肥胖、烦躁易怒、腹胀、上腹部充实硬满的脑病患者，其中高血压应用最多。

【应用参考】

大柴胡汤是体质调理方，其临床效果以消除腹胀，改善抑郁症状，调整睡眠，减轻体重为主，并不以降压为目的。本方多用于中老年高血压等脑病，其人大多体格壮实，面宽方圆，肩宽，颈部粗短，胸腹部饱满，面部肌肉僵硬，表情严肃，容易烦躁发怒，易抑郁焦虑，常有头痛、眩晕、乏力、睡眠障碍等症状。反之，消瘦、贫血、营养不良、浮肿者，很少有用本方的机会。

按压上腹部有压痛或明显充实抵抗是本方证的重要客观证据。上腹部膨隆，按压充实有力，叩之有鼓音；腹肌紧张，两肋弓下有抵抗感；患者多有上腹部胀满不适，如裤带勒紧感，进食后更严重，多有食欲不振、嗳气、恶心、呕吐、反酸、烧心、口苦、口干、口臭、便秘等，舌苔多厚。大多伴有胰岛素抵抗、高脂血症、胆囊炎、胆石症、胰腺炎、胃食管反流等疾病。

烦躁、舌红、脉数者，加黄连；脉弦硬而数，加生石膏；面色黯红、便秘者，合桂枝茯苓丸。

【各家经验】

大塚敬节：心胁下痞满，胸胁有苦满之状及耳鸣、头痛、便秘等，与大柴胡汤。腹部膨满，抵抗力强，脉沉实，便秘者，与承气之类。其他，凡食毒、血毒、水毒涩滞郁积，目的除在疏通而投药方者之外，从证可用当归芍药散、大黄硝石汤、大黄牡丹汤等以上之方剂；一度罹本病已轻快者，有再发之危惧者，亦可选用之。（《中国内科医鉴》）

【研究报道】

日本的一项随机对照研究，纳入了 94 例常规药物控制不良的轻度高血压患者。根据体质量表，分为实证和虚证两组人群。实证组 14 例，服用大柴胡汤；15 例空白对照；虚证组 24 例，服用钩藤散；30 例对照。治疗周期为 8 周。发现大柴胡汤可降低舒张压；钩藤散可降低收缩压和舒张压，缓解耳鸣等高血压相关症状。［佐々木淳，松永彰，楠田美樹子，ほか．本態性高血圧症に対する大柴胡湯および釣藤散の効果．臨床と研究，1993（70）：1965-1975］

【典型案例】

浅某，61岁，男。是由遥远的四国地区到东京求诊的。初诊1980年10月。体格、营养、面色均一般，血压140/100mmHg，脉基本上亦属一般。主诉3年前起步行走时，若要改变方向，变得不能自由转向；写字时，书写很不流畅；跪坐时，两脚感到针刺样发麻。近2年来步行困难，手指震颤，记忆力急剧衰退，读书时不能明确理解内容。同时口干，发声困难，声音嘶哑，行动迟钝，身体逐渐前屈。病院诊查结果，诊断为帕金森病，并称患者已过早地出现老化现象。经过各种治疗，迄今未好转。因患者有胸胁苦满，故投给了大柴胡汤加芍药、厚朴各5g。服药1个月后有所轻减；2个月后，步行已不困难，能挥动双手快步行进，亦可自由转换步行方向。近来几乎每天均步行4公里，其好转速度及程度使友人们十分惊奇。年末时亲手写了350张贺年卡，丝毫也未发生手的颤抖。其后继续服药至今年10月，恰好1年，患者来信表示感谢并报告病情。目前身体的前屈状态已得到纠正，下肢及腰部有稳定的力量，步行自由，甚至可跑马拉松。笔者曾治疗10余例帕金森病，其中好转者约占30%，本例则为最突出的1例。（矢数道明医案《汉方临床治验精粹》）

李某，男，57岁，168cm，71kg。2020年3月25日初诊。

病史：患高血压、高血脂5年，胸闷多年，时烧心反流，鼻涕明显，打鼾。平时工作压力大，饮食喜肥甘厚腻。影像：两肺胸膜下轻微慢性炎症，炎性小结节，左侧胸膜局限性增厚。血压141/91mmHg。

体征：体壮，声音有粗哑感，脸黯潮红，眉浓，唇黯，舌苔厚，上腹部抵抗感明显。

处方：大柴胡汤。

柴胡 20g，黄芩 15g，姜半夏 15g，枳壳 20g，白芍 15g，制大黄 10g，干姜 5g，红枣 20g，30 剂。

2020 年 11 月 18 日复诊：间断性服用上方，人感舒适，胸闷减轻，血压稳定。复查左肺上叶结节缩小，左肺少许慢性炎症较前减轻。时吐黏痰，夜间睡眠中咽喉痒。原方加厚朴 15g，苏梗 15g，茯苓 20g。（黄煌医案）

四、风引汤

【适用病症】

以头痛、眩晕、四肢麻木、肌肉抽搐为表现的高血压、脑卒中及其后遗症、脑炎、高热惊厥、小儿脑瘫、儿童多动症、手足口病中枢神经系统并发症、癫痫、老年痴呆症、脑萎缩、帕金森病等。

【应用参考】

风引汤是古代的热瘫痫病方，传统的清热息风、定惊安神方，具有止抽搐、疗风瘫、治癫痫的功效。临床多用于抽动、痉挛、头痛、麻木类疾病，或癫痫抽搐，或惊狂失眠，或肌肉震颤拘挛，或麻木偏瘫，或头痛头晕，或舌强失语。传统的解释有"风火交织"（王旭高）。

其人体格比较壮实，烦躁怕热，自汗盗汗，出汗量大，口干口苦，喜饮水；便秘，大便如栗状，数天一解。其人腹皮灼热，或有明显的腹主动脉搏动；脉按之浮大，尺脉浮露明显，或脉弦急，心率偏快。

此方剂型为煮散，不能直接吞服药粉，需煎煮。

【各家经验】

王焘：永嘉二年，大人小儿频行风痫之病，得发例不能言；或发热，

半身掣缩，或五六日，或七八日死。张思惟合此散，所疗皆愈。《外台秘要》

萧琢如：江西黄君在中，初患外感，诸医杂治，屡变不痊。延诊时，言刻下最苦者，头晕痛猛不可当，心烦，口苦，手足不时热而麻木已半月矣；大便时硬时溏，小便黄而涩，舌色红而苔黄，脉弦数。与风引汤两帖，疾如失。后以误用他医方，疾复发，但比前较为轻减。复延诊，仍用风引汤愈之，改进甘寒养阴，十余剂而瘥。（《遯园医案》）

浅田宗伯：余尝谓中风之实证者，皆属《金匮》之热瘫痫，其重者用风引汤，柴胡龙骨牡蛎汤去铅丹，加钩藤、芍药、甘草、羚羊角；轻者用四逆散加棕榈叶、红花、白僵蚕，及抑肝散加芍药、黄连、羚羊角，而不全治者则至少。其属大小续命汤、术附（指桂枝加术附、葛根加术附等）之症者，即能生存，亦不免于废人耳。（《橘窗书影》）

刘树农：每遇小儿暑痫，均治以风引汤，不妄事增损，二三日即痊愈。《名老中医之路》

【典型案例】

朱某，女，1周岁，86cm，13kg。2018年3月27日初诊。

病史：5个月前患化脓性脑膜炎与脑积水痉挛1个月。发作时四肢紧张抖动，目上视每次1秒钟，有时连续10余次；心跳快，眼神透着恐惧神色；睡着后易惊，盗汗。

处方：风引汤。

桂枝15g，生甘草10g，龙骨20g，牡蛎15g，生石膏30g，赤石脂30g，紫石英30g，寒水石30g，滑石30g，干姜10g，制大黄5g。7剂，水煎服300mL，加适量麦芽糖，分5天服完。

2018年4月3日复诊：抽动次数减少，认知能力大有进步，可与人进行眼神交流。原方续服。

2019 年 1 月 5 日三诊：持续服用至今，抽动消失，能走路，吃饭喜欢自己拿餐具，喜欢跟小朋友玩。（黄煌医案）

五、柴胡加龙骨牡蛎汤

【适用病症】

以胸满、烦惊、一身尽重不可转侧为临床表现特征的脑血管病、中枢神经系统疾病、周围神经及肌肉病、癫痫、运动障碍、精神障碍等，如高血压、中风后遗症、脑动脉硬化、脑萎缩、帕金森病、癫痫、小儿多动症、小儿脑瘫、共济失调、运动神经元病，以及抑郁症、焦虑症、精神分裂症、失眠症、创伤后应激障碍等。

【应用参考】

柴胡加龙骨牡蛎的经典方证为"伤寒八九日，下之，胸满，烦、惊，小便不利，谵语，一身尽重，不可转侧者"。"胸满烦惊"是患者的自我感觉和心理体验；"一身尽重，不可转侧"是患者的行为特征，其表现为行动困难、肌肉僵硬、反应迟钝、身体不灵活、讲话艰涩、极度疲劳、兴趣缺失等。柴胡加龙骨牡蛎汤既可以治疗精神心理疾病，也能够治疗脑血管疾病、共济失调、运动障碍等脑实质的损伤，其适应范围广，是神经系统疾病的常用方。

本方证在腹部的表现是腹肌紧张和脐腹部跳动。其腹部按之有抵抗感或僵硬感，心率多偏快，或有气上冲咽喉感，腹主动脉搏动明显。

适用人群大多体格中等或壮实，长脸居多，面肌僵硬，表情淡漠，眼神呆滞，反应迟钝；舌苔厚，或黄腻，或干燥；大便多干结难解。任何年龄阶段均可见，有精神压力过大或大脑损伤等诱因。患者大多有睡眠障碍，噩梦连连或早醒。

本方中有铅丹一药，《名医别录》谓铅丹"主治惊痫癫疾，除热下气，久服通神明"，不过此药药房多不备，现多不用。如用铅丹，必须使用大剂量大黄，以通便并防止铅中毒。如不用铅丹，大黄可以据证调整用量，便秘重用生大黄，后下。如无便秘者，大黄可减量且用制大黄。如腹泻者，也可去大黄，加甘草。

躁狂、便秘者，合桃核承气汤；焦虑不安、胸闷腹胀者，合栀子厚朴汤。

【各家经验】

徐灵胎：此方能治肝胆之惊痰，以之治癫痫必效。(《伤寒论类方》)

中神琴溪：一妇人年五十，右半身不仁，常懒于饮食，月事不定，每行必倍于常人。先生以三圣散一钱，约吐冷黏痰二三升，由是饮食大进。切其腹，胸满，自心下至少腹动悸如奔马。与柴胡加龙骨牡蛎汤，数月痊愈。(《生生堂治验》)

目黑道琢：此方用于痫证及癫狂屡得效，如前所记。今世病气郁与肝郁者十有七八，肝郁者为痫证之渐，妇人尤多肝郁与痫证。若能知此，当今之杂病不难治疗矣……痫证之证候不一，因病或夜寐时，目见种种形色者，或水气由脐下上攻，呼吸短促，发如脚气之状，手足拘急，甚者如痉病之反张，夜若偶眠，则见种种之梦。虽所见之证候不同，若胸满烦惊，小便不利者，则必当用此方……然而不见癫证，因有肝郁证，而次第增剧，心腹膨胀，或痞塞至于胸中，大小便不利，肩背气塞等之病人，男人虽少，妇人为多。世医用顺气和中、沉香降气之类，亦不动。此证非气郁，肝郁也，柴胡加龙骨牡蛎汤甚有效，只宜以胸满为标准。(《餐英馆治

疗杂话》）

尾台榕堂：治狂证，胸腹动甚，惊惧避人，兀坐独语，昼夜不寐，或多猜疑，或欲自死，不安床者。治痫证，时时寒热交作，郁郁而悲愁，多梦少寐，或恶接人，或屏居暗室，殆如劳瘵者。狂痫二证，亦当以胸胁苦满、上逆、胸腹动悸等为目的。癫痫居常胸满上逆，胸腹有动，及每月二三发者，常服此方不懈，则无屡发之患。（《类聚方广义》）

汤本求真：诸家论本方治癫痫有效，余未知其然否。但稻叶克礼以大柴胡汤兼用桃核承气汤治此证。余亦以大柴胡汤、桃核承气汤、大黄牡丹皮皮汤之合方，兼用黄解丸，治同证。由此观之，则本方必非癫痫之专药明矣。诸家之论，不可轻信。（《皇汉医学》）

【典型案例】

陈某，男，24 岁。2022 年 1 月 25 日初诊。

病史：因初中学习压力大，考试前非常紧张，这种症状在进入高中后更加严重，专科诊断为焦虑型抑郁症，服西药舍曲林后，情绪稳定，但出现嗜睡，撤药后出现抽搐。现诉自觉躯体、肌肉四肢紧绷感，易激惹，难以控制情绪，经常胸闷心慌，容易咬牙切齿。难以入眠，多梦，嗜睡。食欲不佳，进食后胃部不适。便秘，大便 3 ～ 4 天 1 次。

体征：表情淡漠，头发浓密，唇红，苔厚，脉滑。腹部按压肌紧张，腹主动脉搏动明显。

处方：柴胡加龙骨牡蛎汤合栀子厚朴汤。

柴胡 15 g，黄芩 10 g，姜半夏 15 g，党参 15 g，桂枝 15 g，茯苓 30 g，制大黄 5 g，生龙骨 15 g，煅牡蛎 15 g，干姜 5 g，红枣 20 g，栀子 15 g，枳壳 20 g，厚朴 20 g，15 剂。

2022 年 2 月 7 日复诊：笑着来诊，说"没想到中医效果这么好，每个

症状都有好转了"。睡眠改善，表情转自然。原方续服。（黄煌医案）

六、续命汤

【适用病症】

以四肢瘫痪、麻木，以及失语为临床表现特征者，多见于突发性疾病，如脊髓炎、格林－巴利综合征、脑干脑炎、脑卒中、帕金森病等。

【应用参考】

续命汤，也称之为《古今录验》续命汤，是古代风痱病方，传统的祛风散寒方，具有振痿、转舌、松肌肉、治麻木、止咳喘、活血通脑的功效。"夫风痱者，卒不能语，口噤，手足不遂而僵直者是也。"（《备急千金要方》）

此方为救急方，在危急症临床，没有体质的严格要求。但在慢性病中较长时间服用时，可以考虑患者人群特征。其人多体格壮实，脸色黄黯不红，皮肤粗糙干燥，或有浮肿貌，舌象有特异性，舌苔白腻或水滑，痰涎口水多，小便清长，有疲劳受凉、暴感风寒的诱因。怕热多汗、心律失常、血压过高、前列腺肥大小便不畅者，慎用或忌用本方。

本方的取效标志之一是出汗，如果不出汗，可以逐步加大麻黄用量。

口水多者，合吴茱萸汤。

【各家经验】

莫枚士：此方治中风之专方。（《经方例释》）

陈鼎三：此方有不可思议之妙，非阅历深者不可明也。（《我的中医之路》）

江尔逊：（20世纪）30年代，我初学医时，有唐瑞成者，男性，年五旬，体丰嗜酒。一日闲坐茶馆，忽四肢痿软，不能自收持而仆地，精神清爽，言语流畅，诸医诊之不知为何病。陈老诊之曰：此名风痱，中风四大证之一，治宜《金匮要略方论》附《古今录验》续命汤。投方 1 剂，次日即能行动。后屡见先师用此方，效如桴鼓，活人甚多。后我运用此方治疗多例西医学所称之脊髓炎、多发性神经炎、氯化钡中毒等疾病，效果良好，有时称之效如桴鼓并不为过。（《名老中医之路》江尔逊口述：忆陈鼎三先生）

刘方柏：语无惊人之论，方无峻烈之药，故所要者，唯谨遵方论，按图而索骥也。何某，女，8 岁，嬉玩归家后突感双脚麻，约 10 分钟消退，移时复作；发时不自觉抓搔，如此反复约 2 小时后双下肢瘫痪，麻感消失，且余无所苦。次日来诊，麻软范围上延，左脚能轻动，右脚全然不能动弹。乃据"身体不能自收持"诊为风痱，处《古今录验》续命汤，2 剂知，4 剂而愈。（《刘方柏重急奇顽证治实录》）

余国俊：本方药味平淡，组合离奇，难以按后世方书辨证方法选用。（《我的中医之路》）

【典型案例】

64 岁男子，数年前患高血压，半年（前）卒中，入院治疗 2 个月，病情略有好转。4 日前，突然出现左上下肢运动麻痹。自觉头重，头项强急酸痛，不能抬头，咽干，口中黏，腹胀，腰痛。体格壮实，头肿面赤，腹部膨满，腹力充实，心窝部中等抵抗。血压 210/95mmHg。给与续命汤，3 日后能自主运动，10 日能一般运动，头已能抬。1 个月后乘车外出，朋友闻之均感惊奇。（藤平健医案《临床应用汉方处方解说》）

张某，男，21 岁，农民工。2006 年 3 月 6 日初诊。

四肢瘫软、吞咽困难 16 天，住院后诊为急性、感染性、多发性神经炎，通知病危。邀余至重症监护室会诊。目前口不能张开，完全不能进食，吞咽唾液均十分困难。神志清楚，音嘶难辨，双手软弱，无力持物，双脚由人架扶方可拖步。口中清涎不断流淌，目不能闭，呈急重病容。脉左三部浮数，右三部虚濡，舌胖大（口不能开，无法见到全舌）。诊为风痱证。予《古今录验》续命汤：麻黄 10g，桂枝 10g，当归 10g，红参 15g，石膏 30g，炙甘草 10g，杏仁 12g，干姜 10g，生白附子 10g。嘱每日 1 剂，水煎 3 次，混匀，分 3 次从胃管中注入。

2006 年 3 月 8 日二诊：服完 2 剂，口能自如开阖，舌能外伸，可吞咽。撤去胃管、呼吸机等，转入普通病房。续上方 2 剂。

2006 年 3 月 10 日三诊：能自行进食，口涎全止，目睁闭自如，体力渐复，唯双下肢尚无力，舌转动欠灵。以地黄饮子加减 10 剂，嘱出院回家熬服，以资巩固。（刘方柏医案《刘方柏重急奇顽证治实》）

孔某，男，44 岁，通渭县人，通渭县食品厂干部。1979 年 5 月 25 日初诊。

患者一月前于某早晨起床时，突然发生右侧半身不遂，并伴有失语、自汗、遗尿。立即送医院抢救，病情稳定后，仍有半身不遂、失语，遂特邀中医治疗。舌质黯，苔白滑，脉弦滞。辨证为中风不语，半身不遂。方用本方（续命汤）治疗。麻黄 9g，桂枝 9g，党参 9g，甘草 9g，干姜 9g，生石膏 9g，当归 9g，川芎 4.5g，杏仁 4.5g。水煎分 2 次服。3 剂。

二诊：患者服上药后，上下肢稍能活动，下肢好转更著；能发单字音，唇音多于舌音。脉舌同上。继用上方，再服 3 剂。

三诊：又服上方 3 剂后，已能开始下地试走，发音也较前好转，能发

3～4个字的连续音。脉弦而不滞。继用上方，再服 6 剂。

四诊：服上方 6 剂后，经别人搀扶可步行 300～500m，上肢能自动做屈肘、伸肘活动，但仍感无力，发音较前清晰有力。遂改方调养。（权依经医案《古方新用》）

七、防己地黄汤

【适用病症】

以突发精神错乱、独语不休、抽动、肌肉紧张为临床表现的精神神经系统疾病，如以精神障碍为首发症状的自发性脑出血、癫痫失神、抑郁症、焦虑症、老年性痴呆、精神分裂症、癔病、失眠症等；以伴舌红与出血倾向为临床表现的异动症、磨牙、震颤麻痹、关节炎等。

【应用参考】

防己地黄汤是古代治疗中风方之一，传统的育阴息风方，具有治错语、疗狂乱、止抽搐等功效。

适用者大多无寒热，无感染，无精神病史，但出现精神思维障碍，如独语不休、夜不安卧、妄行失常、言语错乱、多幻觉，甚至昏迷等。其人多眼目霍霍有神，面红唇干，舌红少苔，脉数；肌肉紧张、痉挛、震颤、头皮发紧感，或肌肉紧绷感，或不随意运动，或有出血倾向。多见于老人。

精神病者，可合百合知母汤、甘麦大枣汤。

本方也能用于皮肤病，如剥脱性皮炎、荨麻疹、湿疹、红斑等，以皮肤潮红、出血、舌质深红为表现特征。

【各家经验】

孙思邈：治言语狂错，眼目霍霍，或言见鬼，精神昏乱。(《备急千金要方》)

徐灵胎：今之患中风偏痹等病者，百无一愈，十死其九，非其症俱不治，皆医者误之也。凡古圣定病之名，必指其实。名曰中风，则其病属风可知。既为风病，则主病之方必以治风为本，故仲景侯氏黑散、风引汤、防己地黄汤及唐人大小续命等方皆多用风药，而因症增减。(《医学源流论》)

徐灵胎：此方他药轻，而生地独重，乃治血中之风也。此等法最宜细玩。凡风胜则燥，又风能发火，故治风药中无纯用燥热之理。(《兰台轨范》)

刘明：治一女，名郑全贞者，年二十七八，患神经病已6年，到处行走，随时独语不休，经中西医治，皆无寸效。为处防己地黄汤与服，过2日来告，药入腹中，即觉凉入肺腑，心境清爽，一切烦恼皆释。今晨已不如往日之欲随外行走，且不欲多说话矣。余观其两颊淡红，环唇呈黯紫红色，且多裂纹及剥起之干皮，正《内经》所谓"焦绝""赤色"，及疹在口，其色赤之状。舌苔带黄色，大便数日一次，溺多赤色，牙龈出血而呈焦缩之状。令再服，尽4～5剂，而多年之疾遂愈(《经方随证应用法》)

黄仕沛：仲景治疗精神异常多使用大剂量的鲜地黄，百合地黄汤用生地黄汁一升、防己地黄汤用生地黄二斤就是其中代表方。患者一派阴津亏耗之象，使用鲜地黄更为合适。(《黄仕沛经方亦步亦趋录》)

【研究报道】

何莉娜、黄仕沛等：106例患者分为治疗组和对照组。两组中均采用基础疗法治疗，治疗组再加服防己地黄汤，共服用3个月为1个疗程。结果：治疗组与对照组在疗效比较上，差别具有显著意义（$P < 0.05$）。提示防己地黄汤对改善血管性痴呆患者认知功能具有较好的临床治疗效果。〔何莉娜，黄仕沛.防己地黄汤对改善血管性痴呆患者认知的临床研究.四川中医，2011（5）：29〕

【典型案例】

利某，女性，84 岁。有高血压、糖尿病病史，数年前开始出现近事遗忘，但对答尚切题。曾行 CT 检查，提示多发腔隙性梗死、动脉硬化。1 年前不慎跌倒致左股骨髁上骨折，长期卧床。3 个月前，因护理不当开始出现骶尾部褥疮，褥疮逐渐增大。1 个月前，开始出现双手不自主舞动。

2009 年 12 月 17 日，因褥疮来我院住院。当时见其全身皮肤干燥开裂，两颧及双手潮红，全身散在红色皮疹，以下腹及骶尾、腹股沟区为主，骶尾部褥疮。予甘草泻心汤治之。处方：甘草 30g，黄芩 15g，川连 6g，党参 30g，大枣 15g，干姜 6g。4 剂无效，皮疹有增无减，两颧及双手通红。

12 月 20 日黄师查房，见其双手十指形似兰花，撮空舞动而无休止，结合本患者高龄，长期卧床，既往 CT 提示多发腔隙性梗死、动脉硬化，近年有认知功能下降，1 个月前开始出现双手不自主舞动的病史，考虑此乃血管性痴呆引起的行为异常。患者虽有褥疮、皮疹，无明显渗液，非甘草泻心汤证也。全身皮肤干燥开裂，两颧及双手潮红，一派阴津亏耗之象，故当以大剂量生地黄治之。方拟百合地黄汤，更加苦参。处方：百合 45g，生地黄 90g，甘草 30g，苦参 15g。4 剂后，两颧及双手潮红稍减轻，双手舞动有所减少。

12 月 25 日考虑皮疹已明显减少，遂专任防己地黄汤。予处方：防己 24g，生地黄 90g，甘草 30g，防风 24g，桂枝 12g。4 剂后，两颧及双手已

无潮红，双手无不自主舞动，皮疹亦明显减少。诸医皆称奇，对黄师用药之神效心悦诚服。（黄仕沛医案《黄仕沛经方亦步亦趋录》）

八、桂枝加葛根汤

【适用病症】

以头晕、出汗为临床表现特征的脑血管病，如脑梗死、脑供血不足、颈椎病等；以肌肉痉挛为临床表现特征的疾病，如面肌痉挛、面神经麻痹、痉挛性斜颈、落枕、肢体震颤、小儿抽风等。

【应用参考】

《金匮要略》："太阳病，发热汗出，而不恶寒，名曰柔痉。"主治方有瓜蒌桂枝汤、桂枝加葛根汤等。本方可以用于肌肉痉挛性疾病。

脑供血不足是本方证的基本病理状态，大多因心脏功能下降或脑动脉硬化使脑血管供血供氧不足引起。患者主诉头昏头胀、头重脚轻、脑内摇晃、视力下降、耳鸣、失眠、健忘、震颤，或有反复发作的肢体瘫痪或眩晕等。"项背强"是本方证的典型方证。椎动脉型颈椎病的临床表现与此相近，为眩晕、恶心、呕吐、耳鸣耳聋、颈项僵硬、疼痛，常因头部转动或侧弯至某一位置时诱发或加重。其人面色苍白或黄黯憔悴、舌淡红或黯紫、脉浮弱，体型中等或消瘦的中老年人居多。

消瘦不明显或皮肤松弛而下肢浮肿者，可去甘草，加黄芪；肤色黄黯、皮肤粗黑者，加麻黄；头痛、头晕者，加川芎；便秘、苔厚者，加大黄；血黏度高者，加川芎，合桂枝茯苓丸；心脏病、冠心病胸闷痛、气短者，加黄芪、川芎、丹参。

此方服后可能出现牙痛、虚弱感、饥饿感、头面部发热感、便秘等，只要原有症状改善，不必改方，减少服用量即可。

【各家经验】

王焘：疗中风身体烦疼，恶寒而自汗出，头项痛急。（《外台秘要》）

门纯德：刘氏，女，30 岁。患手足抽搐已经 4 年，每次发作均出现手足挛缩，环口发紧，背直项强。患者神志清楚，遇劳则发作。春季妊娠病情加重，注射葡萄糖酸钙注射液可缓解，停药后复发。经与桂枝加葛根汤加白苣子 9g，钩藤 15g，调治数日，抽搐一直未发。此病症常因缺钙所致，此方通过调和营卫，输布周身津液，可增强机体摄取保留血钙的功能。余用此方治疗该类患者 30 余例，无不见效。桂枝 9g，葛根 24g，生白芍 9g，炙甘草 6g，生姜 9g，大枣 4 枚，白苣子 9g，钩藤 15g。（《名方广用》）

【典型案例】

王某，男，32 岁。1980 年 8 月 5 日初诊。自诉 5 小时前，无故突然头呈阵发性、不自主地向右上方倾斜。曾在某县医院肌注氯丙嗪 50mg，庆大霉素 8 万单位治疗，病情无好转，急来我院诊治。察舌质淡，苔薄白，脉缓。体检：发作时先是头呈不规则的细小动摇，继则头逐渐向右上方倾斜或后仰，下颌向对侧扭转并稍上，口张难合，两目上翻；并伴有项背强急，自汗，恶风，咽干。每 5～10 分钟发作 1 次。西医诊断：痉挛性斜颈。方用桂枝加葛根汤：葛根 15g，桂枝 12g，杭白芍 30g，炙甘草 10g，大枣 5 个，生姜 3 片。水煎服，一日 1 剂，分 2 次服。服药 2 帖，病告痊愈，随访 2 年未复发。[王立恒医案.国医论坛，1990（1）：18]

岳某，男，74 岁。170cm，65kg。2022 年 7 月 18 日初诊。

病史：2 周前脑梗住院。现头胀头晕，体位性变动更明显；头皮麻冷并有跳动感；耳鸣，听力下降；稍动则汗出，且怕冷；腰痛，左下肢发麻抽筋，行走乏力。睡眠差，记忆力下降。

体征：脸黄，舌暗淡，腹直肌拘急无弹性，脉弱，重按无力。

处方：桂枝加葛根汤加川芎。

桂枝 15g，肉桂 10g，赤芍 15g，葛根 80 g，炙甘草 10g，干姜 10g，红枣 20g，川芎 20g。15 剂。

2022 年 8 月 29 日复诊：头晕减轻，可以行走，头皮麻木凉感减轻，睡眠好转，下肢抽筋消失。（黄煌医案）

九、五苓散

【适用病症】

头痛久治不愈，或头痛眩晕伴有吐水、腹泻、口渴、小便不利、浮肿、舌体胖大者，如经前头痛、颅内高压头痛、青光眼头痛等。部分癫痫、脑积水、垂体瘤、颅咽管瘤等也有应用机会。

【应用参考】

"假令瘦人脐下有悸，吐涎沫而癫眩，此水也，五苓散主之。""心下有支饮，其人苦冒眩，泽泻汤主之。"这是本方用于神经系统疾病的经典依据。癫，精神错乱，言语行动失常；眩，眩晕，眼花，视物不清，畏光。提示五苓散能利头目，治疗头痛、眩晕、视力下降、癫痫等疾病。

五苓散主治的病非常多，除头痛、眩晕外，发热性疾病，或吐泻性疾病，或痰饮，或消渴，或黄疸，都有应用的机会。其最重要的应用证据是小便不利。小便不利，提示体内水代谢出现紊乱。

口渴是常见症状，其渴感明显，茶杯不离身，常喝水润口，尤其喜欢喝热水。或喝水后呕吐，或胃内不适，或有振水音。

本方证的舌象有特异性，大多舌淡胖大，质嫩边有齿痕，苔白厚腻，或水滑苔。

头痛剧烈，吐清水或涎沫，合吴茱萸汤；腰腿疼痛、小便不利，血压高者，加怀牛膝。

【各家经验】

大塚敬节：《伤寒论》《金匮要略》言及眩之处方有十一方，其中有术者六方，有茯苓者五方，此亦鉴于事实，可定眩晕与水毒密切之关系者也。西医则云眩晕与三半规管内液之摇动有直接的关系。然吾人对于古贤"治眩晕必先治水"之深谋远虑，实大堪惊叹焉。（《中国内科医鉴》）

稻叶克、和久田寅：癫痫，吐涎沫，见水而发者，五苓散主之。（《腹证奇览》）

【研究报道】

一项研究针对 37 名经期偏头痛患者，因冷证予吴茱萸汤，3 个月未见满意疗效。然后在月经期间联用五苓散，从水湿角度治疗，不另作辨证的前提下，疗效达到 70%。进一步分析有效病例和无效病例在四诊上的差别，发现表现为，吴茱萸汤合五苓散对下雨前一天头痛加重，头重、浮肿、眩晕、小便不利的患者更有效。[木村容子，田中彰，佐藤弘，等.吴茱萸湯で効果不十分な月経関連片頭痛患者に五苓散を月経周期に合わせて投与した症例の検討.日本东洋医学杂志，2017，68（1）：34-39]

日本一项病例系列研究，报道了 4 例无法耐受卡马西平不良反应的三叉神经痛患者，舌诊表现水毒征象，服用五苓散后疼痛均好转。[Kido H，Komasawa N，Fujiwara S，et al.Efficacy of Go-rei-san for Pain Management in Four Patients with Intractable Trigeminal Neuralgia.Masui.2017，66（2）：

184–186〕

中国一项随机对照研究，纳入了 56 例特发性正常颅压脑积水接受脑室腹腔分流术患者。其中 28 例术后 3 天开始给予五苓散，28 例给予安慰剂，疗程为 6 周。术后 3 个月评估疗效：治疗组治愈 21 例（80.8%），好转 3 例（11.5%）；对照组治愈 14 例（51.9%），好转 11 例（40.7%）。联合五苓散治愈率更高，MMSE 和 180° 转向步数改善更显著。〔Zu-Peng C，Xin Z，Li-Fa H，et al.Treatment of Idiopathic Normal-Pressure Hydrocephalus by Wuling Powder Combined Ventriculoperitoneal Shunt Surgery：an Efficacy Observation.Chinese Journal of Integrated Traditional & Western Medicine，2016〕

2019 年一项叙述性文献综述综合 5 项随机对照研究，认为五苓散可减少硬膜下血肿外膜的 AQP-4 水平，预防慢性硬膜下血肿术后复发。〔Kwon S，Jin C，Cho KH.Oreongsan，an herbal medicine prescription developed as a new alternative treatment in patients with chronic subdural hematoma：a narrative review.Integr Med Res.2019，8（1）：26–30〕

【典型案例】

某男性患者，工人。6 年前开始发生剧烈头部疼痛之后，近来每月反复发作 3 ~ 5 次，因不能工作而被劝告退职。其头痛发时，揪发击首，其状如狂；严重时意识丧失，数日内神志呆滞不能工作。经几所大医院诊治亦未能确诊与收效。后某医院诊断疑为癫痫发作，故又作为癫痫处理。余诊后，思先贤有"头痛剧而难愈者，可试予五苓散"之说，故拟五苓散方煎服。服药 3 日后，头痛减轻，睡眠好转，感觉心情舒适。后每虽有发作，但症已大为减轻。服药 1 年后，头痛大致痊愈。（矢数道明医案《汉方辨证治疗学》）

50 岁妇女，两个月前两眼几乎失明，血压达 260mmHg，由于剧烈头痛及呕吐，食物、药物和水均不进，口渴，小便不利，不眠，烦躁，脉浮大，腹柔软，胃内停水显著，尿蛋白强阳性，舌苔白干燥。辨为五苓散证，故与五苓散。服药后尿通利，呕吐、头痛、发汗、不眠等同时消失，视力略有恢复，血压亦下降，甚为高兴。两个月间诸症好转，并能起床，但因摄养不良再度恶化，终至死亡。（矢数道明医案《临床应用汉方处方解说》）

卢女，44 岁，162cm，55kg。2017 年 5 月 10 日初诊。

病史：经前头痛 10 年。头沉重疼痛，眼睛睁不开，自述"沉重得让人想把头拿掉"，无法起床，"比晕车还难受"，异常口渴，需不停喝水，但不解渴。口腔溃疡易发难愈，此次发作已 10 余天。

体征：肤白，脸面浮肿，面部黄褐斑，腹软。

处方：五苓散加牛膝。

苍术 30g，泽泻 40g，猪苓 20g，茯苓 30g，桂枝 20g，怀牛膝 30g，15 剂。

2017 年 6 月 7 日复诊：头痛头晕明显缓解，口腔溃疡已愈，多年痛苦得到缓解，甚喜。（黄煌医案）

十、吴茱萸汤

【适用病症】

头痛以头顶为主且痛势剧烈，多伴呕吐涎沫、烦躁欲死、手足逆冷者。习惯性头痛、偏头痛、高血压脑病、颅内压增高性头痛、结核性脑膜炎、血管神经性头痛、腰椎穿刺术后头痛、颅内血肿、梅尼埃病、癫痫、急性结膜炎、青光眼、急性视神经乳头炎等有应用的机会。

【应用参考】

吴茱萸汤是经典的止痛止呕方，传统的温胃方，具有止吐利、治吐涎、止头痛、除烦满等功效，适用于以腹痛、干呕、吐涎沫、头痛、吐利而手足厥逆为特征的疾病。

剧烈头痛为本方的主治。其痛势剧烈，如裂如锥扎。患者或以毛巾缠头，或呻吟不止，或以手自打其头，或欲撞墙，或抱头跳跃，既不能听，又不能答，在室内一刻不停地转动。

烦躁欲死是本方适用人群的心理特征。或眉头紧皱，或畏光声，或难以入睡，或多梦易醒，或虽卧床而屈膝伸腿，辗转反侧，或摆手摇头，坐卧不得，一刻不得安宁。

其人体力比较低下，面色苍白，或青白，或晦黯，缺乏红光，手足冰冷，疼痛主诉多，如头痛、腹痛、乳痛、牙痛、关节痛等，尤以头痛为多。舌苔白腻或水滑，脉沉细，或迟缓。常有饮食生冷或过服寒冷药物史。其人必有消化道症状，口淡乏味，进食困难，吞咽难，或吐，或利。

口不干渴且有水滑苔多见。口内清涎满口，舌头水滑，伸出舌头不觉水滴而下，或口水直流，擦拭不停。

发作时吐水、眩晕者，合小半夏加茯苓汤；胃部胀满、有振水声者，合苓桂术甘汤；有雷诺现象，合当归四逆汤。

李东垣说："吴茱萸之苦热，泄其逆气，用之如神，诸药不可代也。不宜多用，恐损元气。"《本草纲目》记载："此物下气最速，肠虚人服之愈甚。"吴茱萸用量不宜过大，通常每天 3～5g，不超过 15g。吴茱萸味道极苦，入煎时宜先用热开水冲洗数次。

头痛而口干舌燥者，腹痛而拒按者，慎用本方。

【各家经验】

萧琢如：漆工黄某，胸满，头痛，喜呕，医与发散药不愈。过余寓求诊，脉紧，舌苔白滑，授吴茱萸汤两服而瘥。（《遁园医案》）

吉益东洞：一某客，尝患头痛，痛则呕，发剧时，语言不出，但以手自击其首。家人不知其头痛，皆以为狂。先生诊之，腹大挛，恰如引线之傀儡状，盖因为头痛甚，有如狂状也。急与吴茱萸汤二帖，药尽疾愈。（《续建殊录》）

门纯德：头目眩晕，临证常多以中气虚弱、清阳不升、浊阴上泛所见。故以吴茱萸汤温中补虚、升阳降逆，治之有效。（《名方广用》）

陈雁黎：胡希恕老师治胃炎、结肠炎，有呕吐清水、肠鸣、完谷不化而下利者，常以本方（吴茱萸汤——编者注）合生姜泻心汤；治妊娠恶阻呕吐频作者，本方合小柴胡汤有良效；治青光眼之头痛属阴、虚、寒者，以本方合柴胡桂枝干姜汤；治慢性青光眼头痛、血虚微有浮肿者，以本方合当归芍药散。

胡老讲吴茱萸：治偏头痛甚效，顽固性头痛亦有效，用量二至四钱。常用于青光眼头痛。本药降浊阴而能通便，降而不升，并不大辛大热。内有食积痰饮、外有郁热，症见脉数、身热、烦躁者，可用吴茱萸。头晕、恶心、食差者，吴茱萸证；头晕口苦者，生石膏证。（《胡希恕伤寒论方证辨证》）

余国俊：《伤寒论》378条："干呕，吐涎沫，头痛者，吴茱萸汤主之。"因本条出在厥阴篇，后世便谓头痛之部位当在颠顶（厥阴肝脉与督脉会于颠）；又谓以方测证，属寒无疑。如成无己《注解伤寒论》曰："干呕吐涎沫者，里寒也；头痛者，寒气上攻也。与吴茱萸汤温里散寒。"又根据

"有诸内必形诸外"的规律，其全身证候与舌脉，自应出现一派寒象，如四肢欠温、脘腹怯寒或冷痛、舌淡苔白滑、脉弦迟或弦沉等。验之临床，确是一般规律。然而，笔者近30年来治疗过的一些头痛伴恶心、呕吐清水或稀涎的患者，并非都具备肝胃虚寒、浊阴上逆的全身证候和舌脉；更有一些患者出现热象，头痛部位也不在颠顶。由于遍用诸方乏效，便试换吴茱萸汤，多奏捷效。如为一般规律所拘，画地为牢，必不敢独用吴茱萸汤。简而言之，笔者使用的是方证对应的辨证方法。吴茱萸汤之方证对应，指的是凡见到"干呕，吐涎沫，头痛者"便可首选并独用吴茱萸汤，不必计较是否具备肝胃虚寒、浊阴上逆的全身证候和舌脉，也不必论其属外或内伤，经络或脏腑，以及病程之久暂等因素。据笔者反复体验，使用吴茱萸汤治头痛初服时，吴茱萸、生姜各不少于15g，党参、大枣各30g，中病可以酌减。(《四川名家经方实验录》)

【典型案例】

陈某，女，28岁。初诊：1962年12月22日。

主诉：初因日夜工作，思索费神，一连数日未能入睡。当时尚能支持，但工作告毕便觉头晕眼花，继而颠顶刺痛，呕吐清涎甚多。每次发病，历二三小时方慢慢缓解。虽经多方治疗，均未见效，反而发作日渐频繁。自1962年初以来，平均每二三日头痛发作1次，月经前后，头痛尤为剧烈。

诊查：诊其脉细弱，舌质淡，苔薄白而润。

辨证：此为厥阴头痛。

治法：温中降逆，息风镇痛。《伤寒论》吴茱萸汤治之。

处方：吴茱萸9g，党参9g，生姜18g，大枣4枚（去核）。

二诊：12月25日。服上方药3剂后，头痛、眩晕减轻，睡眠亦好，病情已有好转。仍守前方，加重药量。

处方：吴茱萸 15g，党参 30g，生姜 30g，大枣 6 枚（去核）。

三诊：12 月 31 日。服上方药 6 剂后，适逢月经来潮，头痛亦未见发作，眩晕、呕吐亦轻微，但面色苍白，唇舌淡白，手指冰冷。治宜温中降逆，养血通脉。用当归四逆汤合吴茱萸汤治之。

处方：吴茱萸 15g，党参 15g，当归 9g，生姜 30g，桂枝 9g，白芍 12g，细辛 9g，木通 9g，大枣 8 枚（去核），炙甘草 8g，6 剂。

并嘱患者服完药后，常食当归生姜羊肉汤（《金匮要略》方：当归 12g，生姜 30g，羊肉 120g。清水煎服）以善其后。1 年后走访，头痛未见复发，饮食、睡眠均好，身体健康。[刘赤选医案《中国现代名中医医案精华（一）》]

陈某，男，16 岁。1985 年 1 月 2 日诊。

半年前开始头昏头痛，2 个月前因感冒高热（39℃）头痛陡然加剧，伴昏睡、呕吐、瞳孔散大、视物模糊、咽喉肿痛、吞咽困难，急入医院抢救。西医诊断：①病毒性脑炎；②颅内占位性病变（后经上级医院 CT 扫描否定）。住院半月间，曾两次下达病危通知。经竭力救治，以上危象消失，但头痛未止，乃出院服中药。

当时主要症状是：两侧太阳穴、眉棱骨、眼眶胀痛，一昼夜发作 3 次，每次约 2 小时，疼痛时频吐稀涎，伴咽痛。先服丹栀逍遥散无效。改服苍耳散、升麻葛根汤、小柴胡汤、吴茱萸汤四方（复方药物多达 19 味，其中有吴茱萸、生姜各 3g，党参、大枣各 10g）20 剂，亦无显效。

刻诊：证候如前，近来更增烦躁不安，口干，连连饮水不能解渴，纳差，大便偏稀，舌质红、边缘密布小红点，苔白微黄厚腻，脉弦滑略数。

反复推敲此证，认为头痛伴呕吐稀涎，乃运用吴茱萸汤之客观指征，可惜前医小其制，又混杂于庞大队伍之中，扼腕掣肘，故其少效；何不让其脱颖而出，任重力专以建奇功？然则四诊合参，又是一派热象，如何用得？用不得，又用何方呢？只好重询病史与生活史，知患者近几年 3 ～ 10 月每天坚持下河游泳，常食水果、冰制食品；又因功课紧，常饮浓茶以提神。至此主意已决，毅然出吴茱萸汤。

吴茱萸 15g，生姜 15g，党参 30g，大枣 30g。嘱其试服 2 剂，如服后口干、咽痛加重，亦须坚持服食。

二诊（1985 年 1 月 4 日）：适笔者外出，由江尔逊先生接诊）。服 1 剂，太阳穴、眉棱骨、眼眶胀痛及咽痛均大减，已不呕吐稀涎，口干、烦躁亦减轻；服完 2 剂，疼痛基本消失，但腹微憋闷。前方党参、大枣各减至 15g；加厚朴 15g，法半夏 10g，3 剂。

三诊（1985 年 1 月 8 日）：疼痛完全消失，纳开，腹宽松，大便转正常。复视其舌，舌质仍如前，苔白微黄薄；诊其脉，已无数象，仍弦而带滑。予六君子汤加桂枝（寓苓桂术甘汤意），嘱其多服以资化生。随访 3 年未复发。

按：本例病毒性脑炎脱险后，遗留太阳穴、眉棱骨、眼眶胀痛，叠服中药 37 剂乏效，迁延 2 个月。其头痛伴呕吐稀涎，乃运用吴茱萸汤的客观指征，但四诊合参，竟似热证。于是刨根问底地询问患者之病史和生活史，推测其"热证"之因——寒凝冷结长期留滞，体内阳气不能畅舒，转郁而作热，或阴霾寒气迫阳气上浮，出现一派浮热上冲之象。可见本例使用吴茱萸汤之关键，一是抓住了特征性证候——头痛伴呕吐稀涎；二是结合治疗史和生活史，透过浮热的现象，暴露阴寒的本质；三是径用原方不加减，药专力猛，效验必彰。（余国俊、江尔逊医案《四川名家经方实验录》）

第九节　失眠

失眠是指患者对睡眠时间或睡眠质量不满意，并且影响到白天社会功能的一种主观体验。常见的失眠形式包括：睡眠潜入期长，入睡需要时间超过30分钟；睡眠维持困难，夜间觉醒次数超过2次或凌晨早醒，睡眠质量差，恶梦频繁；睡眠维持时间不足6小时；第2天清晨感到头晕、精神不振、嗜睡、乏力等。约50％的失眠伴有各种精神疾病，如抑郁症、焦虑症、恐惧症、精神分裂症、老年性痴呆、强迫症、边缘性人格障碍等均可以出现失眠。而抑郁症与失眠的关系尤为密切。由于经方不是强烈的镇静药，没有化学安眠药的"药物依赖"及"次日残余效应"等副反应，是许多失眠患者乐意的选择。

经方治疗失眠的特色在于整体治疗，通过体质的调整来缓解躯体症状，改善抑郁、焦虑等不良情绪，从而提高睡眠质量。严格地讲，没有专门的特效助眠方，几乎常用的经方都有用于失眠的机会。选方原则是有是证用是方。选方思路主要从辨病与辨体入手。

许多疾病都有睡眠障碍。抑郁症，通常选柴胡加龙骨牡蛎汤、四逆散、栀子豉汤、栀子厚朴汤。焦虑症，通常选温胆汤、半夏厚朴汤、桂枝加龙骨牡蛎汤、柴胡桂枝干姜汤。躁狂症，可选桃核承气汤、大承气汤。脏躁，喜悲伤欲哭，用甘麦大枣汤。虚劳病，虚烦不得眠，用酸枣仁汤。

睡眠状态也能提示方证。心中烦、不得卧、重度失眠者，用黄连阿胶汤。但欲寐、脉沉弱者，用麻黄附子细辛汤。入睡困难、刻意追求睡意者，多选四逆散。早醒、噩梦多者，多选柴胡加龙骨牡蛎汤。性梦者，用桂枝加龙骨牡蛎汤。噩梦连连者，选柴胡加龙骨牡蛎汤、温胆汤。梦游者，选甘草泻心汤、甘麦大枣汤。排尿异常影响睡眠，选猪苓汤、肾气丸。夜半胸痛嘈杂反酸，导致睡眠浅、时时醒来，选半夏泻心汤、大柴胡汤。

体型、体貌是用方的抓手。上半身饱满、上腹部充实满痛者，通常用大柴胡汤。面黄黯，哈欠频，头项腰背拘急者，用葛根汤。四肢冷、腹肌紧张者，用四逆散。体格瘦弱，脉浮大者，用桂枝加龙骨牡蛎汤。消瘦、面黄、脉弱，有消化道症状或性功能不良者，用黄连汤。面无红光、贫血、多梦、记忆力下降者，可选归脾汤。浮肿、舌胖大、一脸倦容者，用真武汤。干瘦、唇红、舌糜烂者，用黄连阿胶汤。消瘦、食欲不振、久病不起者，用薯蓣丸。

一、酸枣仁汤

【适用病症】

以精神恍惚、健忘多梦、焦虑不安、不定愁诉为临床表现的失眠。常伴有胸闷，头痛，盗汗自汗，易疲劳，易便秘等症。更年期综合征，焦虑症，抑郁症，癔病，疑病症，梦游，精神分裂症，冠心病，心绞痛，偏头痛等有应用的机会。

【应用参考】

酸枣仁汤是经典的助眠方，传统的养血安神方，具有除虚烦、助眠的功效。

本方使用人群大多消瘦、皮肤干枯，唇口苍白，指甲苍白，手掌干燥发黄。患者平时容易疲劳，易烦恼，心情紧张不易放松，情绪不稳定，易激惹，不定愁诉，精神恍惚，可有轻度焦虑或抑郁。舌苔薄白或少苔，舌多红嫩或淡红，或有裂纹。多见于生活辛苦、多操劳的中老年女性。

多梦、惊悸、眩晕者，合温胆汤；恍惚不安、口干舌燥者，合百合知母汤；盗汗、自汗者，加浮小麦；舌红，大便干结者，加生地黄。

本方滑肠，腹泻或大便不成形者慎用。

【各家经验】

岳美中：此方由酸枣仁、知母、川芎、茯苓、甘草五味组成。酸枣仁为一种神经强壮药；知母能镇静、滋润、强壮；川芎能开气郁，爽精神，使血行良好，并医治头痛；茯苓有强壮、利尿、镇静之效；甘草能调和各药。由于以上各药之协力，本方不但能治失眠，亦能治由于虚劳之嗜眠。又，因神经衰弱之失眠、盗汗，用之亦有效。但腹泻或有腹泻倾向者，不用为宜，乃因酸枣仁有轻度缓下作用之故。（《岳美中经方研究文集》）

汤本求真：仲景以冒头称虚劳，如有本方证者，一见有贫血虚弱之状而虚烦不得眠者，类似于栀子豉汤证，但无如彼之热，及舌苔、腹证亦相似。以此方中有茯苓，故心尖、心下有虚悸，而富于神经症状，且无如彼之充血及炎性机转，是二者之区别也。（《皇汉医学》）

丁德正：据吾家传经验及个人临证所得，凡由肝阴（血）不足所致之精神障碍诸症，如忧郁症、焦虑性神经症、精神分裂症妄想型、肝豆状核变性精神障碍等，施之亦颇见功效。据先父丁浮艇经验，以酸枣仁60g、甘草10g、知母15g、茯苓12g、川芎9g为宜。[丁德正.酸枣仁汤治疗精神病的验案与体会.河南中医，1987，21（1）：21]

【典型案例】

少司马讳雅尔图，以扈从打围至德州，抱病给假回京。医投小陷胸汤一剂，顿即仰卧，神昏不语。又一医进参三钱，神气稍苏，言语恍惚，恶食不寐。延诊，雅云：素有肝病，遂述前方。按左关脉平和，惟心部空大。此心家之疾，与肝无涉，用酸枣仁汤而愈。（《续名医类案·内伤·卷十》）

林某，男，52 岁。1958 年 11 月初诊。

心前区绞痛频发，两次住院，心电图不正常，确诊为冠心病。睡眠不好，只能睡 3 ～ 4 小时，梦多心烦，醒后反觉疲劳；头痛，心悸，气短，不能久视，稍劳则胸闷隐痛。脉沉迟，舌边缘燥、中有裂纹。由操劳过甚，脑力过伤，肝肾渐衰，心肝失调，治宜调理心肝。

处方：酸枣仁五钱，茯神三钱，川芎一钱半，知母一钱半，炙甘草一钱，天麻三钱，桑寄生三钱，菊花一钱。5 剂。

二诊：服药后睡眠好转，头痛减。脉微弦，右盛于左，舌同前。原方加淡苁蓉四钱，枸杞子三钱。

三诊：睡眠好，心脏亦稳定，未犯心绞痛。脉两寸和缓、两关有力、两尺弱，舌正红无苔。原方去知母、天麻、桑寄生，加黄精四钱，山萸肉二钱，山药三钱，5 剂。桑椹膏，每晚服五钱。并制丸药，滋养肝肾，强心补脑，以资巩固。

处方：人参三钱，白术三钱，菊花三钱，枸杞子五钱，山药五钱，茯苓三钱，茯神三钱，麦冬三钱，川芎二钱，山萸肉五钱，苁蓉五钱，生地黄一两，黄精一两，酸枣仁五钱，远志二钱，广陈皮三钱。共研为细末，炼蜜为丸，每丸重三钱。早晚各服一丸，温开水送下。（蒲辅周医案《蒲辅周医疗经验》）

二、温胆汤

【适用病症】

以明显恐惧感、眩晕、胸闷、心悸、自汗、恶心、呕吐为临床表现的失眠。多见于创伤后应激障碍（PTSD）、焦虑症、产后抑郁症、精神分裂症、高血压、冠心病等。

【应用参考】

温胆汤是古代的情志病方，传统的清热化痰和胃方，具有壮胆、助眠、止呕、定眩悸、宽胸等功效。

适用本方者，大多体型偏胖，皮肤油腻有光泽，圆脸居多，目睛大而明亮、有光彩，眼神飘忽不定，大多有焦虑或抑郁心境，发病与过度惊恐、突发性事件过多有关，儿童、青年、女性多见。

本方经常与酸枣仁汤、半夏厚朴汤、栀子厚朴汤等同用。胸闷、烦躁、失眠、心律快者，加黄连；嗜睡、面黄、脉缓、乏力者，加麻黄。

《古今医鉴》高枕无忧散，即由温胆汤加人参、石膏、麦冬、酸枣仁、龙眼肉而成，主治心胆虚怯，昼夜不睡，百方无效者。

【各家经验】

陈言：心胆虚怯，触事易惊，或梦寐不祥，或异象感惑，或短气悸乏，或复自汗，四肢浮肿，饮食无味，心虚烦闷，坐卧不安。（《三因极一病证方论》）

缪希雍：庶母因儿痘惊苦积劳，虚烦不得卧，心与胆虚怯，触事惊悸，百药不效。家弟长文，偶于友人许，闻兴化陈丹崖疗一女人甚奇，其症与母类，叩其方乃温胆汤也，试之数剂而效。半夏七钱，竹茹、枳实各三钱，陈皮四钱半，白茯苓、炙甘草各二钱二分半。分二剂，姜枣煎服，外加酸枣仁五钱。后因虚极，加人参二钱。质之仲淳，曰：此必有痰而善饭者也。果然。（《先醒斋医学广笔记》）

张路玉：一少年因恐虑，两月不卧，服安神补心药无算。与以温胆汤倍半夏、柴胡，一剂顿卧两昼夜，竟尔霍然。（《续名医类案》）

【研究报道】

2017 年一项荟萃分析，纳入了 15 个随机对照研究 1437 位精神分裂症患者。发现与安慰剂相比，温胆汤有显著的短期疗效；与精神科药物（如氯丙嗪和利培酮）相比，温胆汤短期疗效相仿，但无锥体外系症状等不良反应。温胆汤与精神科药物合用有增效作用，不良反应更小，且精神科药物用量更小。［Deng H，Xu J.Wendan decoction（Traditional Chinese medicine）for schizophrenia.Cochrane Database Syst Rev.2017，6（6）：CD012217］

【典型案例】

51 岁戏剧演员，自两年前胃口不好，终日腹满。为了解除不眠症，养成了每天用酒服安眠药的习惯。最近头脑不清，登台忘记台词，更奇怪的是气馁，同名演员相立于舞台时，面红、口干、提心吊胆且动悸。处此情况，无法抑制，已不能在舞台任职，非常悲观。形瘦，面色一般，心下略有抵抗。与温胆汤加减，不服安眠药亦可入睡。胃部症状亦大有好转，1个月后不眠症、健忘症，以及不安之感完全治愈，甚为喜悦。（矢数道明医案《和汉药》132 号）

钱某，女，72 岁，166cm，60kg。2019 年 12 月 18 日初诊。

病史：睡眠障碍 30 年，服用安眠药后只能睡 3～4 小时，夜间多梦见死人，易醒早醒。诉说有事情即静不下心，心砰砰跳，但数数每分钟不能到 100 跳。夏天汗出厉害，一整天都是湿的，平时头汗明显。

体征：表情丰富，话语滔滔不绝，脉滑。

处方：温胆汤合酸枣仁汤。

姜半夏 15g，茯苓 20g，陈皮 20g，生甘草 5g，枳壳 20g，竹茹 10g，酸枣仁 30g，川芎 15g，知母 15g，干姜 5g，红枣 20g。15 剂，3-2 服法（服 3 天停 2 天）。

2020 年 1 月 8 日复诊：药后睡眠好转，能达 5 ～ 6 小时，出汗明显减少。（黄煌医案）

三、栀子豉汤

【适用病症】

以烦热、胸中窒为表现特征的失眠。如焦虑症、抑郁症、强迫症、躁狂症、更年期综合征、多动症等见烦躁不安、睡眠障碍者，多伴有胸闷烦躁，常常翻来覆去，入睡极其困难。

【应用参考】

栀子豉汤治疗的失眠，大多是一种继发性的表现；或是发热性疾病中，或饥不能食，或心中结痛，或因咳喘胸闷导致等。单纯的失眠用之，未必有效。

烦热、胸中窒、心中懊侬是栀子豉汤证的主要表现。烦，是心里苦闷、急躁；热，是身体热；胸中窒，即胸部有重压感、窒塞感、呼吸不畅感甚至疼痛感等，如短气、如气喘、如重压感，但按压心下濡软。胸中窒，是烦热的严重状态，也有可能是饮食吞咽时不畅感。心中懊侬是胸骨后、剑突下的嘈杂感。

适用人群大多有焦虑抑郁倾向，消瘦者多，但眉头紧锁，语速快，候诊不耐烦，声音响亮，烦躁不安。不定烦诉，常常诉说不适，但又不知哪里不舒服。胸部症状突出，或胸中窒闷有堵塞感，或胸口如有巨石，或常常欲捶打胸部，或有嘈杂、灼热、疼痛，或饥而不能食，或时常叹气，或咳嗽，常无食欲。按压心下部位柔软，或有按压紧张者，但亦无底力。

黏膜充血明显是本方证的客观体征，如眼睑及咽喉充血，或鼻衄，或咽痛，或小便黄短、气味重，或尿频、尿急、尿痛、尿血。

舌证有特异性。舌尖红或有红点，舌苔黏腻满布，舌面或黄或白，或舌底静脉充盈。

心烦腹满，加厚朴、枳实；短气，呼吸表浅，加甘草；大便干结，舌苔厚，加大黄。

【各家经验】

《圣济总录》:（治）舌上起青脉，昼夜不睡者。

娄绍昆：栀子豉汤里有讲到身热，但更多的是讲心中懊憹、反复颠倒、心中烦不得眠这种症状。所以日本医家对栀子豉汤证的定位就是懊憹、心烦；对栀子甘草豉汤证的定位是心中懊憹而急迫者，急迫才要用甘草，没有讲到发热。

有个患者，外国华侨，耳鸣，听力受到影响。其耳鸣发作时，胸中出现莫可名状的烦躁不宁。这是怎么造成的呢？据他说是原来办移民时受到惊吓，之后就出现耳鸣、烦躁的症状。我就用栀子豉汤，吃了一个星期，那种烦躁的感觉没了。巩固治疗再吃几帖，这个病居然彻底被治好了。是不是栀子豉汤治好了耳鸣呢？我不这么认为。耳鸣、听力下降是他的应用症状，栀子豉汤主要治愈的是其心中懊憹、烦躁的症状。(《娄绍昆讲经方》)

【典型案例】

王某，男，28岁。数日来，心中烦郁，懊侬难眠，低头不语，家人靠近则挥手斥去。舌红脉数，然大便不结。辨为虚烦之证，服栀子豉汤。当日晚，我刚睡不久，即闻有人叩门甚急，出去看，原来是病人之弟。言其兄服药不久，突然呕吐，满头大汗，一家人惶惑不解，让我速往诊视。到了他家，病人却已熟睡，次日其病即愈。（刘渡舟医案《伤寒论通俗讲话》）

袁某，男，24岁。患伤寒恶寒，发热，头痛，无汗，予麻黄汤1剂，不增减药味，服后汗出即瘥。历大半日许，患者即感心烦，渐渐增剧，自言心中似有万虑纠缠，意难摒弃，有时闷乱不堪，神若无主，辗转床褥，不得安眠，其妻仓惶，恐生恶变，乃复迎余，同往诊视。见其神情急躁，面容怫郁。脉微浮带数、两寸尤显，舌尖红，苔白。身无寒热，以手按其胸腹，柔软而无所苦。询其病情，曰：心乱如麻，言难表述。余曰无妨，此余热扰乱心神之候。乃书栀子豉汤1剂：栀子9g，淡豆豉9g。先煎栀子，后纳豆豉。一服烦稍安，再服病若失。（刘渡舟医案《伤寒名医验案精选》）

曹某，女，72岁。1995年10月26日初诊。心烦持续两年，近有逐渐加重之势。西医诊断为神经官能症，给服镇静安神药，未见好转，转请中医治疗。刻下心烦，苦不堪言，家人体恤其情，谨慎扶持，亦不能称其心，反遭呵斥。烦躁不宁，焦虑不安，烦急时欲用棍棒捶打胸腹方略觉舒畅。脐部筑动上冲于心，筑则心烦愈重，并有脘腹胀满如物阻塞之感。伴失眠，惊惕不安，呕恶纳呆，大便不调，溺黄。舌尖红，苔腻，脉弦滑。辨证：火郁胸膈，下迫胃肠。立法：宣郁清热，下气除满。处方：栀子

14g，枳实 10g，厚朴 15g。7 剂药后，心烦减半，心胸霍然畅通，性情渐趋平稳安静，夜能寐，食渐增。获此殊效，病家称奇，又自进 7 剂。复诊时仍有睡眠多梦，口舌干燥，口苦太息，小便黄赤等热未全解之症。转方用柴芩温胆汤合栀子厚朴汤，清化痰热，治疗月余而病除。（刘渡舟医案《刘渡舟临证验案精选》）

　　笪女，20 岁。164cm，46kg。2020 年 4 月 7 日初诊。

　　病史：1 个月前纵隔气肿，出院后频发心动过速。诉胸中有气堵感，情绪烦躁，食欲不振，胃胀、反酸、呕吐。

　　体征：体瘦，面油痤疮，唇红睑红，舌红苔黄腻，脉滑数，脉搏 104 次 / 分，腹主动脉搏动明显。

　　处方：栀子 20 g，淡豆豉 20 g，生甘草 10 g，厚朴 20 g，枳壳 20 g，连翘 30g，黄芩 10 g，9 剂。

　　2020 年 4 月 14 日复诊：服药期间腹泻日达 6 次，但心跳明显缓解，食欲增加。改方：栀子 20 g，淡豆豉 20 g，干姜 5 g，炙甘草 10 g，厚朴 15 g，枳壳 20 g，7 剂。（黄煌医案）

四、黄连阿胶汤

【适用病症】

　　以极度疲惫但无法入眠，甚至彻夜难寐，并有入夜烦躁而白昼稍安为临床表现特点的严重失眠。患者多舌红唇红，皮肤干燥，脉数，或低热不退，或记忆力下降，或胸闷，或心悸，或心动过速，或口腔溃疡，或月经不调，或出血等。

【应用参考】

"少阴病，得之二三日以上，心中烦，不得卧"，是《伤寒论》对黄连阿胶汤方证的描述。这是一种严重的焦虑或抑郁状态，烦躁不安、睡眠障碍是本方证的常见症状。

根据文献调查和临床观察，本方证大多伴有出血，或便血，或崩漏，或齿衄，或紫癜，或血小板减少等。

本方适用人群以年轻人多见，尤其产后、围绝经期、妊娠期、更年期女性多见。其人精神饱满，眼睛有光，呈焦虑貌，皮肤干燥，身热少衣，或口唇色深红或黯红如涂口红，干燥脱皮，裂口疼痛。年轻的女性多见。多见脉细数，心率偏快。舌象有特征，如舌体瘦小，舌质多深红，舌面干而少津，或呈草莓样，或呈镜面，或呈裂纹花剥，或有口腔溃疡，或牙龈充血。

长期大量服用黄连会导致食欲下降，故本方适用于食欲旺盛者。

伴有出血，加生地黄；口腔溃疡，加甘草；大便干结，加大黄。

【各家经验】

《肘后方》：治大病瘥后，虚烦不得眠，眼中疼痛，懊恢方。黄连四两，芍药二两，黄芩一两，阿胶三小挺，以水六升，煮取三升，分三服。亦可纳鸡子黄。

《辅行诀脏腑用药法要》：小朱鸟汤（即本方）治天行热病，心气不足，内生烦热，坐卧不安，时下利纯血如鸡鸭肝者方。

尾台榕堂：治久痢，腹中热痛，心中烦而不得眠，或便脓血者。治痘疮内陷，热气炽盛，咽燥口渴，心悸烦躁，清血者。治诸失血证，胸悸身热，腹痛微利，舌干唇燥，烦闷不能寐，身体困惫，面无血色，或面热潮红者。《类聚方广义》

张志远：本方证属阴证、里证、虚热证。临床证候为心中灼热而烦，不得安卧，神情急躁，眼窝深黑，面色青黄。入晚则面热耳赤，两颧艳红，唇红而焦，咽干口燥。舌质红绛，舌尖更赤，苔净而光，甚则状若杨梅。渴不多饮，喜冷饮漱口，手足心热。大便涩或带血丝，小便淋涩热痛而黄。脉两寸细数无力，或有口疮，或久痢，腹痛，下脓血。(《伤寒论方运用法》)

欧阳卫权：各种皮肤病如湿疹、进行性指掌角化症、掌跖脓疱病、银屑病、红皮病等反复日久呈慢性经过，邪热未尽而阴血耗伤，肌肤不荣而呈现皮疹红赤、枯燥、脱屑，瘙痒，心烦，夜不能寐者，本方适用机会较多。(《伤寒论六经辨证与方证新探》)

【研究报道】

一项临床研究将患有失眠症的大学生分为两组各40例，中药组给予黄连阿胶汤，西药组给予安定，采用匹兹堡睡眠质量指数(PSQI)为评估患者工具。结果表明，两组方法均能显著改善失眠症状。但治疗结束1个月后，随访结果显示，中药组比对照组效果保持更好更持久，没有出现嗜睡和影响记忆力等副反应。西药组比中药组起效要快，但失眠症状消失情况要比中药组差，而且需要经常服药容易导致药物依赖。结论：中药黄连阿胶汤对改善患者的失眠症状是非常有效的，而且可以防止药物依赖和滥用。[谭斌.黄连阿胶汤与安定治疗大学生失眠的临床观察.四川中医，2006(4)：49]

一项临床观察将120例心肾不交型焦虑障碍患者，随机分为治疗组和对照组各60例。治疗组患者采用黄连阿胶汤联合盐酸帕罗西汀片治疗，对照组采用盐酸帕罗西汀片治疗，疗程均为8周。观察比较两组患者治疗后汉密尔顿焦虑量表(HAMA)评分以及临床疗效。结果：两组患者治疗后，HAMA评分均较治疗前显著下降($P < 0.05$)。治疗4周、

8周后，治疗组患者 HAMA 评分显著低于对照组，差异具有统计学意义（$P < 0.05$）。治疗组患者总有效率显著高于对照组，差异具有统计学意义（$P < 0.05$）。结论：黄连阿胶汤治疗心肾不交型焦虑障碍临床疗效显著，可有效改善患者焦虑症状。[张志伟，高玉广．黄连阿胶汤治疗心肾不交型焦虑障碍临床研究．亚太传统医药，2018，14（8）：181]

【典型案例】

李某，男，43岁，北京市某工厂干部。

该患者自1978年10月，无其他诱因发现双下肢发凉，并逐渐向上发展至腰部，向下蔓延至足心，犹如赤脚立于冰上，令人难耐，惟活动后稍感舒服，并伴有下肢麻木，如虫行皮中状。曾先后经北京各大医院诊治，屡服补肾壮阳、益气养血、调和荣卫等汤剂200余帖，并兼服金匮肾气丸、五子衍宗丸及参茸药酒等成药，均未见效；后又连续针刺治疗四月余，依然如故。遂于1980年1月15日转我附院内科医治。观其面色红润，目光炯炯，语声洪亮。细询病情，除上述诸症悉具外，尚有心烦、卧寐不宁、性欲减退等症。见其舌质红艳而少苔，脉弦细而数。

辨证：综观患者之病情及治疗经过，此证乃心火不能下济，肾水不能上滋，火盛于上，阳气痹阻而不能下达，下失阳气温煦，故两腿发冷。

治疗：法当降火滋水，交通阴阳。方用黄连阿胶汤，观其效果。

黄连9g，白芍6g，黄芩3g，阿胶9g，鸡子黄2枚（自加）。先煮前三味，阿胶烊尽兑匀，纳鸡子黄，搅令相得，分两次服。

1月23日复诊：服药6剂，下肢寒凉、麻木及心烦失眠等症，皆有出乎意料之效。察其舌质仍红赤，脉弦略软。治守原方增损。黄连9g，阿胶10g，黄芩3g，白芍9g，鸡子黄2枚，牡丹皮6g。服法同前，6剂。

1月29日三诊：诸症基本获愈，继以上方加减化裁，又服10剂，

以图巩固。后经随访，其病遂告痊愈。（刘渡舟医案《刘渡舟医论医话100则》）

乔某，女，19岁。患发热病后，发生心中烦，躁扰不宁，睡卧不安，忽坐忽起，忽在炕上乱滚，无宁止时，狂呼怒骂，但神志十分清楚，绝不是神昏谵语，如此日夜不休，凡九日九夜。头晕，口苦，身热面赤，脉浮数，舌质红绛，少苔津枯。遂投以黄连阿胶汤，日服1剂，共4剂后，诸症悉愈。（赵明锐医案《经方发挥》）

某女，43岁，158cm，51.5kg。2020年12月15日初诊。

病史：连续5个月月经不规则，量大如崩，经期长达11天。睡眠短浅，每夜仅睡3～4小时。便秘，3日排便1次。

体征：贫血貌，双颊浮红，嘴唇干红，眼睑淡白，手掌干黄，脉细滑。

处方：黄连阿胶汤加生地、甘草。

黄连5g，黄芩15g，白芍20g，阿胶10g，生地30g，炙甘草5g，10剂。

2021年1月12日复诊：经期7天，经量明显减少，且睡眠好转。反馈药汤越来越难喝。（黄煌医案）

五、桂枝加龙骨牡蛎汤

【适用病症】

以胸腹动悸、易惊、失眠多梦、失精梦交、脉大而无力为临床特征的失眠。多见于焦虑症、更年期综合征，以及大病后虚弱、小儿缺钙等。

【应用参考】

本方为经典的虚劳病方，传统的调和营卫、固精敛阳方，具有治梦精、除惊狂、定悸、止汗的功效。"男子失精，女子梦交"是本方证的主治。凡是有性梦的睡眠障碍，多可以选用本方。

适用人群大多体型偏瘦，皮肤白嫩湿，毛发细软发黄稀少；脉浮大而中空，轻按即得，重按则无。或头昏心悸，或胸闷气喘，或自汗盗汗，或少腹痛，或小便频，或尿失禁，并有性梦或性功能障碍。更年期女性，纵欲的青年男子，发育不良的儿童多见。

腹直肌紧张，小腹部尤其明显，按压有明显腹主动脉搏动者，是本方证的腹证。

舌苔薄白者适用；大便不成形、腹胀者慎用。

面目浮肿、疲劳、眩晕、关节冷痛者，合真武汤；汗多、短气、头昏眼花者，合生脉散；悲伤欲哭者，合甘麦大枣汤；大便干结、腹中痛者，合小建中汤。

【各家经验】

陈延之：治梦失精，诸脉浮动，心悸少急，隐处寒，目眶疼，头发脱者。(《小品方》)

吉益东洞：治桂枝汤证之有胸腹动者。(《类聚方》)

尾台榕堂：妇人心气郁结，胸腹动甚，寒热交作，经行常衍期，多梦惊惕，鬼交漏精，身体渐就羸瘦，其状恰似劳瘵。孀妇室女，情欲妄动而不遂者，多有此证，宜此方。(《类聚方广义》)

大塚敬节：一名高中学生，在备考某名校的医学部，其母亲来问，有没有少睡觉也不累、还让头脑好用的药物。因为没有有效药物，便给予桂

枝加龙骨牡蛎汤试试。结果熬夜学习也不疲惫，终于被希望的名校录取，非常高兴。(《金匮要略研究》)

【典型案例】

杨某，男，53岁，169cm，49kg。2018年10月16日初诊。

病史：8年前行食管癌手术，有残胃炎、胃糜烂性溃疡。近年来失眠，常有梦遗、心慌、盗汗、食欲差、反酸等。

体征：体瘦面黄，脐跳明显，腹部平，舌体胖、边有齿痕，脉弦滑、重按无力。

处方：桂枝加龙骨牡蛎汤。

桂枝10g，肉桂5g，白芍15g，炙甘草5g，干姜5g，红枣20g，龙骨15g，牡蛎15g，10剂。

2018年10月30日复诊：睡眠改善，心慌、反酸好转，梦遗消失。原方加山药20g，20剂（黄煌医案）。

六、甘麦大枣汤

【适用病症】

以神情恍惚、喜悲伤欲哭、行为怪异为临床表现特征的失眠，患者多为女性及儿童。抑郁症，焦虑症，精神分裂症，更年期综合征等有应用机会。

【应用参考】

本方是经典的脏躁病方，传统的安神养心方，具有止哭泣、止躁动、止汗、缓急的功效。本方对小儿夜惊症、小儿夜啼、夜游症、盗汗等也有效果。

情绪低落且焦虑不宁是本方适用人群的精神心理特征。患者平素多性情不开朗，神志恍惚，言行失常，无故悲伤，易于落泪或哭叫无节，易于出汗，或盗汗自汗，易于惊恐，夜多噩梦。大多有受惊吓或情感受挫等诱因。

体型体貌上，其人大多消瘦，面带凄苦貌，脸色缺乏红光，呈贫血貌，全身肌肉紧张，或四肢僵直，或腹直肌拘挛如板状，但亦有软弱者。肥胖者、浮肿者慎用。

憔悴经枯的更年期女性，合百合地黄汤；烘热出汗、心慌失眠、多梦，合桂枝加龙骨牡蛎汤；失眠多梦、头昏头痛、精神恍惚，合酸枣仁汤；心理压力过大，有抑郁情绪，多入睡难，四肢冷、腹中痛者，合四逆散。

【各家经验】

岳美中：甘麦大枣汤治妇人脏躁，是方是病，医籍屡载，唯男子患此且以本方治愈者罕见。(《岳美中医案集》)

尾台榕堂：脏，子宫也。此方治脏躁者，以能缓急迫也。孀妇室女，平素忧郁无聊，夜夜不眠等人，多发此证。发则恶寒发热，战栗错语，心神恍惚，居不安席，酸泣不已，服此方立效。又癫症、狂症仿佛前证者，亦有奇验。(《类聚方广义》)

浅田宗伯：此方对小儿啼哭不止者有速效。(《勿误药室方函口诀》)

莫枚士：此为诸清心方之祖，不独脏躁宜之。凡盗汗、自汗等可用。(《经方例释》)

汤本求真：本方以有甘草、大枣，于腹证上是右腹直肌挛急。若有此腹证，不问老少男女，与本方颇佳。(《皇汉医学》)

金寿山：甘麦大枣汤的适应证，主要为"紧张"两字。其所谓"紧张"有两种含义：一是心神不安，精神紧张忧虑，情绪急躁，或见失眠、心悸；二是肝苦急，有些病人可见局部抽搐或全身阵发痉厥等肌肉紧张的症状。[吴敦序.金寿山教授运用甘麦大枣汤的经验.上海中医药杂志，1986（6）：9]

【典型案例】

某女，67 岁，158cm，50kg。2018 年 8 月 21 日初诊。

病史：失眠伴心慌 20 年，曾有自杀史，长期服用艾司唑仑。近一二年来，体重突然下降，情绪异常暴躁，经常彻夜不眠，夜里翻身不停，梦话多，常从床上掉下来。平时行为异常，有恐惧感，悲伤，健忘，常诉背沉不适，常用手捶背。口咸口干，眼干，汗多，便秘干结，多天才排便 1 次。

体征：体瘦肤白，脸色憔悴，皮肤粗糙，满脸皱纹，坐立不安，动作频多，肢体动作幅度大，动作不协调。舌淡红苔光，脉细，手掌干燥。

处方：甘麦大枣汤合百合地黄汤。

浮小麦 50g，炙甘草 20g，红枣 50g，百合干 30g，熟地黄 20g，15 剂。症状减轻后，隔天服 1 剂。

2018 年 11 月 13 日复诊：睡眠好转，夜间安稳许多，没有出现滚下床的情况，情绪较稳定。原方加生地 30g，20 剂，隔天服。

2019 年 4 月 23 日三诊：睡眠好转明显，情绪稳定。就诊时神情安定，无手脚乱动现象。（黄煌医案）

七、归脾汤

【适用病症】

以贫血、健忘、心悸、自汗为表现特征的失眠，多用于女性。抑郁症，焦虑症，贫血等有应用机会。

【应用参考】

归脾汤是传统的健脾养心方，具有安神定悸、养血调经的功效。

适用人群大多体型偏瘦，面色苍白或萎黄，眼睑唇舌淡白，脉细弱，舌苔少，有明显的焦虑情绪。求学辛劳、刻意减肥、月经不调的青中年女性多见。

出汗多，喜哭泣，合甘麦大枣汤；症状繁多，口干，加百合。如腹胀痛，可去木香；恶心多疑虑，加半夏、陈皮。

【各家经验】

薛己：归脾汤，治跌扑等症。气血损伤，或思虑伤脾，血虚火动，寤而不寐；或心脾作痛，怠惰嗜卧，怔忡惊悸，自汗盗汗，大便不调；或血上下妄行，其功甚捷。白术、当归、白茯苓、黄芪（炒）、龙眼肉、远志、酸枣仁（炒）各一钱，木香五分，甘草（炙）三分，人参一钱。姜、枣，水煎服。（《正体类要》）

薛己：一妇人，惊悸怔忡无寐，自汗盗汗，饮食不甘，怠惰嗜卧，用归脾汤而愈。至年余，怀抱郁结，患前症，兼衄血便血，仍用前汤而愈。（《校注妇人良方》）

朱增籍：吾友谢君汉亭妻邓氏，当未字时，忽善笑，日数发，每发数十笑，至声不能转而后已，已后神疲气馁。家人疑是祟，偏求术治不应，渐次肌肉消瘦，起卧不安，乃延余治。诊之，脉弱。默求经旨，心主笑属实，为狂病之渐，此女脉弱难作实看。细思膻中属心主宫城。经云：膻中者，臣使之官，喜乐出焉。此必心神不足，无有主持，致膻中失职，而喜乐无常。补养心神，使膻中臣使有权，喜乐适时则笑自止。遂主归脾汤去木香，加半夏，倍用龙眼肉。数十剂果效。（《疫证治例》）

【研究报道】

一项临床研究，将120例心脾两虚型老年抑郁症患者作为研究对象。随机分为观察组和对照组，每组60例。对照组服用草酸艾司西酞普兰片，观察组服用归脾汤，疗程均为4周。比较两组患者治疗前后汉密尔顿抑郁量表（HAMD）评分，中医证候评分，匹兹堡睡眠质量指数（PSQI）评分，及服药安全性。结果：服药前，两组的HAMD评分、中医证候评分比较，差异无统计学意义（$P > 0.05$）；服药后，观察组HAMD评分、中医证候评分低于对照组，观察组HAMD评分和中医证候评分评估的总有效率高于对照组（$P < 0.05$）。服药前，两组PSQI评分比较，差异无统计学意义（$P > 0.05$）；服药后观察组PSQI评分低于对照组（$P < 0.05$）。两组在服药过程中，均未发生严重不良事件。结论：归脾汤治疗心脾两虚型老年抑郁症效果优于草酸艾司西酞普兰片，可显著改善患者的抑郁状态，减少中医证候评分，提升睡眠质量，安全性高。[王芳，汪群芳.归脾汤治疗心脾两虚型老年抑郁症患者的疗效及对睡眠质量的影响.中国现代医生，2022，60（33）85页]

【典型案例】

苏君，女，32岁。就诊日期：1994年3月4日。

主诉：夜寐不安多梦半年。

现病史：患者经常失眠，乱梦纷扰，醒来再也不能入睡，迄今已有半年。患者面色㿠白，经常头晕，神疲身软，四肢倦怠，胃纳不佳，心悸怔忡。历经医院诊治，均以神经衰弱治疗，用过多种中、西药物，效果均不明显。舌体偏胖，舌边有齿印，苔薄略腻，脉象濡缓无力。

诊治：心血不足，神失所养；又兼脾气虚弱，不能化生营血。治宜健脾养心，益气补血。

处方：西潞党 20g，生白术 20g，生黄芪 30g，全当归 18g，炙甘草 15g，抱茯神 15g，酸枣仁 18g，远志肉 9g，广木香 12g，龙眼肉 9g，生姜片 4.5g，大红枣 7 枚。10 帖。

效果：患者服上药 5 帖后，上述诸症大见好转，夜寐已得酣睡，乱梦纷扰之象已去大半，头晕减轻，神色转好，特别是心悸怔忡症状已消失，且胃纳渐增；当服完 10 帖后，前述病症皆除，眠安纳香，神清气爽。2 个月后随访，症情并无复发。（裘沛然医案《裘沛然医案百例》）

方某，女，35 岁，158cm，50kg。2021 年 1 月 20 日初诊。

病史：5 年前产后因父亲病危操劳伤心而失眠，之后开始出汗，越来越严重，甚至导致虚脱。夏天自汗明显，冬天稍缓，但手汗是四季都有；发汗后浑身有冰凉感，需要热水冲洗。精神恍惚，身体疲乏感逐年加重，睡眠一直不好，或入睡难，或多梦，常常在梦中惊醒；白天也易惊恐不安，办公室突然有人进来，或电话响起，便会心发紧冒汗。经常心悸心慌，但查心电图无异常，服用倍他洛克后反而难受。胸闷气短伴心中痛，但进食后没有不舒适。大便干如羊屎。产后月经量变少。

体征：体型中等，肤色白柔，脸无红光，脉弱，腹软，舌红苔少。

处方：归脾汤合甘麦大枣汤加百合。

生晒参 10g，白术 15g，茯苓 20g，炙甘草 5g，炙黄芪 15g，当归 10g，炙远志 5g，龙眼肉 20g，酸枣仁 30g，广木香 5g，干姜 5g，红枣 30g，浮小麦 50g，百合干 30g，10 剂。

2021 年 2 月 3 日复诊：药后出汗减少，手汗减少，睡眠受惊易醒基本已无，心慌改善。（黄煌医案）

第三章

肿瘤科

肿瘤有良性肿瘤与恶性肿瘤之分。良性肿瘤生长缓慢，不发生转移，可手术根治，不复发，预后良好，如脂肪瘤、血管瘤、纤维瘤等。恶性肿瘤多数生长迅速，可发生转移，除了早期发现以外，一般不宜手术切除，常易复发，根治困难，可致命，预后差，如肝癌、肺癌、肠癌等。

经方治疗肿瘤的基本思路：第一是调整体质状态，改变肿瘤生存环境；第二是缓解症状，提高生存质量；第三，不着眼肿瘤的大小，而重视生存期的延长，力求达到人癌长期共存。要达到以上目标，选择合适的经方非常重要。

以黄芩、大黄、黄连等苦寒药物为主要药物的黄芩汤、白头翁汤、泻心汤、荆芥连翘汤，常用于肿瘤热象明显的患者。吐血、衄血、心下痞、火热象明显者，用泻心汤；胸胁苦满、淋巴结肿大、皮肤痒疹、风热象明显者，用荆芥连翘汤；口干苦、腹中热、大便黏滞、利下纯血、肠热象明显者，用黄芩汤、白头翁汤。这些经方以清热、解毒、泻火、散风为目的，以攻邪为主要思路。

以人参、甘草、麦冬等补益药为主要药物的薯蓣丸、炙甘草汤、麦门冬汤、竹叶石膏汤常用于肿瘤晚期或经过反复化疗后体质下降者。贫血、心律不齐、纯虚者，用炙甘草汤；食欲不振、体重急剧下降且有风湿者，用薯蓣丸；消瘦少食、咳逆上气、咽喉不利、肺胃虚而气逆者，用麦门冬汤；虚羸少气、汗多、气阴伤而余热存者，用竹叶石膏汤。另外，化疗后体质极度虚弱、贫血，或疮疡久不愈合者，还可选用十全大补汤。这些经方以提振食欲、增加体重为目的，以扶正为主要思路。

以柴胡、甘草、茯苓、猪苓等为主要药物的小柴胡汤、柴苓汤等多用于肿瘤病的早期或中期，患者体质状况尚可，表里同病，处于正邪交争阶段。小柴胡汤是基本方，适用于反复发热、有皮肤症状或抑郁倾向、淋巴结肿大者；柴苓汤适用于小柴胡汤证见腹泻、浮肿者，是表里双解方，偏于风湿。

除以上三大类经方外，对证处理的经方也不少，如通便的麻子仁丸、止痛的芍药甘草汤和麻黄附子细辛汤等。至于寒积腹痛的温脾汤，反胃肠燥的大半夏汤，中虚腹痛的小建中汤，头痛吐水的五苓散也有应用的机会。

一、小柴胡汤

【适用病症】

肿瘤伴有发热、淋巴结肿大、恶心呕吐者。其发热反复持续，伴有怕冷、怕风等。胃癌、肝癌、肺癌、胰腺癌、胆囊癌、血液系统肿瘤等，应用机会较多。

【应用参考】

本方是经典的少阳病方，传统的和解方，古代用于发热性疾病，但主治范围绝不仅仅局限于此。小柴胡汤主治的"往来寒热"不是一个症状，而是一大类疾病慢性化迁延性的疾病，肿瘤早期就是。另外，肿瘤患者多有表证，多风，或皮肤痒疹或风团，或咳嗽，或怕风恶寒，或关节疼痛或游走性疼痛，或发热持续，符合小柴胡汤经典方证的"往来寒热"特征。

目前实验提示，小柴胡汤有预防肿瘤的发生、抑制肿瘤生长、诱导肝癌细胞凋亡、参与抗肿瘤免疫调节作用、对肿瘤复发与转移的抑制作用，但临床观察还有待积累。

癌性发热是中晚期肿瘤的常见临床表现，符合"往来寒热"的特征，小柴胡汤是常用方剂之一。

心理因素在肿瘤的形成与发展阶段产生了不可忽视的作用，在肿瘤形成后亦导致了一系列心身症状，影响肿瘤的临床治疗效果。临床常见的肿瘤相关心身症状，包括焦虑、抑郁、癌痛、失眠、疲乏、自主神经功能紊乱如恶心呕吐等。"默默不欲饮食，心烦喜呕"是经典的小柴胡汤证。小柴胡汤也有抗抑郁，减轻疲劳感，提振食欲，止呕止吐等功效。

"胸胁苦满"是小柴胡汤的又一经典方证。患者既有胸膈间和胁肋下的胀满感、窒息感、疼痛感的自我感觉；也有他觉证，即沿肋弓的下端向胸腔内按压，医生指端有抵抗感或腹肌僵硬紧张感，患者或有胀痛不适感。胸胁部、身体的侧面、腹股沟等部位与淋巴系统走向一致，许多淋巴结肿大性疾病通常表现为"胸胁苦满"。肿瘤患者出现淋巴结肿大时，可以考虑使用小柴胡汤及其类方。

小柴胡汤用于肿瘤治疗，必须加减。肿瘤发热，柴胡用量宜大，可达30g 以上；食欲不振，消瘦，宜用吉林人参；口干，怕热多汗，脉滑，加生石膏；胸闷烦躁，加栀子；淋巴结肿大明显，加连翘；皮疹，加荆芥、防风。

小柴胡汤与五苓散的合方柴苓汤在肿瘤临床应用较广，适用于肿瘤患者见口渴、多汗、腹泻、浮肿、皮疹等症状，多用于淋巴瘤、慢性淋巴细胞性白血病、慢性粒细胞性白血病、肺癌、肠癌、肝癌、卵巢癌、乳腺癌等。

苇茎汤是古代肺痈病专方，配合小柴胡汤可用于肺癌的多痰。

小陷胸汤是清热化痰的效方，配合小柴胡汤可用于肿瘤患者见胸闷痛、痰黏黄、大便干结难解者。

半夏厚朴汤是古代治疗情志病方，配合小柴胡汤，可用于肿瘤患者伴有抑郁、胸闷腹胀、失眠者。

【研究报道】

日本一则案例报道，介绍了1例肝右叶巨大肝癌伴两肺多发转移的患者，使用替加氟／尿嘧啶（UFT）治疗后，出现肝功能恶化，因此联合使用小柴胡汤进行治疗。联合服药后，患者症状逐渐减轻并消失；4个月后，AFP值、PIVKA–Ⅱ值正常化；8个月后，胸部X线显示肺转移灶消失，CT显示腹水及肝右叶肿瘤阴影消失。后继续服药，肿瘤未再发。患者除轻度贫血外，全身症状良好。［林天明，品川晃二.画像診断と腫瘍マーカーにより肺内転移を伴う原発性進行肝癌と診断し，UFTと小柴胡湯による治療が奏効した1例.日本東洋医学雑誌，1995，46（1）：69–75］

日本的一项随机对照研究，纳入了217位接受化疗的癌症患者。对其中80例同时给予柴苓汤，发现柴苓汤能够保护肾功能，但对恶心、乏力、呕吐、腹泻等症状和骨髓抑制并无缓解作用。［大川順生，戎野庄一，渡辺俊幸，ほか.泌尿器科領域におけるツムラ柴苓湯による抗癌剤副作用緩和に及ぼす臨床的効果の検討.Biotherapy，1990（4）：1445–60.］

日本的一项病例分析研究，报告了6例癌性腹水患者，使用柴苓汤后，腹部胀满及下肢浮肿改善，少尿症例尿量明显增加，生存质量提高。［森脇義弘，山本俊郎，片村宏，等.癌性腹膜炎の腹腔内液体貯留に対する柴苓湯エキス顆粒の使用経験.日本东洋医学杂志，1992，43（2）：297–301］

【典型案例】

张某，男，67岁，174cm，70kg。2019年1月9日初诊。

病史：肺腺癌中期术后，诉胸痛明显，呻吟不止。CT检查：右侧胸腔少量积液及轻度胸膜反应。失眠，时有头痛，夜尿频，严重时 10 ～ 60 分钟 1 次。

体征：右肋下带状疱疹，脉弦滑，舌黯红，苔干腻而厚。

处方：小柴胡汤合小陷胸汤；苇茎汤。

①柴胡 20g，黄芩 15g，姜半夏 15g，党参 15g，生甘草 5g，黄连 5g，全瓜蒌 30g，干姜 5g，红枣 20g。7 剂，早晚分服。

②芦根 50g，生薏苡仁 50g，冬瓜仁 50g，桃仁 15g。7 剂，煎汤代茶。

2019 年 1 月 23 日复诊：药后胸痛减轻，已无呻吟，睡眠好转，夜尿好转至 3 次，大便微有拉稀。原方 20 剂。（黄煌医案）

二、黄芩汤

【适用病症】

直肠癌、结肠癌、宫颈癌、卵巢癌、子宫内膜癌、前列腺癌、膀胱癌、肝癌、胰腺癌、乳腺癌、肝癌等，见烦热、口渴、舌红苔黄、脉滑数者。

【应用参考】

黄芩汤证是一种以腹痛腹泻、黏膜充血为临床表现的综合征，多见于发热性疾病、消化系统疾病、妇科疾病、自身免疫性疾病等。其病理机制与炎症、肠道黏膜糜烂充血、免疫功能紊乱等有关。药理学实验研究发现，黄芩汤在溃疡性结肠炎、反流食管炎、过敏性鼻炎、哮喘等疾病的治疗中均具有免疫调节作用。在肠癌、胃癌、宫颈癌等癌症治疗中能够促进癌细胞的增殖，并促进其凋亡。

根据《伤寒论》"今与黄芩汤复除其热，腹中应冷"的记载，提示原来腹中热，或腹皮灼热，或大便脓血，或肛门灼热。"协热利者，脐下必热。"（《类证活人书》），又根据"腹中应冷，当不能食"反推为腹中热、当能食，提示黄芩汤适用人群为食欲较好或食欲旺盛者，此可作为黄芩汤方证识别的依据。

本方是热利专方，大便臭秽黏滞不爽、里急后重、肛门坠胀灼热者最为适合，故可用于结肠癌、直肠癌的腹泻，与化疗药物配合使用。

本方主热毒便血，见下痢脓血、色紫黏稠。其人体质壮实，两脉大，夜不安寐，口干，舌红苔黄者。

本方适用人群多见唇红如妆或干燥脱皮或肿痛，舌红或舌尖有红刺，眼睑深红，咽喉红或易扁桃体肿大，牙龈红肿或易牙龈出血或口腔溃疡，性情急躁，身体四肢发热或肤如火燎，腹皮灼热、扪之灼手，脐部温度高，脉滑而数或洪疾、浮滑。

本方多与白头翁汤合方治疗宫颈癌、卵巢癌，多见阴道分泌物腥臭、出血黏稠者，有清热解毒、止血、止腹泻的效果。

心下痞，烦热不安，大便干结，或肿瘤出血者，加生大黄，或与泻心汤交替服用。

【各家经验】

陶节庵：胃热，利白腹垢，脐下必热，便下垢腻赤黄，或渴，黄芩汤、白头翁、柏皮汤通用之。（《伤寒六书》）

顾靖远：治火热作泻，粪色黄褐，肛门燥涩，小便黄赤。（《顾松园医镜》）

郑永齐：经过反复论证，团队从中国古典医籍中选择了《伤寒论》黄芩汤作为改善化疗药物副作用的中药。该药方只有四味中药：芍药、大枣、甘草和黄芩，已被人类使用了至少1800年，既是中医经典名方，又能针对消化道症状。团队采用标准化生产工艺，保证黄芩汤质量一致性，并将其命名为YIV-906。之后的临床研究表明，YIV-906不仅降低了结肠癌患者的化疗副作用，同时还增强了化疗效果。

研究结果还表明，患者既往用药越少，效果越好。研究摘要在2012年召开的第11届"中药全球化联盟CGCM"会议上发表。索拉非尼是2008年批准用于肝癌治疗的首个靶向药物，为了解YIV-906联合索拉非尼也能发挥减毒增效的作用，研究团队进行了以HepG2荷瘤裸鼠为研究对象的动物实验。YIV-906能够显著增强其抗肿瘤作用，在4个主要的中药成分中，黄芩和芍药是必不可少的，尤其是黄芩，能够上调小鼠FasL和人源Fas R的表达，促进索拉非尼诱导的肿瘤细胞凋亡；YIV-906可能通过上调hMCP1表达、促使M1型巨噬细胞向肿瘤浸润，从而增强索拉非尼的作用，并通过增加肿瘤AMPKa-P和ULK1-S555-P表达，影响细胞自噬。有研究发现，高表达ERK1/2-P的肿瘤对索拉非尼更敏感，而黄芩能够通过抑制HepG2中的ERK1/2磷酸酶，增加ERK1/2磷酸化，从而增强肿瘤对于索拉非尼的敏感性。上述研究表明，YIV-906中黄芩和芍药通过多种机制靶向肿瘤微环境中炎症信号发挥抗肿瘤作用。[郑永齐.黄芩汤治疗肝癌的现代化研究实践.中西医结合肝病杂志，2019，29（2）：103]

【研究报道】

美国的一项I期临床研究，纳入了17例接受FOLFIRI方案化疗的晚期结肠癌患者。发现联用黄芩汤，能够显著降低伊利替康的消化道毒性反应（腹泻、呕吐、乏力、恶心等），且能够提高伊利替康的抗肿瘤疗效。[Kummar S，Copur M S，Rose M，et al.A Phase I Study of the Chinese Herbal Medicine PHY906 as a Modulator of Irinotecan-based Chemotherapy in

Patients with Advanced Colorectal Cancer.Clin Colorectal Cancer，2011，10
（2）：0-96；Lam W ，Bussom S ，Guan F ，et al.The Four-Herb Chinese
Medicine PHY906 Reduces Chemotherapy-Induced Gastrointestinal Toxicity.
Science Translational Medicine，2010，2（45）：45-45］

美国一项Ⅱ期临床研究，纳入了 25 例一线吉西他滨化疗失败的晚期
胰腺癌患者，给予二线卡培他滨 1500mg/m²，每天 2 次，连续 7 天；联
合黄芩汤（PHY906）800mg，每天 2 次，连续 4 天，每 14 天重复。发
现联合黄芩汤，可以提高卡培他滨的有效性和耐受性。［Saif M W ，Li J
，Lamb L ，et al.First-in-human phase Ⅱ trial of the botanical formulation
PHY906 with capecitabine as second-line therapy in patients with advanced
pancreatic cancer；Cancer Chemotherapy &Pharmacology，2014，73（2）：
373-80；Lam W ，Jiang Z ，Guan F ，et al.PHY906（KD018），an adjuvant
based on a 1800-year-old Chinese medicine，enhanced the anti-tumor activity
of Sorafenib by changing the tumor microenvironment.Scientific Reports，
2015，5：9384］

王金玲将 108 例胃癌患者随机分为对照组和观察组，对照组 54 例予
多西他赛＋顺铂＋氟尿嘧啶的化疗，观察组在对照组基础上加用黄芩汤
治疗。疗程结束后，观察组的有效率和疾病控制率均高于对照组（$P <$
0.05），观察组治疗后生活质量改善率高于对照组（53.70%vs29.63%，
$P < 0.05$），观察组的骨髓抑制发生率低于对照组（64.81%vs 81.48%，
$P < 0.05$），治疗后观察组患者血清 IL-6、IL-8、MVD 水平均明显低于对
照组（$P < 0.01$）。认为黄芩汤能明显提高胃癌化疗的疗效，改善生活质
量，降低化疗副作用。［王金玲.黄芩汤对胃癌患者的疗效生活质量及血清
IL6 IL8 MVD 水平变化的影响研究.河北医学，2017，23（4）：679-682］

一项动物实验发现：①黄芩汤无明显增强卡铂抑制子宫内膜癌的作用，但与卡铂联合用药后可减轻卡铂所致的不良反应。②黄芩素是黄芩汤中的成分之一，黄芩素可抑制子宫内膜癌的增殖、迁移和侵袭，并促进凋亡，其分子机制可能与调控 HSP90AA1 介导 STAT3 通路相关。(杨思慧 . 黄芩汤及其成分黄芩素对子宫内膜癌的作用及机制研究 . 南京中医药大学硕士论文，2022 年 6 月)

【典型案例】

丁女，41 岁。2023 年 4 月 20 日初诊。

病史：2022 年 11 月行子宫恶性肿瘤手术，现放疗中。诉腹泻每日 5 ～ 8 次，大便黏而不爽，肛门坠胀，引发痔疮。

体征：体型中等，面油，眼睑红，脉滑。

处方：黄芩汤。

黄芩 30g，白芍 20g，生甘草 20g，红枣 30g。20 剂。

2023 年 6 月 19 日复诊：服上方 40 剂，现已无明显不适感，腹泻已好转，肛门无不适。(黄煌医案)

谢男，49 岁，175cm，67kg。2018 年 10 月 29 日初诊。

病史：肝癌术后 3 个月。凌晨 3 ～ 4 点因烧心必起床进食，睡眠差多噩梦，口苦口臭，大便黏，肛门疼痛出血，烦躁易怒，其妻子说："他不让我讲话，动不动就冲我凶。"

体征：眼睑红，两颊红，唇红如妆，脉滑数，脐跳。

处方：泻心汤；黄芩汤合白头翁汤。

①生大黄 5g，黄连 5g，黄芩 10g。沸水泡服。

②黄芩 15g，白芍 15g，生甘草 5g，红枣 30g，白头翁 10g，黄柏 5g，

秦皮 10g，黄连 5g。煎服，一日 2 次。

各 10 剂，2 方隔日交替服用。

2018 年 11 月 26 日复诊：睡眠改善明显，便后肛门无疼痛，诉心情较前好转。原方各 10 剂，交替服用后停服 2 天。

2022 年 12 月三诊：上方间断性服用，复查一切正常。（黄煌医案）

三、薯蓣丸

【适用病症】

恶性肿瘤患者见消瘦贫血者，肿瘤经过放化疗以后食欲不振者，晚期恶性肿瘤（如肺癌、肠癌、胃癌、多发性骨髓瘤等）无法化疗者，以及高龄肿瘤患者需要保守治疗者。

【应用参考】

薯蓣丸是经典的虚劳病方，传统的扶正祛邪方，具有提食欲、增体重、祛风气的功效。在肿瘤临床上，本方能增加食欲，改善贫血，升高白细胞，缓解抑郁状态，提高生活质量，延长生存期。如果化疗期间服用，能减轻化疗的副反应，可作为肿瘤患者的常规调理方。

消瘦贫血是本方适用人群的特征。其人形体消瘦，也有虽然外貌尚可，但体重已经明显下降，皮肤松弛。皮肤干枯，面色苍白，贫血貌；多见于高龄老人、肿瘤手术化疗以后、胃切除后、肺功能低下、大出血以后、极度营养不良者。大多由伤风感冒发热的诱因，迁延日久而来。

本方不仅仅是单纯的补气血，还能散风透邪，可用于肿瘤患者易感冒、易咳嗽吐痰者，或伴有低热；或易腹泻，或大便不成形，有浮肿或体腔积液者。

根据相关文献，薯蓣丸应用指征中抑郁症相关症状很多，如《肘后备急方》的"悲忧惨戚，多卧少起"，《鸡峰普济方》的"神思不乐"，《普济方》的"情思不乐，夜多异梦，嗜卧少起，喜惊多忘，心神不宁"等，提示薯蓣丸可以用于癌性抑郁。

本方需要久服方能取效，一般以3个月为1个疗程，每天服用10g，餐后服；也可按原书剂量做成蜜丸或膏滋药，长期服用。

【各家经验】

葛洪：凡男女因积劳虚损，或大病后不复，常四体沉滞，骨肉疼酸，吸吸少气，行动喘，或小腹拘急，腰背强痛，心中虚悸，咽干唇燥，面体少色，或饮食无味，阴阳废弱，悲忧惨戚，多卧少起。（《肘后备急方》）

张锐：治积劳损或因大病后不复，常苦四肢沉滞，骨肉酸疼，吸少气，行步喘惙，心中虚悸，口燥咽干，渐致瘦削，痰唾稠黏，饮食减少，梦寐失精，神思不乐。（《鸡峰普济方》）

《普济方》：治诸虚百损，五劳七伤，肢体沉重，骨节酸疼，心中烦悸，唇口干燥，面体少色，情思不乐，咳嗽喘乏，伤血动气，夜多异梦，盗汗失精，腰背强痛，脐腰弦急，嗜卧少起，喜惊多忘，饮食减少，肌肉瘦悴。又治风虚，头目眩晕，心神不宁及病后气不复常，渐成劳损。

【研究报道】

一项临床研究报告，对26例中晚期胃癌及非小细胞肺癌随机分为治疗组（薯蓣丸组）和对照组（西医组）。其中治疗组13例，对照组13例，2组均给予西医标准方案全身化疗，治疗组加服薯蓣丸。连续观察3个周期，比较发现薯蓣丸应用3周对癌性疲乏改善明显，患者的生活质量明显提高。[夏克春，曾永蕾.薯蓣丸治疗癌性疲乏的临床疗效观察.中日友好医院学报，2018，32（5）：288-289]

日本一项病例系列研究，报道了 8 例食欲减退的恶性肿瘤患者服用薯蓣丸后，其中 6 例肺癌患者食欲改善（进食量从供给量的 28% 增加到 79%），1 例胆管癌患者和 1 例淋巴瘤患者无效。另将薯蓣丸用于 6 例食欲减退的非肿瘤患者，3 例有效（分别为 1 例心衰、2 例股骨大转子骨折患者），3 例无效（分别为肺炎、糖尿病合并抑郁和厌食症）。［深谷良，菅生昌高，海老澤茂，等．食欲不振 14 症例に対する薯蓣丸の治療效果に関する検討．日本东洋医学杂志，2011，62（6）：727-735］

【典型案例】

赵某，男，64 岁，174cm，69.3kg。2022 年 6 月 21 日初诊。

病史：4 个月前因胰腺癌行胰十二指肠切除手术，放化疗已结束 3 周。诉手术后体重下降 20kg。食欲不振，"吃啥都无味"，手脚麻，浑身痒。

检验报告：CA199 56 U/mL，ALT 40.9 U/L，红细胞计数 3.99×10^{12}/L，血红蛋白 114g/L（2022 年 6 月 17 日）。

体征：面色萎黄，无光泽，眼圈晦暗，眼睑色淡，舌质淡嫩有裂纹，舟状腹，腹软无弹性，脉缓弱。

处方：薯蓣丸改汤。

山药 50g，生晒参 10g，白术 10g，茯苓 10g，炙甘草 15g，当归 15g，白芍 10g，川芎 10g，熟地黄 15g，肉桂 10g，麦冬 15g，阿胶 10g，柴胡 15g，防风 15g，神曲 15g，豆卷 15g，杏仁 10g，桔梗 10g，白蔹 10g，干姜 10g，红枣 50，10 剂，每剂服 2 天。

2022 年 7 月 12 日二诊：药后食欲改善明显，味觉改善，精神状态变好。继续服用原方 15 剂。

2022 年 9 月 6 日三诊：体重 72.8kg，面有红气。检验报告：CA199 39.6 U/mL，血红蛋白 119g/L，红细胞计数 4.11×10^{12}/L，ALT 53.6 U/L

（2022 年 8 月 18 日）。继续服用原方 15 剂。

2023 年 3 月 14 日四诊：薯蓣汤服用至今，体重可稳定在 80kg 左右。虽然感染新型冠状病毒，但症状不明显，食欲佳，睡眠好。检验报告：CA199 31.8 U/mL，ALT 43.7 U/L（2023 年 3 月 13 日）。血常规指标完全正常。（黄煌医案）

四、十全大补汤

【适用病症】

以久病虚损、消瘦憔悴、不进饮食或疮疡久不愈合为特征的多种慢性消耗性疾病，如多种贫血及恶性肿瘤化疗后的辅助治疗。

【应用参考】

本方是古代虚劳病方，传统的气血阴阳俱补方，具有长气力、悦颜色、提食欲、退虚热、长新肉等功效。

贫血是本方主治。其人全身消耗严重，形体极度消瘦，皮肤枯燥无华，面色萎黄，眼睑唇舌淡白，呈贫血貌。舌光剥糜烂，舌质黯淡，脉大而无力、或脉微细、或迟缓。

晚期肿瘤的失血性贫血及营养不良；晚期癌症溃疡久不愈合，创口淡白，分泌物清稀；放化疗后导致食欲不振，口干无津，恶心，或脱肛，或子宫脱垂，或大便滑泄不禁，或出血不止，以及白细胞、红细胞下降者，可以考虑本方。

体格壮实，肤色黑，血黏稠者慎用；舌红苔黄，脉滑实者慎用；恶心呕吐，腹胀满者慎用。

脉沉细，加炮附子；便血，崩漏色黯淡，加炮姜；本方去黄芪、肉桂，为八珍汤，亦为晚期肿瘤患者的常用方。

【各家经验】

《和剂局方》：治男子妇人诸虚不足，五劳七伤，不进饮食，久病虚损，时发潮热，气攻骨脊拘急疼痛，夜梦遗精，面色萎黄，脚膝无力，一切病后气不如旧，忧愁思虑伤动气血，喘咳中满，脾肾气弱，五心烦闷，并皆治之。此药性温不热，平补有效，养气育神，醒脾止渴，顺正辟邪。

矢数道明：以诸病之后全身衰弱严重，贫血，心脏衰弱，胃肠功能减弱，体瘦，腹软，脉弱，腹部喜温喜按，无热状者为其目标。（《临床应用汉方处方解说》）

薛己：一男子亦患此（跟疮），服消毒散，搽追蚀药，虚症迭出，其形体骨立，自分必死。余用十全大补，兼山茱、山药，两月余而愈。（《外科枢要·论跟疮》）

薛己：府庠沈尼文，年二十，左拗患之。余以肝肾阴虚，先用托里药，溃而将愈。因入房，发热作渴，右边亦作痛，脓水清稀，虚症悉至，脉洪大而无力，势甚可畏。用十全大补加附子一钱，脉症顿退，再剂全退。后用大补汤，三十剂而愈。（《外科枢要·论便痈》）

汪石山：一人年逾四十，胸患疮成漏，日出脓碗许，喜饮食如常。用十全大补汤加远志、贝母、白敛、续断，灸以附子饼，脓渐少，调护岁余而愈。（《外科理例·胸疡·卷四》）

【研究报道】

中国一项随机对照研究，纳入了90例中晚期食管癌接受同步放化疗的患者，其中45例同时给予八珍汤，疗效为6周。发现联用八珍汤，可提高放化疗疗效（有效率为82.2%和62.2%，$P < 0.05$），降低Ⅱ～Ⅲ度放射性食管炎（Ⅱ度和Ⅲ度不良反应发生率分别为6.67%和6.67%，22.2%

和 22.2%）、肺炎（11.1% 和 4.4%，28.9% 和 17.8%）、骨髓抑制（11.1% 和 2.2%，22.2% 和 24.4%）和肝肾功能损害（2.2% 和 0%，11.1% 和 11.1%）的发生率，改善免疫功能和生活质量。[李小军，冯春兰，罗海亮，等．八珍汤辅助放化疗治疗中晚期食管癌 45 例临床观察．中医杂志，2016，57（5）：416-419]

中国台湾的一项回顾性研究，纳入了 304 个出现白细胞减少的乳腺癌化疗疗程。其中 47 个疗程同时使用十全大补汤，257 个疗程仅化疗，发现服用十全大补汤可显著增加白细胞（尤其是中性粒细胞）和血红蛋白水平，而十全大补汤对抗肿瘤疗效无显著影响。[Huang S M，Chien L Y，Tai C J，et al.Effectiveness of 3-Week Intervention of Shi Quan Da Bu Tang for Alleviating Hematotoxicity Among Patients With Breast Carcinoma Receiving Chemotherapy.Integrative Cancer Therapies，2013，12（2）：136-144]

日本一项随机对照研究，纳入了 94 位胃癌术后口服 5-FU 辅助化疗的患者。其中 43 例同时服用十全大补汤，疗程为 2 年，治疗组与对照组 5 年生存率相仿（74.3% 和 73.5%）。进一步分析显示，十全大补汤未能进一步改善Ⅰ期、Ⅱ期患者的 5 年生存率，显著提高了Ⅲ期和Ⅳ期患者的 5 年生存率（87% 和 25%，22% 和 0%），显著提高中位生存期（35.1 个月，14.2 个月）。[山田卓也．胃癌における 5-FU 経口剤と十全大補湯（TJ-48）の併用効果に関する無作為比較試験．Progress in Medicine，2004（24）：2746-2747]

日本一项随机对照研究，纳入了 83 例因胸腹部肿瘤（主要是子宫癌和乳腺癌）接受放疗的患者，并对其中 43 例同时给予十全大补汤，发现十全大补汤可以显著减轻放疗引起的纳差、乏力、恶心、呕吐和腹泻。[橋本省三，田中幸房．癌の放射線治療時の副作用．産婦人科の世界，

1990，42（suppl）：176–184〕

十全大补颗粒液及十全大补丸均能使失血后大鼠的 RBC、Hb 数量增加，并对环磷酰胺所致的 WBC、N、L 下降有拮抗作用，并提高 WBC、N、L 数量，与环磷酰胺组比较有明显差异，补血作用明显。十全大补颗粒液组及十全大补丸液均能增加饥饿小鼠的肝糖原含量，表明此药对基础代谢有明显作用。十全大补颗粒液高剂量组能明显提高小鼠肾上腺质量，延长小鼠耐缺氧时间与游泳时间，抗应激作用显著，全方具有益气补血作用。

十全大补汤可明显改善移植性乳腺癌小鼠的一般状况，增加体重，抑制肿瘤的生长，抑瘤率为 56.2%，并可明显增强脾内 T 淋巴细胞的增殖，抑制 B 淋巴细胞的增殖，提示本方可在体内抑制肿瘤的生长。其抑瘤作用可能是：①通过降低 B 淋巴细胞的功能从而减少封闭性抗体的产生，解除封闭因子对肿瘤的保护作用。②活化 T 淋巴细胞增强其抗肿瘤的功能，显示该方可用于肿瘤的辅助治疗。十全大补汤可明显提高环磷酰胺所致免疫抑制小鼠血清溶血素水平，减轻脾质量，使水肿减轻，外周血白细胞升高，明显改善化疗药物的不良反应，提高机体的抗肿瘤免疫力，提高小鼠的特异性抗体。(《中医经典方剂药学研究》)

【典型案例】

45 岁妇女，带两小孩与丈夫分居，生活困难。自半年前有阴道不定期出血，以为是更年期未予理睬。之后，出血渐多，带下，腰痛，牵制下肢痛，经大学医院诊断为子宫癌晚期。患者颜面如背阴之苍草，弯腰，步履艰难，自云已预感将死。与十全大补汤，服 7 日后，愉快地走进诊室，腰痛、出血均止，食欲增进。继服 1 个月左右，精神更加良好，余认为有可能治愈。其后 6 个月时，患者完全健康，在工作中受到奖励，劝其去医院详细检查，但无动于衷。(大塚敬节医案《临床应用汉方处方解说》)

邢某，男，67岁，175cm，68.5kg。2023年3月29日初诊。

病史：2型糖尿病20年。2022年5月确诊急性髓系白血病，靶向药物治疗6个疗程后停用45天。疲乏无力，头不自主摇动，四肢发冷。

检验报告：血红蛋白86g/L，红细胞2.86×10^{12}/L，白细胞2.6×10^9/L，血小板65×10^9/L。近4日空腹血糖6.5～8.4mmol/L（2023年3月27日）。

体征：面容憔悴无光泽，腹部平软无压痛，舌淡红，手掌黄。

处方：十全大补汤。

生黄芪30g，肉桂10g，生晒参10g，白术15g，茯苓20g，炙甘草5g，当归10g，川芎10g，白芍15g，熟地黄30g，20剂。

2023年4月19日二诊：药后第一周血小板升至183×10^9/L，体重上升至70kg，手足不冷了，疲劳感明显减轻，空腹血糖下降。原方生黄芪40g，20剂。

2023年5月24日三诊：面色红润，体力恢复，白细胞、血小板恢复正常，血红蛋白上升，味觉恢复，血糖好转，睡眠好转。骨穿复查情况良好。检验报告：血红蛋白106g/L，白细胞7.11×10^9/L，血小板166×10^9/L（2023年5月16日）。（黄煌医案）

五、竹叶石膏汤

【适用病症】

肿瘤晚期极度消瘦，食欲不振，自汗盗汗者；癌性发热持续不退者；肿瘤放化疗后，口干舌燥、舌光无苔者。肺癌、口腔癌、食道癌、骨肉瘤、淋巴瘤、皮肤癌、血液系统癌症等，应用机会较多。

【应用参考】

竹叶石膏汤是经典的温热病后期的调理方，传统的清热养阴方，适用于以羸瘦、食欲不振、低热持续、多汗为特征的疾病。本方也是晚期肿瘤的常用方，有增体重，振食欲、止虚汗的功效，体现"留人治病"的优势。

适用人群大多消瘦，肌肉萎缩，体重下降明显；面色苍白，皮肤枯燥，贫血貌；疲倦乏力，呼吸短浅，声音低微；多汗，大汗，大多衣被皆湿；口渴喜饮冷水，水入即安片刻，而复烦渴；不思饮食，或饥不欲食，或恶心欲吐。高龄老人、瘦弱的儿童比较多见。

脉舌象有特异性。其脉或数，或细，但大多按之弱，或空大。其舌红嫩，或淡红萎软，舌体瘦薄；舌苔少，或苔剥如地图，或舌裂，甚至光红如镜面，或口腔糜烂溃疡；但也有舌苔者，但必定干燥无津。

方中粳米不可缺，对食欲不振的晚期肿瘤患者来说，本方也是一种营养剂，粳米的养胃功效不可忽略。另外，黏稠的米汤度有助于石膏微细颗粒悬浮，增加汤中无机元素的含量。

本方适用人群多有低热，但不可用柴胡类方。舌光红无苔者，慎用柴胡。

尽量用原方。原方的疗效、安全性，以及口感都比较好。

【典型案例】

焦某，女，73岁，160cm，51kg。2022年3月28日坐轮椅就诊。

病史：患有肝癌伴骨转移。2月15日开始背痛，颈椎痛，后背肩胛骨痛，手麻，渐及全身，已经服用塞来昔布止痛。稍动则汗出湿衣，无法安睡，全身乏力，毫无食欲，大便干结2～3天1次。

体征：面色苍黄，贫血貌，舌黯红，舌底散在瘀点，脉弱。

处方：竹叶石膏汤。

淡竹叶 15g，生石膏 60g，生晒参 15g，麦冬 30g，姜半夏 10g，生甘草 10g，粳米 1 把，米熟汤成。7 剂，日分 3 次服用，另嘱咐饮梨汁、甘蔗汁。

2022 年 4 月 19 日家人代诊：4 月 1 日停服止痛药后，一直服用中药，疼痛未作。自汗减轻。原方改麦冬 50g，生甘草 15g，20 剂。（黄煌医案）

六、麦门冬汤

【适用病症】

肺癌、胃癌、口腔癌、食管癌、喉癌等患者出现呕吐、无法进食、食欲不振、大便秘结难解、口干舌燥时。

【应用参考】

麦门冬汤是经典的肺痿病方，传统的润燥降逆方，具有止咳、止呕、生津止渴、增进食欲、补充营养的功效，是晚期肿瘤患者的营养方。

其人肌肉萎缩，皮肤干枯而缺乏弹性，舌头颤动萎缩，进食困难，或恶心呕吐，或吞咽困难，或食欲不振，大便秘结难解，口腔干燥唾液少，咽喉干燥，舌干红，舌苔少或苔剥，呼吸困难，或干咳久咳，或久喘气馁，或声音嘶哑，吐词不清，多见于高龄老人或消瘦不能进食者。

本方清香可口，能开胃滋补。方中用粳米同煎后，其实就是药粥，非常适用于消化道肿瘤无法进食，以及食欲不振的患者。

按照本方麦冬与半夏的 7：1 的用量比例，临床在用半夏 6g 的前提下，麦冬用量应至 40g 以上。

对于吞咽困难或食欲不振者，本方煎煮液可采用少量多次服用的办法，原文规定是"日三夜一"，即一日服 4 次。

贫血者，加阿胶、生地；便秘者，加火麻仁。

【各家经验】

沈明宗：余窃拟为肺痿之主方，一切痿证皆可有效。老人及虚人，亦应此方证为多。(《金匮要略编注》)

浅田宗伯：治老人津枯枯槁，食物难咽，似膈症者。(《勿误药室方函口诀》)

【典型案例】

男，76 岁。患者于 2019 年 2 月 11 日因"腰背部疼痛 2 天"予胃镜检查：胃角见一约 2.5cm×3.0cm 溃疡，局部黏膜粗糙增生。病理诊断：(胃角)腺癌。CT 检查：胆囊炎，胆囊结石；肝内病变，考虑转移；胃体小弯侧局部胃壁增厚伴溃疡形成，考虑为恶性肿瘤伴胃小网膜淋巴结肿大。诊断为"胃癌伴肝转移"。患者腰背部疼痛，考虑癌痛，用曲马多缓释片 100mg，每隔 12 小时口服镇痛，NRS0–1 分。4 月 9 日予"第 1～21 天替吉奥胶囊 40mg，口服，每日 2 次"方案，口服化疗 1 个疗程。2019 年 5 月 3 日入院，患者头晕，乏力，纳差，恶心呕吐，进食后为甚，时有呃逆，无呕血黑便，无畏寒发热，无胸闷心悸等不适，小便正常，大便难解，睡眠一般。5 月 5 日夜间出现疼痛加重，予曲马多注射液注射后，疼痛缓解不明显；吗啡针先后 5mg、10mg 应用后，疼痛控制，NRS 评分为 2 分。5 月 6 日上午疼痛又作，吗啡针 5mg 应用后，疼痛好转，NRS 评分为 2 分，予调整止痛药物为吗啡缓释片 30mg，每隔 12 小时口服。患者入院后服麻子仁丸 (中成药及汤剂)、乳果糖、酵素梅等，大便前后约半月未解，无腹胀、腹痛。5 月 22 日，结合患者体瘦，舌嫩红，少苔，脉浮细滑，予麦门冬汤：麦冬 30g，姜半夏 12g，西洋参 6g，甘草 6g，山药 10g，大枣 10g。3 剂后，大便解、量少，食欲改善。效不更方，前方继续，患者每日不定时可解大便，头晕、乏力、纳差、恶心呕吐、呃逆等均有好转。患者信心大增，精神状态、食欲均明显好转。［石海波．经方在癌性便秘治疗中的应用．湖北中医杂志，2020，42（3）：52］

李某，女，55 岁，163cm，57kg。2018 年 9 月 10 日初诊。

病史：左侧舌癌术后 1 年。现诉放疗后口腔溃疡，伴有刺痛，自述"如舌头上撒盐"，只能吃半流食，体重已下降 10kg，口干，咽干，舌压板按压恶心，大便多天解 1 次。既往有高血压病、2 型糖尿病。多年素食。

体征：脸黄黯，声音嘶哑，舌红，舌右缘有大面积溃疡，左侧咽喉红肿，眼睑淡。

处方：麦门冬汤加地黄、阿胶、火麻仁。

姜半夏 10g，麦冬 30g，党参 15g，炙甘草 20g，红枣 30g，粳米一把，生地黄 30g，阿胶 10g（另烊），火麻仁 10g。7 剂，日分 4 次服，冷服。

2018 年 10 月 16 日复诊：体重增加至 58.2kg，面色转红，眼睑转红，有饥饿感，精神转好，舌痛减，仍无味觉。原方加天冬 15g。15 剂，隔天服。（黄煌医案）

七、温脾汤

【适用病症】

晚期肿瘤患者，伴有肠梗阻、肠粘连、便秘腹痛等。

【应用参考】

温脾汤是古代的止痛方，传统的温下寒积方，具有止腹痛、通大便、去寒积、提食欲的功效。多用于大病、手术后、重病患者的便秘、肠梗阻、肠粘连、急性肾功能衰竭，是晚期肿瘤患者对症处理方。

便秘常见于肺癌、胃癌、肠癌、乳腺癌等各种恶性肿瘤患者，多与手术、放疗、化疗，以及使用止痛药、麻醉剂、止吐剂等有关，具有发病率高、持续时间长、治疗效果差等特点。癌性便秘导致患者的生存质量显著下降，术后开放饮食所需时间延长，过早放弃化疗和放疗等多种后果。推荐温脾汤作为癌性便秘的基本方。

适用本方者多精神萎靡，呈虚弱貌，便秘、数日不便，腹胀痛、痛苦不堪，食欲不振，常常多日不进食，舌苔厚腻，或白或黄。环绕脐腹部的绞痛、腹胀如鼓、食欲不振是本方证的特征性症状。患者多骨瘦如柴，但因腹痛、便秘，仍然可以攻下，但得下停服。

【各家经验】

华亭费秋谷母骤腹痛，濒危者再。闻天马山有道人能医，乃亲往延治。途遇一老翁，同憩于亭间，问何适？费以延医对。翁于囊中出一方曰：此孙思邈所得龙宫方也，服之当有效。费于匆遽间不辨何药，即市归进母，一月而愈。后以方示人，盖即《千金方》温脾汤也。（《对山医话》）

【研究报道】

一项临床研究，选择 72 例直肠癌术后吻合口漏患者为研究对象，结合治疗方式的差异分为甲组和乙组，每组 36 例患者，两组患者的基本资料对比差异无统计学意义（$P > 0.05$）。分别给予常规方式和温脾汤加生黄芪进行治疗，治疗后对效果进行分析。结果发现，对直肠癌术后吻合口漏患者采用温脾汤加减方进行治疗，效果明显，能让患者尽快恢复，不存在异常现象，值得推广和应用。［陈琪．分析温脾汤加减治疗直肠癌术后吻合口漏的方法．系统医学，2018，3（7）：135］

研究发现，温脾汤能降低肾纤维化模型大鼠的肾重与体重比，抑制残余肾脏的代偿性肥大，减轻肾小球硬化及肾间质纤维化程度，具有保护肾功能作用。温脾汤对慢性肾功能衰竭（CRF）者全血黏度、血浆黏度、红细胞聚集指数、红细胞电泳均显著降低，改善体内"黏、聚、集、凝"状态，起到改善 CRF 患者高黏血症的作用。(《中医经典方剂药学研究》)

【典型案例】

邓女，61 岁。2022 年 4 月 19 日初诊。

病史：2020 年确诊输卵管癌，先后 3 次手术，切除子宫、直肠、膀胱。2021 年 12 月发现盆腹腔转移，化疗后副反应大。便秘严重，伴有剧烈腹痛，大便质硬量少如栗状。

体征：舌质黯淡，苔白，面色黄黯、无光泽，脉沉滑，呈贫血貌，眼睑色淡，脉弱数。

处方：温脾汤。

生大黄 10g，芒硝 10g，生甘草 10g，制附片 10g，生晒参 10g，当归 10g，干姜 10g，7 剂。

2022 年 4 月 26 日复诊：药后大便通畅，腹痛明显改善。原方去芒硝，生大黄改制大黄 5g；加黄芩 15g，白芍 15g，红枣 20g。10 剂。(黄煌医案)

第四章

外科

第一节 骨关节病

骨关节疾病的范围较广，常见的有颈椎病、腰椎病、骨关节炎、肩周炎、风湿性关节炎、类风湿关节炎、股骨头坏死、滑囊炎、滑膜炎、痛风性关节炎等，中医通称为"痹证"。

关节痛是骨关节疾病的主要症状，但由于关节痛是一个主观诉述，每个患者所反映的关节痛症状，其实际含义可能各不相同，所适用的经方也各不相同。疼痛剧烈，选乌头汤、麻黄附子细辛汤、桂枝芍药知母汤；痉挛，选芍药甘草汤、桂枝加葛根汤；麻木，选乌头汤、桂枝茯苓丸；肿胀、晨僵，选小柴胡汤加味方；末端冰凉，疼痛如刀刺或电掣，选当归四逆汤、麻黄附子细辛汤；诸关节肿大变形，选桂枝芍药知母汤；颈椎疼痛，选桂枝加葛根汤；腰腿疼痛，选麻黄附子细辛汤；全身性关节痛，选桂枝加附子汤、桂枝芍药知母汤；小关节疼痛，选小柴胡汤加味方。

全身状态对方证识别也有重要参考意义。精神萎靡，面色黄黯，选麻黄附子细辛汤；呈浮肿貌，选乌头汤；面色土灰，汗出不止，选桂枝加附子汤；面黯红，选桂枝茯苓丸；肤白唇红，选小柴胡汤加味方。

一、芍药甘草汤

【适用病症】

各种肌肉痉挛性疾病及以脚挛急、疼痛为特征的疾病，如腓肠肌痉挛、坐骨神经痛、急性腰扭伤、腰肌劳损、腰椎病、糖尿病足、下肢静脉血栓形成、股骨头缺血性坏死、骨质增生症、足跟痛等。

【应用参考】

芍药甘草汤是古代的解痉止痛方。下肢疼痛、麻木、抽筋、站立行走屈伸困难是本方证的特征。大便干结难解，或如栗状，或经常脐腹部疼痛者，用本方更好。

适用本方者，大多易下肢疼痛、腹痛、便秘、肌肉痉挛。其体型胖瘦皆有，但多肌肉坚紧，尤其是腹壁肌肉比较紧张，按之比较硬，不按不痛，一按即痛，腰背部肌肉紧张拘挛也多见，疼痛多为牵扯样、阵发性、针刺样或电击样。

治疗腰腿痛，本方白芍、甘草的用量均要大，通常在20g以上。

腰腿拘挛疼痛剧烈，全身恶寒，下肢冷，脉沉微者，加附子；下肢关节红肿疼痛，怕热多汗，加黄柏、黄芩。

芍药甘草汤不仅能治脚挛急，凡因跌打损伤，或睡眠姿势不正，导致腰背颈项牵强疼痛者，用之也有效果。

【各家经验】

吉益东洞：云州医生祝求马，年方二十。一日，忽苦跟痛，痛如锥刺，如刀刮，不可触近，众医莫能处方者。有一疡医，以为当有脓，刀辟之，亦无效矣。于是迎先生诊之，腹皮挛急，按之不弛，为芍药甘草汤饮之，一服，痛即已。(《建殊录》)

汪汲：大腿肿痛，坚硬如石，足系梁上差可，否则其疼如砍，肿渐及臀，不容着席。用生甘草一两，白芍三两，水煎服，即效。(《怪疾奇方》)

【研究报道】

芍药甘草汤能明显提高热板法中小鼠的痛阈值，减少扭体实验中小鼠的扭体次数，显著提高辐射热照射大鼠的痛阈，提示本方对小鼠扭体法及热板法致痛、大鼠辐射热照射法致痛均具有明显抑制作用。文献还报道，芍药组、甘草组与芍甘1：1组在体重、足温、痛阈、关节肿胀度等多个评价环节方面均显示出能够逆转佐剂性关节炎模型大鼠病理变化，表明各给药组对模型大鼠关节炎损伤均有一定的治疗作用。各给药组中，芍甘1：1组在各个评价指标上均优于芍药组与甘草组，尤其是在止痛环节上，芍甘组发挥作用的时间点明显早于其他两组，也充分体现出了中药多成分、多部位、多靶点发挥整合调节效应的作用特征，以及通过复方配伍发挥协同作用的优势和配伍应用的科学性，本研究为芍药甘草汤临床用于治疗关节炎提供了科学依据。

采用改良吴氏法制大鼠痉挛模型，予以芍药甘草汤不同剂量灌胃给药，每日1次，连续3周，并检测脑内谷氨酸（Glu）、天冬氨酸（Asp）、甘氨酸（Gly）、γ-氨基丁酸（GABA）、5-羟色胺（5-HT）、去甲肾上腺素（NE）指标，用四道生理记录仪测定肌张力。结果显示：芍药甘草汤能明显升高痉挛大鼠模型脑内Gly、GABA、5-HT含量，明显增加上肢伸直幅度，降低肌张力，表明芍药甘草汤对痉挛大鼠脑内与肌痉挛相关的抑制性和调节性神经递质有一定的影响，但量-效关系不明显，提示芍药甘草汤抗肌痉挛作用与调节脑内与痉挛有关的神经递质有关。（《中医经典方剂药学研究》）

【典型案例】

四嫂（十一月十三日），足遇多行走时则肿痛而色紫，始则右足，继乃痛及左足，天寒不可向火，见火则痛剧。故虽甚恶寒，必得耐冷。然天气过冷，则又痛。眠睡至浃晨（辰），而肿痛止，至夜则痛如故。按历节病足亦肿，但肿常不退，今有时退者，非历节也。惟痛甚时筋挛，先用芍药甘草汤以舒筋。赤白芍各一两，生甘草八钱。拙巢注：二剂愈。（曹颖

甫医案《经方实验录·中卷》)

54 岁男子，颜面黑褐色，肥胖型……五十肩逐渐加重，疼痛难忍。与二术汤、十味挫散、五积散、葛根汤加减等无效，并针刺治疗 1 个半月，亦无疗效。由于肩背拘急严重，为缓解肌拘急之目的，故转用芍药甘草附子汤末（芍药 0.6g，甘草 0.4g，加附子末 0.5g），服 2 次。1 周后甚为高兴，1 个月后能够抓电车吊环，肩背肌拘挛变得柔软；2 个半月基本已愈。虽然由于时日的经过，有自然治愈之可能，但服用本方数日间，疼痛速消，肌拘急缓解，应为本方之效果。（矢数道明医案《临床应用汉方处方解说》)

J 女士，48 岁。2018 年 10 月 21 日初诊。

病史：左腿疼痛剧烈 2 周，无法行走，弓着身子由家人搀扶来诊。自诉疼痛难忍，坐也不是，站也不是。某医院 CT 示腰椎退变，第一骶椎腰化，腰椎间盘突出。考虑手术治疗。患者不愿手术，寻求中医治疗。

体征：干瘦，腰腹部肌肉坚紧，以后腰部为明显，扪之坚硬如一块铁板。

处方：生白芍 60g，生甘草 15g，5 剂。

患者拿到处方后又折返，面露疑色问："就 2 味药？能有效吗？"我笑答："不妨一试！"

2018 年 10 月 28 日复诊：药后疼痛大减，静坐时已不痛，可行走，惟行走时仍有痛感，患者与家属喜形于色，连连称奇。扪之其后腰部肌肉坚紧有所缓解。原方加量：生白芍 100g，生甘草 20g。10 剂，服 5 天停 2 天。

2018 年 11 月 4 日三诊：疼痛已缓解，坐行无碍，药后有轻微腹泻。告之原已绝经半年，例假又至，原经血黯黑，而此次颜色鲜红。（梁佑民医案）

二、桂枝加附子汤

【适用病症】

骨关节病见出汗多、怕风明显、身体疼痛者。多用于颈椎病、关节炎、腰椎间盘突出症、腰肌劳损、腰椎退变增生、更年期骨关节冷痛、骨关节炎、痛风性关节炎、糖尿病并发症等。

【应用参考】

桂枝加附子汤是经典的太阳病方，传统的温经回阳方，具有强壮、止汗、镇痛的功效，现代研究提示能抗休克、抗心肌缺血、缺氧及抗炎镇痛等，适用于发汗过多导致的亡阳证，以及以多汗、怕冷、身体疼痛、脉弱为特征的疾病。

"太阳病，发汗，遂漏不止，其人恶风，小便难，四肢微急，难以屈伸者，桂枝加附子汤主之。"（20）汗漏不止，其他体液分泌过多清稀，也可以视为"漏不止"，如带下清稀如水量多，小便清长失禁，鼻涕量多清稀，脓水清稀色淡，乳汁分泌过多。"四肢微急，难以屈伸"，提示本方可用于以关节疼痛、活动障碍为表现的疾病。

适用人群大多面色黄暗，或苍白，甚至如土灰色，缺乏光泽；皮肤湿润，易出汗，或曾经大汗或过汗者。精神萎靡，少气懒言，容易疲劳乏力；恶风厚衣，手足不温，缩手缩脚，四肢蜷缩，动作缓慢；多有疼痛主诉，遇冷疼痛则剧。

本方证的脉象有特异性。脉微弱，或脉浮大中空，或沉弱。一般心律不快，但也有数者，但必定无力。

疼痛剧烈，可以加大附子用量。附子的镇痛作用强，但因附子有毒，如果用量大于15g，要先煎45分钟以上，以后每加5g，煎煮时间递增10分钟。

本方加白术、茯苓，多用于中老年妇女，特别是更年期妇女的关节痛。其人虚胖，呈浮肿貌，疲惫，腰腿痛，怕冷。烘热出汗，多梦心悸，加龙骨、牡蛎；下肢酸软无力，加当归、巴戟天、淫羊藿。

颈椎病疼痛者，加葛根；关节肿大、有关节腔积液者，加白术。

产后病的关节痛，多见于本方证。夏天的产妇尤其多见，伴有产后乳汁少、脱发、自汗等。

【各家经验】

莫枚士：治四肢拘急及脉浮大、两胫拘挛。（《经方例释》）

樊天徒：头痛微发热，汗出不止，恶寒殊甚，指尖冷，四肢拘挛疼痛，小便难，脉浮而虚。（《伤寒论方解》）

【典型案例】

牛男，46岁，179cm，90kg。2016年7月23日初诊。

病史：患2型糖尿病2年，伴右膝关节肿痛1个月，入院诊断为2型糖尿病、急性痛风性关节炎。出院后痛风反复发作3次。脚踝内侧肿痛明显，易饥饿，饥饿后心慌、身抖、汗出、乏力，甚则夜间湿衣、湿床。

既往史：心肌梗死支架植入术（2011年）、高血压、高尿酸血症、高脂血症、脂肪肝、肛瘘史。

体征：形体壮硕，皮肤湿冷，腹部无压痛，下肢无肿，舌嫩黯，舌底络脉瘀紫，脉弱重按无力。

处方：桂枝加附子汤加白术、苍术。

桂枝 20g，肉桂 10g，赤芍 30g，干姜 10g，生甘草 5g，红枣 20g，白术 30g，苍术 30g，制附片 15g（先煎 30 分钟），7 剂。

2016 年 8 月 6 日复诊：上方服后痛风未发，自测血糖 4.7 ～ 5mmol/L。药后下肢步行有力，汗出湿衣明显改善，夜间已无盗汗。大便成形，面色好转。（黄煌医案）

三、乌头汤

【适用病症】

糖尿病周围神经痛、关节炎等病，见关节剧痛、不可屈伸、肢体麻木者。

【应用参考】

本方是附子类方中的止痛剂，适用于寒性关节病。其疼痛剧烈，不可触碰，遇冷加剧。

其人面色青黄，怕冷多汗，或有下肢麻木、浮肿等。

乌头有毒，蜜煎乌头是解毒关键。如不用蜂蜜，也必须久煎。

【各家经验】

尾台榕堂：治痛风百节疼痛肿起及偏枯、瘫痪、结毒，骨节酸疼，或隆起者，俱兼用七宝承气丸、十干承气丸。腹满便秘，或有坚块者，兼用夹钟丸或大承气汤。有经水之变者，桃核承气汤。偏枯症，心气不定或健忘，心下痞者，泻心汤。（《类聚方广义》）

浅田宗伯：此方用于历节之剧证，有速效。又白虎风痛甚者，亦用之。白虎风证详于《圣济总录》，谓以不可屈伸为目的。一妇人臂痛甚，不可屈伸，昼夜号泣，众医不能治，余用此方得速效。又腰痛数年不止，如佝偻状者，少翁门人中川良哉用此方，腰贴芜菁膏而痊愈。青州翁用于囊痛而奏效。此方若少用甘草，且不加蜜，则无效，因此二味能和血脉，缓筋骨也。(《勿误药室方函口诀》)

仝小林：糖尿病肢体疼痛剧烈，同时肢体不温，甚则冰冷者，即是寒湿痼结之证。以乌头汤为主方，往往可收奇功。(《糖络杂病论》)

【典型案例】

李某，女性，约40岁，佛山人，住佛山栅下文塔脚，何洪之妻。1919年初春。

症状：症初恶寒发热，肩肘关节疼痛，渐及腕踝髋膝，历节疼痛，不能屈伸，尤以膝关节为甚，痛势时微时剧，发热数退数复；每历一关节，痛必增剧，其热亦随之复发，略作转动则痛更大作；胃呆食少，大便疏少，小便短而微黄，脉濡缓怠，舌淡湿润现灰白苔。此属寒湿，病名历节，拟与乌头汤方主之。

净麻黄三钱，杭白芍三钱，绵黄芪三钱，炙甘草三钱，制川乌五钱。

以上五味用白蜜300mL，单煮川乌一味至150mL，去渣候用，另取清水450mL，煮四味至150mL，去渣，与蜜煎和匀，更以文火煮至200mL，分3次服，一日服完。

服药5剂，稍呈效象，关节疼痛微减，继续服药10天，疼痛反复增剧之象已不显著，且不复发热，关节痛已逐日减轻，稍能活动，屈伸较利，胃纳略增，二便渐趋正常，计共服药30余剂，症状渐次消失以至痊愈。在治疗过程中，一以本方为主，半月后，间有加些搜湿祛寒、强壮筋骨等品，不为主药。(张汉符医案《医方权经》)

　　李某，男，42 岁，农民，浙江平阳人。1978 年 3 月 10 日就诊。

　　患者以抓鳖为生，2 年前出现右手指麻木，疼痛不能屈伸，逐渐加重，并向上发展至肩臂，按之疼甚，冷若冰水，不红不肿，形寒畏冷。经皮质激素、针灸等治疗，虽能缓解一时，但终不能愈，前来求治。望其面色黯淡，舌质淡胖，苔薄白腻，切其脉沉。此乃风寒湿伤于经脉骨节，偏于寒重，方用乌头汤重剂祛寒止痛、胜湿逐风。乌头 20g，麻黄、白芍各 15g，炙甘草 25g，黄芪 30g，蜂蜜 60g。以水 3 碗，先煎乌头、白蜜 2 小时，去乌头内余 4 味，煎成 1 碗，去渣，分温三服。

　　3 月 11 日复诊：症未进退，舌脉如前，知病日久，非数剂而能效，步上方继进 3 剂，煎法如前。

　　3 月 24 日三诊：疼痛稍减，余症同前。知药中病机，连服 20 余剂，手能伸，掌能握，疼痛消失而痊。（林上卿医案《桐山济生录》）

四、桂枝芍药知母汤

【适用病症】

　　全身性关节肿痛剧烈难忍，甚至关节肿大变形、行走困难，反复发作者。多用于有关节疼痛的自身免疫性疾病，如关节型银屑病、风湿性关节炎、类风湿关节炎、强直性脊柱炎，也用于骨关节及其周围组织疾病，如增生性骨关节病、腰椎间盘突出症、梨状肌综合征、股骨头坏死、膝关节滑膜炎、痛风等。

【应用参考】

　　桂枝芍药知母汤是古代治疗关节痛的专方，有散寒、止痛、消肿的功效，适用于以关节肿大疼痛、行走困难为特征的关节疾病。《金匮要略》

的描述形象且具体："诸肢节疼痛"，特指本方适用于全身关节疼痛。"身体
尪羸"，一指瘦弱，一指患者关节疼痛变形增生。

其人面色黄黯无光泽，神情淡漠疲惫；身体虚寒怕冷，大多身着厚衣
戴帽护膝；关节肿大变形，疼痛剧烈，甚至浮肿，行走困难；或呈贫血貌
以及发热、汗多、气短等主诉。大多有受寒入水淋雨等诱因。

关节肿痛发红而有灼热感、身体无畏寒怕冷、尿赤便干、烦躁亢奋、
舌红脉滑，属热痹者慎用。如果关节无疼痛，本方慎用。本方不宜空腹
服用。

本方主治与桂枝加附子汤相似，都能用于关节疼痛。区别在于：本方
有麻黄，消化功能强健者，以及皮肤粗黑、肌肉结实者比较适合；而桂枝
加附子汤的适用人群多瘦弱，易于出汗。

【各家经验】

大塚敬节：该方用于关节慢性风湿性疾病，以身体瘦弱、病患关节肿
胀如树瘤者为指征。(《金匮要略研究》)

门纯德：风湿性关节炎属中医"痹证""历节病"。若为"行痹"，肢
体关节疼痛，腕、肘、膝、踝关节痛无定处，伸屈不利，伴有恶寒发热、
苔薄白、脉浮，常以防风汤、桂枝芍药知母汤两方交替服用治之。若为
"痛痹"，肢体关节疼痛剧烈，遇寒加重，掣痛不得屈伸，舌嫩苔白，脉弦
紧，常以乌头汤与乌头桂枝汤或甘草附子汤、桂枝附子汤与桂枝芍药知母
汤联合治之。若为"着痹"，肢节疼痛沉重，皮肤麻木，局部肿胀，舌苔
白腻，脉濡缓，常以防己黄芪汤、麻杏薏甘汤与桂枝芍药知母汤交替服用
治之。若为"热痹"，关节疼痛局部红肿发热，关节不利；重者身热，口
渴烦躁，舌红苔黄而燥，脉象滑大而数，常先以白虎桂枝汤、《备急千金
要方》三黄汤清热通痹，然后再配合桂枝芍药知母汤治之。若风寒湿热相

杂为"痹"，肢节疼痛不利，头晕短气，两足发肿，遇寒则痛，遇热不减，多与风寒、阴雨气候有关，局部时冷时热，舌苔黄，脉滑，当以桂枝芍药知母汤治之。上述证例很多，不胜枚举。

坐骨神经痛，此病证型较多，但见疼痛较甚、遇寒加重、无明显阴虚症状者，均可投之。(《名方广用》)

【典型案例】

吕某，男，28岁。患者于1958年起手足关节疼痛，周身软弱无力，行动即痛，春季好转，秋冬即增剧，天寒阴雨时加重，数年来经断续治疗未见显效。1961年秋收时，因露宿田野触冒风寒，疼痛突然加剧，遂卧床不起。

初诊：两肘及腕关节疼痛，下肢关节尤甚，腰痛转侧困难，局部轻微红肿、灼热；胃纳尚佳，二便正常，口渴能饮，舌苔黄腻，脉弦数。

处方：桂枝12g，白芍、甘草、知母各15g，麻黄、防风各10g，白术12g，淡附子6g。上药为末，分10日服，姜汤送服。

服药7～8日后，疼痛减轻，灼热、红肿大减，已能下床行走，但行动时仍疼痛，不能走长路、荷重物，口渴减轻，脉、舌如前。原方再服1个月（日服量稍增加）。服完药后，关节疼痛消失，精神好转，观察2年之久，未曾复发，已能参加劳动。(赵明锐医案《经方发挥》)

陶男，59岁，174cm，80kg。2021年5月6日初诊。

病史：痛风30余年。饮食不注意即发，以膝盖、手关节、足趾肿痛为主，走路、穿鞋皆痛，近年发作频繁，痛势逐渐加重，食欲好，睡眠可。

体征：体壮，舌苔白厚，舌淡红有齿痕，眼睑红，双上肢手掌、足趾、膝盖皆变形，脉缓（心率 50 次 / 分）。

处方：桂枝芍药知母汤。

桂枝 10g，肉桂 10g，白芍 15g，炙甘草 10g，生麻黄 10g，白术 20g，知母 20g，防风 20g，炮附子 20g（先煎 40 分钟），干姜 10g，10 剂，餐后服。

2021 年 5 月 19 日复诊：药后疼痛已止，说以前发作时影响拿筷子吃饭和行走，现在可正常活动，生活自理。尿酸指标下降，2021 年 5 月 7 日查尿酸 665μmol/L；2021 年 5 月 17 日查：尿酸 435μmol/L。心率 60 次 / 分。原方 20 剂，隔天服。（黄煌医案）

第二节　肛肠病

肛肠病，通常是指在肛门与直肠上的各种疾病，常见肛肠病有 30 多种，如内痔、外痔、混合痔、肛裂、肛瘘、肛周脓肿、肛门皮肤病、肛窦炎、直肠炎、直肠溃疡、出口性便秘、直肠脱垂、直肠前突、直肠黏膜内脱垂、肛门直肠狭窄、肛门失禁、肛管癌、直肠癌、肛乳头瘤、直肠息肉、肛门直肠结核、肛门神经症、尖锐湿疣、肛门直肠先天性畸形、肛门直肠外伤等。在专科局部治疗的同时，配合经方的内治，有利于减轻痛苦、缩短病程。同时，通过个体化治疗可改变体质状态，还能控制复发。

肛肠病经方的选择依据整体状况而定，体型、体貌，以及腹部、唇舌部等体征是观察的重点。体格壮实，肌肉发达，可考虑麻杏甘石汤、黄连解毒汤；人白瘦高，可考虑桂枝汤、苓桂术甘汤；上腹部充实满痛，可考虑大柴胡汤；少腹部充实有压痛或包块，可考虑桃核承气汤、大黄牡丹汤；腹部松软，面黄，呈贫血貌，可考虑当归芍药散、胶艾汤；口唇深红，可考虑黄连解毒汤、甘草泻心汤、白头翁汤、黄芩汤；口唇淡红或苍白，可考虑胶艾汤；口唇厚实，皮肤粗黑干燥，可考虑麻杏甘石汤、麻黄汤、葛根汤；伴有口腔溃疡，可考虑甘草泻心汤；伴有痛泻，可考虑乌梅丸；全身症状不明显的痔疮伴出血、疼痛，可考虑验方乙字汤。

根据传统经验，对病或对症状用方也是肛肠病的治疗原则。肛周脓肿，可选用大黄牡丹汤；痔疮出血，可选用泻心汤、胶艾汤；痔核充血疼痛，可选用桃核承气汤、麻杏甘石汤；脱肛，可选用当归芍药散；肛周湿疹、尖锐湿疣，可选用黄连解毒汤；肛周溃疡反复，可选用甘草泻心汤。

一、麻杏甘石汤

【适用病症】

以肛门疼痛、便意迫切为表现的痔疮、肛瘘、内痔脱垂嵌顿、肛裂、脱肛、肛门神经症等。患者体格比较健壮，大多有上呼吸道感染的诱因。

【应用参考】

本方是经典的咳喘病方，传统的清热宣肺平喘方，具有平热喘、通鼻窍、止肤痒、利肛肠的功效。本方用于痔疮的经验首先见于大塚敬节《汉方诊疗三十年》中，他根据古矢知白（日本古方家）的经验，用于痔疮获效，之后不断有人验证成功。

适用人群大多壮实，毛发黑亮，皮肤粗糙，眼睑充血，面部或眼皮可见轻度浮肿貌，咽喉红，扁桃体肿大，易打鼾，易鼻塞、鼻痒，打喷嚏，流黏涕，易咳嗽吐痰，皮肤瘙痒，易起红疹、风团。

咳嗽咽痛，加桔梗。

【各家经验】

山本严：痔核形成血栓的肛门水肿、嵌顿、痔核脱出疼痛，服用本方20分钟，疼痛停止，水肿减轻。［李建华译．麻杏甘石汤治疗痔核及静脉炎．陕西中医学院学报，1985（3）：57］

范文甫：上海一名贾，年卅余，形气壮实，饮食如常，而苦于泄泻，日5、6次，已5月余。遍历名医，投清利、峻攻、固涩、温脾、温肾之剂皆无效果，邀余至上海往诊。余按其脉，右寸独紧，其余皆平，呼吸略气促，便意迫急。余曰：此乃肺移热于大肠之候也……投以麻杏甘石汤，麻黄用三钱。药后当夜得微汗。次日余按其脉，右寸转平。告曰：此将愈之兆也。果然，即日泄泻停止。5个月之病安然而愈。（范文甫医案《近代名医学术经验选编·范文甫专辑》）

【典型案例】

43岁妇人，1周前患感冒，频繁咳嗽。也许与感冒有关，痔疮又疼痛，很难受，前来求诊。仍然咳嗽，说每次咳嗽都引得痔疮疼痛。食欲、大小便无异常，也无恶寒和发热。诊查发现，痔疮为拇指头大的外痔核，发红，肿胀欲裂，用手指稍加触及便有痛感。投与麻杏甘石汤治疗，3天的药尚未服完，咳嗽已止，痔痛消失，痔核也缩小了。（大塚敬节医案《汉方诊疗三十年》）

某男，35岁，患肛瘘多年，两次手术未愈。身体一般状况较好，检查肛旁相当于七点左右有一瘘口，有脓性分泌物，皮下可扪及条索状瘘管，肛查未摸到内瘘口，手术有困难。后翻阅熊曼琪主编的《伤寒论》，见麻杏甘石汤可以治疗痔疮，遂姑且试用本方3剂：麻黄15g，杏仁20g，石膏40g，甘草20g。一周后复查，瘘口的脓性分泌物完全消失，瘘口闭合，皮下的条索状组织变软；守方再服 6 剂，条索组织进一步软化，至今 1 个月，未见复发。（颜怀奇、邓黔疆发表于"黄煌经方沙龙"网站）

卞某，男，38 岁，172cm，84kg。2022 年 6 月 29 日初诊。

病史：肛周脓肿 3 月余，每天流脓，肛门麻胀疼痛，大便后及排脓前更加严重。2022 年 6 月 23 日超声可探及两处低回声不均质区，较大距皮 8.3mm，大小约 20mm×18mm，内可见点片状强回声，边界不清。彩色多普勒频移仪（CDFI）检查：血液异常丰富。既往上颚窦炎，皮肤划痕症。

体征：形体魁梧壮实，头发浓密，舌质黯红苔黄厚，咽喉通红，扁桃体 I～II 度肿大。

处方：麻杏甘石汤。

生麻黄 10g，生石膏 50g，杏仁 20g，生甘草 10g，7 剂。

2022 年 7 月 6 日复诊：药后排脓顺畅，坐卧行走时肛门坠胀明显好转。

处方：①原方；②薏苡附子败酱散。生薏苡仁 100g，败酱草 50g，制附片 10g。两方各 7 剂，早晚分服。

2022 年 8 月 10 日三诊：疼痛缓解。核磁提示肛管与肛周没有相通，未形成肛瘘。复查肛周脓液缩小一半。2022 年 8 月 4 日超声示肛旁触及的两处低回声转为片状，从 20mm×18mm 缩小到 11mm×8mm；CDFI 检查示血液异常丰富转为点状血液信号。

处方：①生麻黄 10g，生石膏 40g，杏仁 20g，炙甘草 10g，10 剂。②十全大补汤，15 剂，日分 2 次服。两方隔日交替服用。（黄煌医案）

翟某，女，24 岁，1989 年 9 月 4 日初诊。患者因分娩后继发脱肛已一年多，合并有内痔，经常肛脱痔垂，肛门肿痛。服过中西药均无效。来诊见：口渴低热，胸闷不适，舌质红，苔薄白，脉浮滑而数。处方：麻黄6g，杏仁10g，石膏30g（先煎），甘草10g，升麻、黄芩、黄柏各10g，水煎后，一半药液内服，一半药液乘热熏洗，坐浴15分钟，1日2次。服用3剂，红肿消退，肛门未见脱出。一年后随访，未再发作。（刘洪钧医案《伤寒名医验案精选》）

二、大黄牡丹汤

【适用病症】

肛周脓肿，见局部组织肿胀、按压疼痛、局部发热、色紫黯等。也用于痔疮、肛周湿疹、便秘以及腹腔、盆腔的脓肿或炎症，如前列腺炎、阑尾炎脓肿等。

【应用参考】

本方是经典的肠痈方，具有散脓肿、破恶血的功效。也是痔疮、肛周疾病常用方。

其人体格多健壮，呈痛苦病容，局部疼痛拒按，或无法坐压，或足屈而不伸，腹皮拘急，身热，小便短赤，大便秘结或下脓血，舌苔黄腻，脉弦数、滑数或迟紧。

老人、孕妇、体弱者，忌用或慎用。无便秘倾向者，大黄、芒硝宜减量或不用。

脓肿经久不愈，外皮硬，按之软，合用薏苡附子败酱散；轻度贫血者，合用十全大补汤。

本方服用后，大便中或有脓液，或有血液。

【各家经验】

陈宝田：治疗肛门周围脓肿时，主要用于肛门脓肿的初期，体质壮实、局部肿胀疼痛剧烈、发烧、便秘、因肿胀疼痛而引起尿闭者，疗效卓著。用本方后，大便通，小便利，其肿胀疼痛便迅速缓解。用于痔核时，因肛门肿胀、痔核脱出、疼痛剧烈而引起尿闭、便秘者，投本方为宜。（《陈宝田教授经方临床应用》）

【典型案例】

57 岁男子，数日前发生肛门剧痛，夜不得眠，大便 4～5 日未解。从昨日晨起尿闭，因而腹胀痛如裂，呻吟不已。脉沉迟有力，膀胱充盈，从肛门至臀部均已肿胀，肛门周围疼痛，手不可近。用导尿管导尿后，内服大黄牡丹汤，下利日 3～4 行，翌日下大量恶臭脓液便，并自行排尿。（大塚敬节医案《临床应用汉方处方解说》）

1930 年，我患原因不明之热病，热退后引起痔核发作，排便后脱肛，痛苦难忍。在一周里煎甘草水湿敷效佳而愈。1945 年，我在南方生活，由于不适应湿热地带原始森林环境，痔疾再发。1955 年 2 月，再次发病。余认为这次再发与寒冷、诊疗繁忙、连续集会、饮酒与摄食厚味太过有关。2 月中旬便血，大便后引起脱肛，服用乙字汤、清肺汤等，病情逐渐恶化。虽有便意，但入厕后便不下，似有栓子堵着，有胀裂样痛感；严重时则出冷汗、脱肛，有如插进异物，还纳之后再脱出，其痛苦绝非言语能形容。脉洪大有力，按之脐旁拘挛，左右腹部有抵抗压痛。此时，想到只有大黄牡丹皮汤能泻下腹炎症和充血。于是煎大黄、芒硝、瓜子各 6g，牡丹皮、桃仁各 4g，一次服用，此时正值夜 11 时。次晨 7 时有腹痛，一入厕所就像拔开肛门的栓子一样而畅下，顿时感觉爽快，当日排便 2 次，痔核脱肛之痛苦皆愈。用大黄、芒硝各 2g，继服 1 周大黄牡丹皮汤，其后痔疾虽未根治，但在日常生活中已无障碍矣。（矢数道明医案《临床应用汉方处方解说》）

张某，男，38 岁。2018 年 1 月 23 日在微信上咨询诊疗。患者患痔疮 10 余年，近 1 周痔疮肿痛加重，影响行走坐卧，就诊于某医院肛肠科。专科医生检查后，认为其痔核肿大甚，建议先输液消炎，待痔核肿消后择期再行手术治疗。遂输液消炎 3 天，然症状丝毫未减，情急之下，患者的媳妇微信咨询于我，言其肿痛甚，苦不堪言，并发来图片。观其痔核肿大充血甚，颜色紫黯。患者素大便干结成球状，5～6 日一解。显然，其痔疮发作与其大便干结直接相关，故无需多想，宗"小大不利治其标"，此以通调大便为要，与大黄牡丹汤加薏苡仁。处方：大黄 10g，芒硝 10g，桃仁 10g，冬瓜子 15g，丹皮 10g，薏苡仁 30g，3 剂，水煎服。服 1 剂后回访，疼痛已消，自觉痔核明显缩小，大便 1 日 2 次、成形，继续观察。3 日后回访，症状全无，痔核明显萎缩，大便调畅。（田雨青医案《经方治大病实录》）

三、泻心汤

【适用病症】

以下消化道出血为主要表现的疾病，其人多见血色鲜红、呈喷射状出血、肛门肿胀疼痛、大便干结、颜面发热而红、烦躁、舌质红，苔黄腻。

【应用参考】

泻心汤是经典的止血方，传统的清热泻火方，具有止血、通便、除痔、定悸、除烦的功效。在肛肠病临床中，既能消炎止血，还可软便通便。

本方苦寒，长期服用一定要顾及患者体质。其人体型壮实，营养状况良好，面色潮红有油光，易胸闷烦躁、焦虑抑郁、身热失眠，情绪激动，大便干结或便秘黏臭，心率快，脉滑数。无以上症状及体征者，慎用。面色萎黄、食欲不振、腹泻、体质虚寒者，忌用。

出血严重，可合用槐花散（槐花、柏叶、荆芥、枳壳）。

本方去黄连，加柴胡、升麻、当归、甘草，是日本常用痔疮验方"乙字汤"，能"治痔疾、脱肛、痛楚或肠风下血或前阴痒痛者"（《丛桂亭医事小言》）"治诸痔疾、脱肛痛楚甚或前阴痒痛、心神不定者"（《勿误药室方函口诀》）。适用于痔疮脱肛便血的轻症。其人体力中等，无衰弱征象，症状也不明显，有轻度便秘及阴痒，而有轻度抑郁倾向者更为适宜。

【各家经验】

《和剂局方》：治丈夫妇人三焦积热，上焦有热攻冲，眼目赤肿，头项肿痛，口舌生疮；中焦有热，心膈烦躁，不美饮食；下焦有热，小便赤涩，大便秘结。五脏俱热，即生痈疖疮痍；及治五般痔疾，粪门肿痛或下鲜血。小儿积热，亦宜服之。

目黑道琢：痔疮肛门肿痛，下鲜血者，亦必有效。见《局方》以鲜血之鲜字为眼目，鲜血者，真赤色之血也。凡血证色黯淡者，寒也；鲜者，热也。吐血证，世医虽知用此方，然不知用于下血证。（《餐英馆治疗杂话》）

尾台榕堂：酒客郁热下血者，肠痔肿痛下血者……以上诸症，有心下痞、心中烦悸之症，用泻心汤，其效如响。（《类聚方广义》）

【典型案例】

F 男，20 岁，175cm，60kg，大学生。2022 年 5 月 11 日初诊。

病史：便血 2 周。伴有肛门疼痛。平时体质较好，但易失眠心烦。白天较易乏力，食欲与情绪相关。

体征：肤色偏黑，舌苔白。

处方：乙字汤。

柴胡 15g，升麻 10g，甘草 15g，黄芩 15g，制大黄 5g，当归 10g。7 剂，水煎剂。

2022 年 5 月 15 日反馈：服药第 1 天，痛减轻，血少许。服药第 2 天，痛与血几乎都止了。（黄煌医案）

第三节　皮肤病

皮肤是人体最大的器官，机体的任何异常情况都可以在皮肤表面反映出来。所以，皮肤病种类繁多，估计有 1000 多种。临床常见的皮肤病有：①病毒细菌性皮肤病，如单纯疱疹（热疮）、带状疱疹（缠腰火丹、蛇串疮）、扁平疣、脓疱疮（黄水疮）、丹毒、毛囊炎等；②变态（过敏）反应性皮肤病，如湿疹、荨麻疹、异位性皮炎等；③神经功能障碍性皮肤病，如神经性皮炎、慢性单纯性痒疹等；④红斑及丘疹鳞屑性皮肤病，如银屑病；⑤痤疮，是青年男女的常见病、多发病。

皮肤疾病就是全身疾病的缩影，许多全身性疾病也有不同程度的皮肤改变，所以皮肤病的治疗非常复杂。几乎所有的经方均可用于皮肤病的治疗，其选方的思路如下：

（1）据皮肤病种类用方。免疫性疾病引起的皮肤病，通常选用小柴胡汤、柴苓汤等；过敏性皮肤病，通常选柴朴汤、防风通圣散等；病毒细菌性皮肤病，通常选用黄连解毒汤、荆芥连翘汤、防风通圣散、桃核承气汤等；变态（过敏）反应性皮肤病，通常选用小柴胡汤、柴朴汤、柴苓汤、防风通圣散、玉屏风散等；神经功能障碍性皮肤病，通常选柴朴汤；红斑及丘疹鳞屑性皮肤病，通常选用桂枝茯苓丸、犀角地黄汤、黄连阿胶汤、桃核承气汤等；痤疮，通常选用葛根汤、桂枝茯苓丸、防风通圣散、荆芥连翘汤等。

（2）根据皮肤皮损的情况用方。①根据色泽用方。皮损鲜红，用犀角地黄汤；皮损干红，用黄连阿胶汤；皮损紫黯，用桂枝茯苓丸、桃核承气汤；皮损黯淡无华，用桂枝汤。②根据皮质用方。皮肤脓水淋漓，用黄连解毒汤；皮肤结节紫黯，用桂枝茯苓丸；皮肤有水疱或渗液，用五苓散、柴苓汤；皮肤粗糙如蛇皮，用大黄蟅虫丸、桂枝茯苓丸。③根据汗出用方。皮肤多汗，用越婢加术汤；皮肤少汗干燥，用葛根汤、麻黄汤。④根据痛痒用方。皮肤瘙痒难忍，用荆芥连翘汤；皮肤刺痛，用柴胡桂枝汤、当归四逆汤；皮肤麻木不仁，用黄芪桂枝五物汤。

（3）根据体型、体貌用方。体态丰腴、肥胖、唇红者，用越婢加术汤；体壮、毛黑、大肚腩者，用防风通圣散；肥胖、面黄黯、状如大土豆者，用五积散；体型瘦削者，用桂枝汤、温经汤；面红油者，用泻心汤、黄连解毒汤；面黄、舌胖大者，用五苓散；面黄、肉松、腹部硕大而软者，用黄芪桂枝五物汤、玉屏风散；表情淡漠、动作缓慢、心情抑郁、睡眠障碍者，用柴胡加龙骨牡蛎汤；表情丰富、眉头紧皱、焦虑不安者，用半夏厚朴汤、温胆汤、柴胡桂枝干姜汤。

（4）根据特殊体征用方。口腔溃疡频发、面色好、唇红、苔黄、失眠、腹泻者，用半夏泻心汤、甘草泻心汤；四肢如冰、多年冻疮者，用当归四逆汤；体格壮实、经常发怒、上腹部充实按压疼痛者，用大柴胡汤。

一、小柴胡汤

【适用病症】

反复发作的病毒性、过敏性、免疫性皮肤病，以丘疹、疱疹、糜烂、苔藓样变、瘙痒等为特征者。湿疹、异位性皮炎、日光性皮炎、单纯疱疹、带状疱疹、手足口病、红斑狼疮、脂膜炎、神经性皮炎等，有应用机会。

【应用参考】

小柴胡汤是经典的少阳病方，传统的和解方，具有除寒热、透邪气、提意欲、止呕吐等功效。用于皮肤病，有抗过敏、止痒、消炎的作用。

反复发作，迁延难愈，是本方所主治皮肤病的主要表现。其皮损部位大多在胸胁部、肩颈部、头额部、腰胯部及少腹部、腹股沟部。

适用本方者多为女性，且有抑郁倾向者。

本方的加减方很多。瘙痒严重者，加荆芥、防风、薄荷、桔梗；皮下紫癜，舌红唇红，加丹皮、赤芍、生地；风团鲜红，加生石膏；皮肤流黄水或脓疱，加黄柏、栀子、连翘；带状疱疹疼痛剧烈，加白芍、全蝎。

本方的合方也很多。伴有焦虑抑郁情绪的皮肤病患者，见咽喉有异物感、腹胀、舌苔腻者，合半夏厚朴汤，名柴朴汤。反复发作，体表症状明显，有刺痒刺痛感，患者体质状况一般或较差的皮肤病，如过敏性紫癜、荨麻疹、带状疱疹等，合桂枝汤，即柴胡桂枝汤。女性月经量少色淡、皮肤干者，合当归芍药散，名柴归汤。局部渗液多，或口渴、腹泻、浮肿者，或自身免疫病的皮肤损害，如红斑狼疮、皮肌炎、血管炎等，合五苓散，即柴苓汤。

【各家经验】

《古今医统》：小柴胡汤治瘰疬、乳痈、便毒、下疳及肝经之一切疮疡，发热潮热，或饮食少思。

王肯堂：痘疮，发热甚而呕者，宜服之。（《证治准绳》）

薛己：一女子赤晕如霞，作痒发热。用小柴胡汤加生地、连翘、丹皮而愈。大凡女子天癸未至，妇人月经不调，被惊着恼，多有此症。（《疠疡机要》）

薛己：一室女，14 岁，天癸未至，身发赤斑痒痛，左关脉弦数。此因肝火血热。以小柴胡汤加山栀、生地、丹皮治之而愈。若因怒而致者，亦宜治以前药。（《校注妇人良方》）

薛己：一妇人，因忿怒，身发疙瘩，憎寒发热。余谓肝火，用小柴胡汤加山栀、黄连治之而愈。后口苦胁痛，小便淋漓，复用前药痊愈。（《校注妇人良方》）

吉益东洞：一贾人，面色紫润，掌中肉脱，四肢痒痛。众医以为癞疾，处方皆无效。先生诊之，胸胁烦胀，心下痞硬，作小柴胡汤及梅肉丸杂进。数十日，掌肉复故，紫润始退。（《伤寒论今释》引《建殊录》）

【典型案例】

李某，女性，20 岁。2006 年 1 月 13 日晚初诊。

发热 4 天，身起水疱 2 天来诊。外院诊断：成人水痘，给予清开灵针静滴及西药治疗未效。发热升至 39.5℃，病情加重，由急诊转来诊治。

现见：头面、躯干、四肢散发多量丘疹、水疱，部分结痂。精神差，疲乏困倦，时寒时热，汗出，头晕，咽痛咽干，口干苦，纳少，二便可。

舌淡红，苔薄白，脉弦细数。四诊合参，此少阳阳明合病，给予小柴胡汤加味。

柴胡 24g，法半夏 12g，党参 10g，大枣 10g，生石膏 60g，桔梗 12g，炙甘草 6g，生姜 6g，1 剂。

嘱患者当即开水冲服，门诊留观。

1 小时后再诊，发热减退，测体温 38.6℃，患者自觉精神好转，头晕、咽干咽痛稍减。

继予前方 1 剂，嘱次日煎服。

次日再诊，发热已退，测体温 36.7℃，诸症均减。前方略作调整，再服 4 剂而愈。（欧阳卫权医案《伤寒论六经辨证与方证新探》）

李某，女，54 岁，162cm，65kg。2022 年 1 月 11 日。

主诉：皮肤脓疱 20 年，疱疹集中于腋下，现疱疹逐渐向腰部、下肢扩散。一年四季，此起彼伏，每年春节前后病情最重，更换衣服、碰到东西会加重病情。皮肤科排除类天疱疮，目前尚无明确诊断，怀疑银屑病或慢性湿疹。偶有口腔溃疡；遇冷或劳累，心胃痛频发。既往易汗，近两年绝经后烘热汗多症状加剧。既往有胆结石，有鸡蛋、牛奶、大豆过敏史。

体征：舌体偏瘦，舌红，地图舌。唇红，颧骨浮红，面无光泽。腹软，脉弱。

处方：柴胡桂枝汤。

柴胡 15g，黄芩 10g，姜半夏 10g，党参 15g，桂枝 15g，白芍 15g，炙甘草 10g，干姜 5g，红枣 20g，15 剂。

2022 年 1 月 25 日：药后胃痛即消失。服药一周后，新发脓头减少，皮损处愈合较前变缓。原方 15 剂。

2022 年 2 月 15 日：药后新发脓疱减少。原方续服 20 剂，2 天服 3 剂。（黄煌医案）

王某，女，55 岁，160cm，53kg。2019 年 10 月 15 日初诊。

病史：反复皮疹、腹泻交替伴肝功能异常 5 年余。口干，腋窝下、髂前上棘有皮疹，水样便伴黏液。甲肝、糖尿病史。

体征：面部色斑严重，唇红，舌有裂纹。

处方：柴苓汤。

柴胡 15g，黄芩 10g，姜半夏 10g，党参 10g，生甘草 10g，桂枝 15g，白术 20g，茯苓 20g，猪苓 20g，泽泻 20g，干姜 3g，红枣 20g，20 剂。

2019 年 11 月 12 日复诊：皮疹好转，无腹泻，原方加白芍 20g，20 剂。

2020 年 4 月 21 日三诊：肝功能好转，指标大幅下降。（黄煌医案）

二、桂枝麻黄各半汤

【适用病症】

皮肤干燥、身体有热感、面部发红、全身倦怠的皮肤瘙痒症，如寒冷性荨麻疹、神经性皮炎、肾衰后皮肤瘙痒、老年性皮肤瘙痒、湿疹、银屑病、过敏性皮炎、过敏性紫癜、脱发、痤疮、变应性血管炎、异位性皮炎、无汗症等皮肤病。

【应用参考】

本方是发汗性止痒方，服用后会有微汗，瘙痒等症状可随之消失。故多汗、皮肤湿润者不宜。

"面色反有热色者"，是《伤寒论》对本方证提出的一个重要体征。患者面部发红，也会有自觉的热感。从原文"反"字来看，患者原本面色应该是白色的，但由于没有出汗，热气无法外透，故出现病态的红色。这种红，往往是一种黯红，而且局部皮肤干燥粗糙。

本方含有麻黄，对严重焦虑及腹胀、食欲不振者，不太适合。其人大多身体困重，显得懒散倦怠。

对屡用清热凉血方无效的皮肤瘙痒症，可以考虑本方。

【各家经验】

尾台榕堂：痘疮，热气如灼，表郁难见点，或见点稠密、风疹交出，或痘不起胀、喘咳咽痛者，宜此汤。《类聚方广义》

樊天徒：太阳病已经八九日，邪气已衰，正气渐复，既未见"胁下硬满，干呕不能食"的少阳证，又未见"不更衣，内实大便难"的阳明证，但因未服解表剂，表证尚未能全解，每天几度发寒热，热多寒少，肢体惰痛，肤间瘙痒，脉浮而不甚紧者，可用桂麻各半汤或桂二麻一汤。(《伤寒论方解》)

大塚敬节：一皮肤瘙痒的青年用该方取得了疗效。看上去，皮肤几乎没有异常，但夜间睡觉盖上被子后就会瘙痒，并且总觉得有一种暖烘烘的感觉。于是，使用该方治疗，二三日后，烘暖感消失，瘙痒也止住了。(《临床应用伤寒论解说》)

关庆曾：据33例病案统计，桂枝麻黄各半汤主治皮肤病，如荨麻疹、湿疹及急性扁桃体炎。中医病证中的皮肤瘙痒证、感冒、风疹、产后发热、疟疾、水痘，症见瘙痒、发热恶寒、丘疹、舌淡苔薄白、脉浮者。(《伤寒论方证证治准绳》)

刘方柏：《伤寒论》23条："太阳病……脉微而恶寒者，此阴阳俱虚，不可更发汗、更下、更吐也；面色反有热色者，未欲解也，以其人不得小汗出，身必痒，宜桂枝麻黄各半汤。"其述为临床发病率极高的身痒症提出了明确的具体治疗方法。其主症为身痒，兼见无汗而有某种热象，且病程久（已用汗、下、吐法治疗）；其病机为气血亏虚，邪郁肌表。诸多非斑疹性皮肤病所致的皮肤瘙痒，如老年性皮肤瘙痒、皮肤毛囊阻塞症、无汗症等的临床表现与之相符。但医师常因"燥易伤血""汗易伤津""风易助燥"等顾虑而极少采用温热法治疗瘙痒症，致使经文明载之用方反被搁置。笔者临床将桂枝麻黄各半汤广泛用于治疗多种瘙痒症，疗效颇佳。

李某，男，73 岁。患者腰臀部泛发粟粒状丘疹伴瘙痒 5 年，局部皮肤紫黯，有发热感。平素汗出少。据其身痒、无汗、发热感等邪气久郁肌肤病况，以桂枝麻黄各半汤加味。患者服药 3 剂始效，持续服用月余，腰臀部得以汗出，疹退痒止。

此后，笔者将本方用于治疗无汗症、糖尿病性神经炎等所致的皮肤瘙痒，亦收到良好疗效，且未见明显的不良反应。[刘方柏 . 论冷僻经方的临床唤醒 . 上海中医药杂志，2011，45（1）：29]

欧阳卫权：以笔者临床体会，若荨麻疹发作不甚剧烈，可以荆芥、防风代麻黄；但若皮疹急性发作，风团、瘙痒甚剧者，仍当以原方为佳，或原方再加荆芥、防风、羌活、浮萍等疏表药，其效更佳。(《伤寒论六经辨证与方证新探》)

【典型案例】

Almario，女，17 岁，菲律宾人。2011 年 7 月 25 日。

风疹瘙痒 2 年。每天早晨始作瘙痒，风团突起，痒时身体觉热，一天发作 2～3 次，脸部色红。舌略红，苔薄白，脉细。证属血虚而风邪在表，先与桂枝麻黄各半汤。

桂枝 26g，赤芍 15g，炙甘草 15g，生姜 15g（切），大枣 15g（切），

麻黄 15g（包），杏仁 10g。3 剂。以水 5 杯，先煎麻黄 10 分钟，去上沫，后下诸药，再煎剩下 2 杯，分 3 次服。

2011 年 7 月 28 日：上药服后，诸症已除，无瘙痒，无发热。嘱咐生活调养，避风寒，慎起居，调情志。

2011 年 8 月 19 日：今天随访，风疹未发作，无不适。（李宇铭医案《原剂量经方治验录》）

三、越婢加术汤

【适用病症】

各种皮炎、湿疹、荨麻疹、日光性皮炎、银屑病等见浮肿、渗出多、皮肤增厚、局部灼热、明显瘙痒者，也可以用于各种疣。

【应用参考】

"一身面目黄肿"是《金匮要略》记载的越婢加术汤适用人群的特征。其人大多体胖壮或呈浮肿貌，肤色黄，下肢浮肿，皮损渗出多，或有大量水疱，闷热潮湿季节易发病。

"腠理开，汗大泄"，是越婢加术汤方证的又一特征。患者大多怕热多汗，是内热的表现。其人唇红，咽红，眼睛充血，或生翳状胬肉等，多见于饮食肥美之人。

脓疱疮，或渗出瘙痒明显，合麻黄连翘赤小豆汤；水疱、湿疣，合麻杏苡甘汤；肤色黄黯，体格粗壮，渗液清稀，或有关节疼痛者，加附子，即为越婢加术附汤。

本方合调胃承气汤、凉膈散、桔梗汤，再加荆芥、连翘、薄荷、当归、川芎、白芍等，即为防风通圣散，可通治实热性体质的皮肤病。

【各家经验】

孙思邈：麻黄止汗通肉解痹汤：麻黄、枳实、细辛、白术、防己各三两（一作防风），生姜、附子各四两，甘草、桂心各二两，石膏八两。上十味㕮咀，以水九升，煮麻黄去沫下诸药，煮取三升，分三服。治肉热极，肌痹，淫淫如鼠走身上，津液脱，腠理开，汗大泄，为脾风。风气藏于皮肤，肉色败，鼻见黄色。（《备急千金要方》）

刘完素：防风通圣散：防风、连翘、荆芥、麻黄、薄荷、川芎、当归、白芍、白术、山栀、大黄、芒硝各五钱，黄芩、石膏、桔梗各一两，甘草二两，滑石三两。为末，每服二钱，水一大盏，生姜三片，煎至六分，温服。治劳汗当风、汗出为郁乃痤，俗云风刺，或生瘾疹，或赤或白；或大人、小儿风热疮疥及久不愈者；或头生屑，遍身黑黧，紫白斑驳；或面鼻生紫赤风刺瘾疹，俗呼为肺风者；或成风疠，世传为大风疾者。（《宣明论方》）

【研究报道】

一项临床观察，将 92 例急性湿疹患者按照就诊顺序编号，采取随机数字表法分为两组。对照组患者予西医常规治疗，观察组在对照组治疗基础上予越婢加术汤加减治疗，两组患者均以 10 天为 1 个疗程，治疗 1 个疗程后比较两组综合疗效、治疗前后的中医证候积分、湿疹面积及严重程度、瘙痒程度，以及炎症指标水平。结果：观察组总有效率为 93.48%，高于对照组的 76.09%（$P < 0.05$）。治疗后，两组瘙痒、皮疹、湿疹形态评分较前明显下降（$P < 0.05$），观察组下降程度更明显（$P < 0.05$）。治疗后，两组湿疹面积和严重程度指数和视觉模拟量表评分较前明显下降（$P < 0.05$），观察组下降程度更明显（$P < 0.05$）。治疗后两组 C 反应蛋白（CRP）和白细胞介素 -4（IL-4）水平较前明显下降（$P < 0.05$），观察组

下降程度更明显（$P < 0.05$）。结论：越婢加术汤加减治疗急性湿疹疗效良好，能够有效改善患者临床症状，缓解病情严重程度，降低 IL-4 和 CRP 水平，且安全性良好。［孙邦梅，徐爱琴，邱百怡．越婢加术汤治疗急性湿疹临床观察．中国中医急症，2022，31（11）：2011］

【典型案例】

李男，51 岁，178cm，87kg。2016 年 4 月 18 日初诊。

病史：阴囊湿疹 1 年余。怕热，汗出，自述"吃碗面条即满头大汗"，腰背每于午后 4～5 点滚烫。

体征：形体伟岸，眼泡稍肿，肤白，面、唇红，眼睑充血，咽喉黯红，双下肢轻微浮肿，舌质黯红，脉滑，心率 100 次／分。

处方：越婢加术汤。

生麻黄 10g，生甘草 5g，生石膏 40g，苍术 30g，干姜 5g，红枣 15g，7 剂。

2016 年 4 月 25 日复诊：阴囊湿疹好转，下肢肿消失，腰背滚烫程度减轻。原方续服 14 剂。（黄煌医案）

刘女，42 岁，163cm，58kg。2019 年 8 月 26 日初诊。

病史：皮肤过敏 4 月余。今年清明外出祭祖后皮肤瘙痒，现诉太阳晒后皮肤瘙痒，蚊子叮咬后痘痕久久不能消失。春节后体重上升 5kg。

体征：体态丰腴，唇红。

处方：越婢加术汤加杏仁、桔梗。

生麻黄 10g，生甘草 5g，生石膏 40g，苍术 30g，杏仁 15g，桔梗 15g，干姜 5g，红枣 20g，15 剂。餐后服，症减后隔日服。

2019 年 10 月 14 日复诊：药后皮肤瘙痒明显减轻。（黄煌医案）

朱某，男，64岁。2019年8月26日初诊。

主诉：双手皮疹伴剧烈瘙痒反复4年余。患者4年前无明显诱因出现双手红斑、水疱、脱屑，瘙痒剧烈，曾口服、外用多种药物，疗效不稳定，终不能愈，遂就诊于我院。刻诊：双手掌心及指间红斑，粟粒样水疱有渗出、脱屑，瘙痒剧烈，局部怕热，搔抓后瘙痒加重。纳眠可，大小便正常。舌质红、苔白，脉弦。

西医诊断：湿疹；中医诊断：湿疮病，辨证为风邪袭表、湿热蕴脾。治宜祛风清热，健脾燥湿。予越婢加术汤加减。

处方：生麻黄12g，生石膏30g，生甘草6g，生姜10g，炒白术20g。7剂，每日1剂，早晚饭后半小时温服。

嘱患者忌食辛辣、海鲜、油炸食品，饮食宜清淡，减少接触洗涤物品。

2019年9月2日二诊：患者红斑、水疱较前减少，瘙痒减轻。原法既效，守方继服14剂。

药后患者皮损大部分消退，随访2周未复发。［曲圣元，肖战说，崔炳南.越婢加术汤治疗湿疹应用思路.江苏中医药，2022，54（2）：56］

四、白虎汤

【适用病症】

以烦热、多汗、口渴为整体表现，局部皮损充血发热、疹色鲜红弥漫、瘙痒剧烈为局部表现的各种皮肤病，如多种红斑丘疹或发热性皮肤病，以及荨麻疹、药疹、湿疹剧痒、日晒伤、日光性皮炎、烧烫伤、麻疹、丹毒、红皮病、银屑病、红斑狼疮、皮肌炎等各种皮肤病急性发作时。

【应用参考】

怕热多汗，脉滑而数是白虎汤证的特异性证候。适用人群多见面色红，唇红；眼睛明亮外突，精神亢奋；怕热，喜凉，口渴喜冷饮；皮肤遇热或阳光则发红，瘙痒加剧；容易出汗且量大，或衣被尽湿；皮损通红，或红斑密布，或红疹；脉来流利，或数或疾，心率偏快或过速。

口渴，消瘦憔悴，加人参，名白虎加人参汤。

本方去粳米，加当归、生地、防风、蝉蜕、苦参、胡麻、荆芥、苍术、牛蒡子、木通，名消风散，可通治风湿热的多种皮肤病。

皮肤灼热红赤，舌红，加生地、丹皮、赤芍。

【各家经验】

柴屿青：陈勾山舆人梁大患疹，身热谵语，口渴遗尿。服药增剧，求治。两脉沉伏，意其疹尚未透，拟用消毒饮子。不信，势已濒危，复求诊，脉尚如故，探其舌，燥裂生刺，且面垢唇焦，始信为伏暑实热之症。急投白虎汤2剂，病解而脉始洪矣。故临症者，脉既难凭，尤当察其舌也。(《续名医类案》)

荒木性次：一女孩全身生湿疹，剧痒，夜亦不眠，皮肤褶皱不堪且流汁，几年不愈，经医药、温泉等，尽一切办法均无效。用本方（白虎汤）三分之一量，经数日而愈。

一男子，不知何物引为斑疹，或被毒虫螫，本人不得而知。全身突然发痒疹，愈搔愈痒，红斑密布，全身汗出恶寒，难忍。服白虎加人参汤一剂即愈。(《临床应用汉方处方解说》)

陈实功：消风散……治风湿浸淫血脉，致生疮疥，瘙痒不绝，及大人、小儿风热瘾疹，遍身云片斑点，午有午无并效。当归、生地、防风、蝉脱、知母、苦参、胡麻、荆芥、苍术、牛蒡子、石膏各一钱，甘草、木通各五分。水二钟，煎八分，食远服。(《外科正宗》)

【研究报道】

一项临床观察，将 79 例小面积Ⅱ度烧伤患者分为两组。两组均采用湿润烧伤膏外涂，治疗组 40 例加用口服白虎汤（生石膏 30g，知母 18g，粳米 18g，炙甘草 6g），比较两组的创面渗出、创面愈合方面的情况。结果：治疗组创面渗出时间短于对照组（$P < 0.01$），创面愈合时间亦短于对照组（$P < 0.05$）。结论：加用白虎汤治疗小面积Ⅱ度烧伤有较好疗效。［覃文玺，王权胜.加用白虎汤治疗小面积Ⅱ度烧伤 40 例.广西中医药，2006，29（5）：24］

白虎加人参汤具有抑制致敏小鼠速发相反应、迟发相反应及极迟发相反应的作用，其作用强度与泼尼松龙作用相似。与全方相比，减除任何一种生药的拆方均无抑制速发相反应的作用。对不同拆方与全方的 HPLC 进行比较，某些峰只有在配伍的五种生药都存在时才可以检测到，提示白虎加人参汤具有抗皮肤过敏作用。(《中医经典方剂药学研究》)

【典型案例】

陈某，男性，19 岁。2005 年 8 月 10 日来诊。日晒后肩背皮肤红斑、水疱疼痛 1 天。患者昨天下午于海滨游泳，暴晒过度。晨起发现肩背部皮肤发红灼热而痛，活动肩背上肢即痛剧，自用万花油外涂不能缓解，故来诊。

体质壮实，无寒热，自觉肩背部灼热疼痛，口干饮冷，小便黄。查：肩背皮肤弥漫性红斑，稍肿胀，肿胀处数个小水疱，疱壁紧张。舌红，苔薄黄，脉滑稍数。

四诊合参，此日光暴晒、热毒外侵所致之日晒疮，现口干、肤灼、小便黄、脉滑数，乃阳明热盛之白虎汤方证。处方：生石膏60g，知母15g，甘草10g，金银花10g，连翘10g，生地黄20g，牡丹皮10g，赤芍10g，山栀子10g，木通6g，3剂。外用氧化锌油外涂。

二诊：药后皮疹疼痛明显减轻，未再服药。（欧阳卫权医案《伤寒论六经辨证与方证新探》）

耿某，男，76岁，农民。2004年11月19日初诊。自述2个月前患额部带状疱疹，经多方诊治疱疹消退而剧痛未止。查：局部皮肤紫黯，舌质红苔黄，脉洪大。喜冷饮，大便可，小便微黄。查前医之方多为清热解毒、泻肝火、凉血祛瘀止痛之剂，用之多不效验。细问患者得知，每次疼痛发作必大量饮冷水，甚至食生鸡蛋4～5枚，疼痛方减轻。综合上述脉症特点，辨证为白虎汤证。药用生石膏40g，知母12g，生甘草10g，粳米60g，水煎服。1剂后渴饮大减，疼痛亦轻。效不更方，前方再加丹参30g，赤芍10g，生白芍40g，土鳖虫20g，醋延胡索15g，全蝎8g，水煎服，每日1剂。再服3剂后，渴饮消，疼痛大减。继服上方10剂而愈。〔谭红刚，张俊一.白虎汤应用2则.河南中医，2007，27（1）：7〕

患儿3岁半，去年初出现不明原因的"大吃大喝"不停。有时还出鼻血。今年初双腿出现"皮炎"，晚上睡觉经常因瘙痒而醒，醒后哭闹且狂抓不止，以至左边大腿后侧都被抓破很大一块。在找我的两天前，脸上又出现了"疱疹"，经社区医院大夫诊断为"病毒性疱疹"。我看到发来的照片，孩子舌质红、舌苔黄，而且舌上干裂！下唇内侧溃疡，溃疡周边鲜红。左侧脸上有疱疹，微微渗液而结黄痂。双下肢则疱疹和皮炎并见，抓挠后的创口满布大小腿，创口周围颜色鲜红。

处方：生石膏30g，知母20g，山药20g，西洋参10g，麦冬15g（1天后去掉），甘草20g（1天后改为10g）。

药后1天，舌质变淡，舌上裂纹几乎消失，大创口颜色变淡，多数创口结痂。4天后，喝水明显减少，大创口颜色进一步变淡，有些小的创口甚至都痊愈了，脸上的疱疹也消失了。8天后，腿上光滑很多，皮炎和疱疹基本痊愈，只是最大的创口结痂还未脱落。（黄翔医案，2015年11月13日发表于"黄煌经方沙龙"网站）

五、五苓散

【适用病症】

以皮损为水疱、糜烂、渗液、肿胀、风团等表现特征的皮肤病，如湿疹、接触性皮炎、脂溢性皮炎、带状疱疹、汗疱疹、天疱疮、扁平疣、荨麻疹、手足癣、水痘、黄色瘤、脱发、多形性红斑等。

【应用参考】

《伤寒论》五苓散原文有"肉上粟起"的记载，可知本方证也可见于皮肤改变，以皮肤糜烂、渗液多，或皮肤起水疱，或皮肤浮肿为主。

本方在皮肤科应用广泛，除局部症状外，还必定有全身症状，如以口渴严重、大量饮水而小便反而量少，就是重要的应用指征。患者或伴有浮肿、呕吐、腹泻、头痛、多汗等症状中的一二，后世用"蓄水"来解释。

作为本方应用的客观体征，一是浮肿貌，其人面色多黄白，或黄黯，或无皱纹，或有大眼袋，或起床后面部有压痕。二是腹部松软，胃内有振水音，这一体征在消瘦的患者中多见。三是舌淡胖大、质嫩边有齿痕，苔白厚腻或水滑苔。

五苓散可用汤剂；也可按猪苓 3g，泽泻 5g，白术 3g，茯苓 3g，肉桂 2g 的比例打成散，每服 5g，日 1 ～ 3 次。

服用本方后，宜喝些热开水，以取微汗出者为佳，不宜饮用冷水。

黄疸或皮肤渗液发黄，加茵陈蒿；扁平疣，皮肤增厚，加薏苡仁；发热或病毒性疱疹，合小柴胡汤；腹胀，大便干结，舌苔黄腻，合茵陈蒿汤。

【各家经验】

欧阳卫权：急性皮肤病反复不愈而成慢性经过后，肿胀、水疱、渗液已消，呈现干燥、脱屑、甚至皲裂状态，多认为此血虚风燥、肌肤失养所致，然以当归饮子养血润肤无效，当须考虑水湿久蕴不化，亦可导致肌肤不濡而干燥脱屑，如常见慢性剥脱性唇炎、慢性湿疹、皮肤瘙痒症、进行性指掌角化症等，宜用本方加减。痤疮、脂溢性皮炎、脂溢性脱发等皮肤病，其头、面部油腻一症，亦属湿邪之一端，常本方加减使用有效。(《伤寒论六经辨证与方证新探》)

【典型案例】

余某，女，23 岁。2004 年 12 月 27 日初诊。皮肤红色斑丘疹、丘疱疹伴瘙痒反复 1 年，加重泛发全身半个月来诊。外院诊断为湿疹，以中西药多次治疗未效。初予温清饮加荆芥、连翘、薏苡仁，服 3 剂不应。二诊改用朱仁康验方乌蛇驱风汤加减，服 4 剂，并配合抗过敏西药，但仍未取效，患者遂转他医求治。给予西药数种抗过敏及清热解毒、利湿之中药，亦未得效，且皮疹瘙痒更甚。

四诊时，再来求治。遂细心诊察，详加询问，见全身泛发红斑、丘疹、丘疱疹，瘙痒剧烈伴刺痛。四肢皮疹尤甚，伴肿胀，扪之热，略有渗液。自感微恶风，稍汗出，口干多饮，饮不解渴，身重乏力，心烦，夜寐不宁，纳差，二便尚可，月经到期未至，少腹胀，舌淡，苔白微腻，脉浮细稍数。至此，笔者恍然醒悟，此五苓散方证也！遂予五苓散与猪苓汤合方加味：猪苓 12g，茯苓 30g，泽泻 12g，苍术 12g，桂枝 10g，薏苡仁 20g，滑石 15g，阿胶（烊化）9g，益母草 15g，香附 6g，2 剂。外用消炎止痒洗剂（院内自制药）外洗，不用任何西药。

2 日后再诊，皮肤瘙痒、刺痛及四肢肿胀均见好转，口干、渴饮亦明显减轻。遂守前方加减，调治半个月而愈。（欧阳卫权《伤寒论六经辨证与方证新探》）

患者，9 岁女孩，于 1967 年 8 月初诊。主诉 3 岁时手腕、脚踝的关节痛，检查结果不是风湿。此女孩素来皮肤过敏，出过湿疹、婴儿苔藓和荨麻疹，洗澡后更加瘙痒；且盗汗、多汗、易起斑疹，肌肤因粟起症而呈粗糙状。口渴、时常剧烈头痛，并伴有恶心、呕吐，心下部略胀。对此采用五苓汤散剂，日服 2 次，一次 1.3g。结果诸症好转，3 个月后肌肤变得很干净。粟起症亦好转，且瘙痒、口渴、呕吐、头痛等症均已消失。手足关节痛也完全消除，疾病痊愈。这也是五苓汤所奏显效的一例。（矢数道明医案《汉方治疗百话摘编》）

L 女，28 岁。2011 年 9 月 24 日初诊。

病史：湿疹反复 3 年，加重 3 周。皮损发于四肢，瘙痒严重，渗出较多。现怀孕 2 个月，口渴喜饮，大便易不成形，下肢易浮肿，汗出较多。

体征：体型中等，面黄，双下肢轻度水肿。

处方：五苓散加薏苡仁。

白术 100g，茯苓 100g，猪苓 100g，泽泻 100g，肉桂 60g，生薏苡仁 200g。打粉，每服 5g，每日 3 次，开水或米汤调服。

2012 年 4 月 24 日，患者挺着大肚子送来锦旗致谢，得知服药 1 个半月，湿疹得以完全控制。（黄煌医案）

六、桂枝茯苓丸

【适用病症】

以皮肤干燥起鳞屑、肥厚、溃疡、丘疹、囊肿、结节，及局部色素沉着紫黯为特征的皮肤病，如痤疮、银屑病、神经性皮炎、瘙痒症、毛囊炎、糖尿病皮肤病、慢性湿疹、扁平苔藓、皮肤血管炎、过敏性紫癜、结节性红斑、色素性紫癜性皮炎、黄褐斑、肉芽肿、硬皮病、荨麻疹等。

【应用参考】

桂枝茯苓丸是传统的活血化瘀方，具有消癥瘕、平冲逆、止腹痛、止漏下的功效。虽然《金匮要略》用于妇科病，但本方是全科方，皮肤病属于瘀血证者，都可以用。

适用本方者大多面红或紫红，腹部充实，左下腹触及有抵抗感或有压痛，头痛昏晕，失眠，烦躁，动悸，舌质黯或有瘀点。如痤疮，多在三角区及面颊；慢性湿疹，多在下肢，皮肤污秽暗黑；黄褐斑者，多有月经不调。

皮肤干燥脱屑者，合麻黄汤；便秘者，加生大黄、芒硝；面红油亮者，合泻心汤；头面部有痤疮、毛囊炎者，加制大黄、川芎；脱发者，加川芎；下肢皮肤溃疡者，加怀牛膝；皮肤干燥如麸皮，或硬结如鳞片，加水蛭、地鳖虫或合大黄䗪虫丸。

服用本方后，可能出现腹泻或大便不成形，停药可恢复。孕妇慎用或忌用。

【各家经验】

矢数道明：多用于妇女，但不仅限于妇女，男人亦常用。其体质比较强壮，所谓实证颜面多红者。腹部大体充实，脐两侧尤以左侧下腹更为充实，触之有抵抗，主诉大多伴有压痛。与桃核承气汤证比较，本方证为静止状态，且患处较固定，脉多沉迟而紧，主诉头昏眼花、头痛、肩酸痛、眩晕、足冷，亦有下腹紧张疼痛。(《临床应用汉方处方解说》)

欧阳卫权：考察其瘀血证据者，一是局部皮肤显枯燥、肥厚、甲错，皮疹色黯红、浸润、瘀黯，因急性发作亦可出现鲜红、肤温高、瘙痒剧烈等特点；二是体表脉络青瘀、迂曲；三是舌多瘀斑、瘀点，舌底脉络迂曲黯黑；四是月经色黯、血块多、痛经等，皆瘀血证据。若体质不虚，其症不甚急迫者，不论何种皮肤病，皆可考虑本方。(《伤寒论六经辨证与方证新探》)

【典型案例】

黄某，老年女性。2008年3月22日初诊。

尾骶、臀缝部肥厚性斑块瘙痒反复1年，夜间剧痒，久治不愈。平素怕冷，手足冷，但形体壮实，皮肤黯黑，大便偏干。舌黯瘀斑，苔厚微黄，脉弦滑。此瘀血见证，给予桂枝茯苓丸加减。

桂枝10g，茯苓15g，桃仁10g，牡丹皮10g，赤芍10g，薏苡仁60g，酒大黄3g，6剂。外用梅花针局部叩刺，外擦消炎止痒霜。

二诊：药后瘙痒明显减轻，皮疹稍薄，大便通畅。继服12剂，瘙痒消失，皮疹亦明显变薄光滑。(欧阳卫权医案《伤寒论六经辨证与方证新探》)

某女，19岁，156cm，48kg。2018年1月12日初诊。

病史：患痤疮伴失眠 4 年。痤疮自熬夜后开始，西药激素治疗痤疮变本加厉，多发于下巴，有脓头，经前加剧。患有牙龈炎，牙龈易出血，冬天手脚冰凉，睡眠差，记忆力差，下肢冷，脾气暴躁。

体征：唇红厚，舌苔厚腻，面油，左少腹压痛，眼睑红。

处方：桂枝茯苓丸合泻心汤。

桂枝 10g，肉桂 5g，茯苓 15g，丹皮 15g，赤芍 15g，桃仁 15g，制大黄 5g，黄连 5g，黄芩 10g，10 剂，服 5 天停 2 天。

2018 年 1 月 24 日复诊：痤疮好转，皮损白脓即消，面部光洁。（黄煌医案）

七、当归四逆汤

【适用病症】

以手足厥冷、脉细为临床表现特征的皮肤病，如硬皮病、系统性红斑狼疮、皮肌炎、类风湿关节炎、血管炎、血栓闭塞性脉管炎、肢端青紫症等风湿免疫病的皮肤损害；也可用于湿疹、银屑病、毛周角化、痤疮、皮肤溃疡、冻疮、口腔溃疡等见局部皮肤干燥脱屑、遇冷加重或有雷诺现象、冻疮史者。

【应用参考】

本方是经典的厥阴病方，传统的温经散寒方，具有治厥寒、疗掣痛的功效。

其人面色青紫或黯红或苍白，无光泽，四肢冰冷，以手足末端为甚，多伴有麻木、冷痛、黯红甚至青紫，压之发白，遇冷更甚，甚至甲色、唇色、面色、耳郭较苍白或乌紫，有冻疮或冻疮史；多有热象，或唇黯红干裂暴皮、牙龈出血、口腔溃疡，或肛门灼热出血、大便干结，或月经深红有血块，或关节肿痛、晨僵、有皮肤溃疡等；多有痛症，如头痛、牙痛、胸痛、背痛、乳房疼痛、关节冷痛、坐骨神经痛、痛经、睾丸痛等，疼痛剧烈如刺，或如牵扯样，或如电击。脉细，或浮，或沉，或弱，或弦，一般多见缓甚至迟。

恶心、呕吐、头痛、腹痛者，加吴茱萸、生姜；牙龈出血、口腔溃疡、便秘、关节肿痛者，合用黄芩汤、泻心汤、黄连阿胶汤、黄连解毒汤、乌梅丸等。

通草的基原认识不一，一说为木通科木通，另一说为五加科通脱木的茎髓。编者一般不用通草，用黄芩、黄柏替代。

本方中细辛有小毒，古人有"辛不过钱"的说法，但那是就散剂而言，汤剂不受此限制。

服用本方后，大多手足转温，或有口干感，是正常反应。

【各家经验】

清川玄道：冻风，俗谓冻疮。《外科正宗》云：冻风者，肌肉寒极，气血不行，肌死之患也。冻风证，诸家有种种之治方，虽未必皆无效，然未闻有神方也。余壮年西游时，访远州见付驿古田玄道翁，翁笃信仲景，著有《伤寒论类辨》，伤寒勿论矣，即其他杂证，皆以《金匮》《伤寒论》为规矩。见翁治冻风，用当归四逆汤，奏速效。余问其所以，翁云：《伤寒论》厥阴篇不云乎？手足厥寒，脉细欲绝者，当归四逆汤主之。余因大有所得，别后殆将30余年，于冻风每用此方，必见效。庚辰二年，一妇人年30许，左足拇指及中指紫黑溃烂，自踵跗上及脚膝，寒热烦疼，昼夜苦楚，不能寝食。一医误认为脱疽之类证，虽种种施治而无效。因是主人仓皇，邀余治。余诊曰：去年曾患冻风乎？曰：多年有之。余曰：决非脱疮之类，是冻风也。完全误治矣。乃与当归四逆汤，外贴破敌中黄膏等，一月余痊愈。此为冻风之最重者也，若平常紫斑痒痛者，仅用前方四五帖，效如桴鼓也。可谓神矣。(《皇汉医学》)

陈宝田：用于进行性指掌角化症时，以寒证伴有手掌皲裂、脉细作为投药指征。用于局限性硬皮病时，以四肢厥冷、少腹冷痛作为投药指征；若与桂枝茯苓丸交替应用，疗效更好。白色荨麻疹，可投本方。用于小腿溃疡时，以疮面久久不愈合、分泌物清稀、四肢厥冷或少腹冷痛、脉细作为投药指征。(《陈宝田教授经方临床应用》)

欧阳卫权：有用于红斑性肢痛症之机会。红斑肢痛症以双足、小腿红斑灼热、疼痛剧烈为特点。因其表现为灼热肿痛，常辨证血热、毒热、瘀热，以清热凉血解毒、活血化瘀治疗为多，但若病人整体表现为桂枝汤证而又手逆冷者，本方有奇效。(《伤寒论六经辨证与方证新探》)

【典型案例】

郭某，女，21 岁。2009 年 5 月 21 日初诊。患结节性红斑 1 年，反反复复，曾服用泼尼松、雷公藤多苷片等西药，以及中药清热利湿化瘀治疗，效果不佳。现见：双小腿伸侧皮下结节数个，色黯红，压之疼痛。形体瘦弱，手足逆冷，怕冷，舌质偏黯红，苔薄白，脉沉细。手足逆冷，脉沉细，可直接辨出当归四逆汤方证。故处方：当归 10g，桂枝 10g，白芍 10g，大枣 30g，细辛 3g，木通 10g，甘草 10g，毛冬青 30g，7 剂。

二诊：药后明显好转，疼痛消失，无新发结节，旧结节消失，遗留褐色色素沉着。前方加熟附子 15g，牡蛎 30g，桔梗 20g，7 剂。

三诊：病情稳定，无新发结节。前方再去牡蛎、桔梗；加牛膝 15g，丹参 15g。服 14 剂巩固。(欧阳卫权医案《伤寒论六经辨证与方证新探》)

吴某，男，25 岁。1955 年 1 月 20 日初诊。

患者每年冬季，两手手指发凉。初起皮肤苍白，继之局部红肿，起斑块，最后皮肤溃烂，受累之至。今冬两手冻疮又甚剧，双手冰冷。脉细，舌淡红，苔薄少微剥。此寒气外束，气血不行而致肌死之患也。拟当归四逆汤治之。

处方：当归 9g，桂枝 9g，赤芍 9g，细辛 1.5g，炒甘草 3g，丝通草 4.5g，大枣 7 枚。5 帖。

1955 年 1 月 27 日二诊：服上方 5 帖，两手转暖，皮肤紫黯与浮肿都逐渐减消。脉舌如前。再拟前方 7 帖。

1955 年 2 月 4 日三诊：两手冻疮溃烂处已在收口，两手温暖自如。因患者怕服煎药，改给人参养荣丸收功。（夏仲方医案《中医经方学家·夏仲方专辑》）

张某，女，25 岁。初诊：1979 年 2 月 8 日。

主诉：1 月 25 日夜突感右足发凉，第 2 天疼痛，3 天后趾端逐渐变黑。曾在某医院诊治，诊断为肢端紫绀症，经用西药治疗无效。

诊查：右足二趾端发黑，疼痛发凉。脉沉缓，舌苔薄白。

辨证：寒邪外袭，气血瘀滞所致。

治法：温经散寒，活血化瘀。

处方：桂枝 15g，当归 10g，赤芍 10g，细辛 4g，益母草 20g，丹参 10g，木通 10g，生甘草 6g。外贴阴证膏。

共服药 12 剂，病即痊愈。[施汉章医案《中国现代名中医医案精华（六）》]

八、大黄䗪虫丸

【适用病症】

以肌肤甲错、两目黯黑为表现特征的皮肤病，如银屑病、结节性红斑、局限性硬皮病、痤疮、酒糟鼻、黄褐斑、斑秃、色素性紫癜性皮肤病、扁平苔藓、鱼鳞病、皮肤黑变病、下肢静脉曲张、瘀积性皮炎等，大多迁延难愈，常规疗法无效。其皮肤局部干燥、脱屑、黯红或发黑，有硬结、增生等。

【应用参考】

本方为经典的虚劳病方，传统的祛瘀生新方，具有下干血、清血热的功效，适用于以肌肤甲错、两目黯黑、羸瘦为特征的疾病。

"肌肤甲错，两目黯黑"是本方的经典方证。此即皮肤干燥，或如麸皮，或如鱼鳞，为皮肤营养不良的表现。眼圈发黑或青，或眼白浑浊充血，或皮肤黯黑。

其人形体消瘦，骨骼细长，小腹部疼痛或有硬块，或按压不适，常有腹胀腹痛，饮食不思，女性大多月经色黑量少或闭经，小腹部疼痛有硬块。舌红或红绛，或黯红，或紫黯。

本方有缓泻作用，大便干结者适用。

如无虻虫、干漆、蛴螬，可以用地龙、丹皮、红花替代。

【各家经验】

尾台榕堂：治妇人经行不利，渐为心腹胀满，烦热咳嗽，面色煤黄，肌肤干皮细起，状如麸皮，目中昏暗，或赤涩羞明怕日者。(《类聚方广义》)

【研究报道】

彭红华观察酒服大黄䗪虫丸治疗结节型痤疮的临床疗效及安全性。方法：选择结节型痤疮（中医辨证属血瘀型）患者 99 例，随机分为治疗组 52 例和对照组 47 例，治疗组以 28 度米酒送服大黄虫丸，1 丸／次，2 次／日，连服 8 周；对照组口服异维 A 酸胶囊。观察两组患者治疗前后皮损评分变化、证候评分变化、不良反应，治疗结束后比较两组临床疗效及复发率。结果：皮损疗效治疗组有效率为 71.15%，对照组为 72.33%，两组比较差异无统计学意义（P ＞ 0.05）；证候疗效治疗组有效率为 80.76%，对照组为 38.30%，治疗组疗效明显优于对照组（P ＜ 0.01）；复发率、不良反应发生率治疗组均低于对照组（P ＜ 0.05）。结论：以酒送服大黄䗪虫丸治疗结节型痤疮效果良好，安全性高。［彭红华 . 酒服大黄䗪虫丸治疗结节型痤疮 52 例临床研究 . 国医论坛，2012，27（6）：5］

马绍云、徐晓燕观察阿维 A 胶囊联合大黄䗪虫丸治疗寻常性斑块状银屑病的疗效及不良反应。方法：将 158 例银屑病患者分为 2 组，于治疗前后分别评定银屑病严重程度指数（psoriasis area and severity index，PASI）积分。结果 2 组治疗后 PASI 评分比较差异有统计学意义（P ＜ 0.001）；两组疗效差异有统计学意义（P ＜ 0.05）。结论阿维 A 联合大黄䗪虫丸治疗寻常性斑块状银屑病疗效优于单纯口服阿维 A 胶囊。［马绍云，徐晓燕 . 阿维 A 胶囊联合大黄䗪虫丸治疗寻常性斑块状银屑病临床研究 . 中国中西医结合皮肤性病学杂志，2012，11（3）：171.］

【典型案例】

杨某，女，34 岁，已婚。1989 年 8 月 10 日就诊。

患者于 1987 年 2 月间，始在额颊部发现淡褐色色素沉着，半年后色素加深，范围扩大到前额、鼻梁，每在月经前褐色斑加深，月经后褐色斑色素变浅。曾外敷祛斑膏，口服维生素类药物及中药逍遥丸效果不显而就诊。查面色灰暗、前额、两侧颧颊部，鼻梁呈蝶状黄褐色斑，舌质暗淡、脉沉涩。嘱其口服大黄䗪虫丸，每次1丸，每日2次，月经期停服。服药后黄褐色斑变浅变小，连服3个月后面部蝶状色素斑全部消退，肤色正常，随访1年无复发。[肖国良医案，肖国良.大黄䗪虫丸治疗重证黄褐斑一得.中医药学报，1993（3）：52.]

九、防风通圣散

【适用病症】

荨麻疹、痤疮、湿疹、毛囊炎、扁平疣、瘙痒症、异位性皮炎、银屑病、日光性皮炎等，以风团、丘疹、苔藓样变、瘙痒为特征者。

【应用参考】

本方是古代的伤寒热病通治方，传统的表里双解方，具有散风热、通大便、止肤痒、通月经、轻身等功效。可以看作是越婢加术汤、调胃承气汤、当归芍药散、凉膈散等方的合方。

其人体型壮实肥胖，精力旺盛，性格开朗或偏急躁，面色而有油光，眼结膜易充血，眉毛、头发浓密，体毛明显；腹大而充实，腹壁肥厚，以脐为中心膨满，但叩诊积气不明显，也无明显压痛；四肢皮肤粗糙、干燥、瘙痒、苔藓化，有丘疹、风团、痤疮、毛囊炎、皮炎等；食量大，以肉食为主，易大便秘结，或大便黏臭；女性月经量少或稀发，甚至闭经。消瘦、贫血、食欲不振者慎用，孕妇慎用。

服用本方后，可能会出现腹泻、汗出、心悸者，可以减量或停服。如皮损有发作或加重趋势者，不必惊慌，继续服用可趋于缓解。

如果无便秘，可以不用芒硝。长时间服用本方者，可以改用丸散剂。

用于异位性皮炎、过敏性皮炎等瘙痒性疾病，处方可做如下调整：生麻黄 10g，生石膏 30g，生甘草 5g，制大黄 10g，荆芥 15g，防风 15g，连翘 30g，薄荷 10g，桔梗 10g。如用于治疗儿童异位性皮炎，一般水煎成 300mL，每次服用 30～50mL，每天 2～3 次。此方为编者经验方，方名半张防风通圣散。

【各家经验】

门纯德：银屑病俗称牛皮癣，是一种反复发作的皮肤病。多年来，余以辨证与辨病相结合进行研究，提出以"通透宣发"为主的治则，并多选防风通圣汤为基础方加减化裁，治疗数百例此病患者，取得了满意的疗效。仅举一例。患者王某，男，42 岁。症见皮损积有厚厚一层脂斑，布满躯干、四肢，瘙痒难忍，搔之有点状出血，癞状怕人。每至夏暑，此症加甚，长期不愈，患者十分痛苦。诊其舌苔黄而薄，脉无虚象。治以防风通圣汤加蝉蜕 12g，萆薢 9g，麦冬 6g，鳖甲 9g。服药 30 余剂而愈，至今 14 年未复发。(《名方广用》)

【典型案例】

李女，19 岁。162cm，72kg。2022 年 1 月 11 日初诊。

病史：银屑病确诊 9 年。皮损周身可见，左小腿甚。口腔溃疡，大便 2 天 1 次干硬，常腹痛，胃胀嗳气，怕热，手脚凉，多梦入睡难。月经色黑，经期腹痛。查雄激素高；卵巢囊腺瘤。

体征：面部痤疮多，颧色斑，腹壁脂肪厚，汗毛脐毛重，苔厚。

处方：防风通圣散。

防风 15g，连翘 30g，荆芥 20g，生麻黄 10g，生石膏 40g，六一散 20g，芒硝 10g（另冲），生大黄 10g，苍术 20g，桔梗 15g，黄芩 10g，栀子 10g，当归 10g，川芎 15g，白芍 15g，白芷 10g，薄荷 5g，干姜 5g。15 剂。

2022 年 1 月 26 日：药后大便次数偏多。体重 71kg。皮损颜色较前变淡。

2022 年 7 月 19 日：药后最低体重到 70kg，因故停药后有增加。月经正常。原方 30 剂，生麻黄加量至 15g。

2022 年 9 月 20 日：药后至今大便通畅，口腔溃疡未作。查雄激素正常。原方改生麻黄 15g，20 剂，制丸剂。（黄煌医案）

王某，男，14 岁，165cm，85kg。2020 年 5 月 13 日初诊。

病史：周身皮肤瘙痒多年，只是轻重之别。诊断为特异性皮炎。既往有哮喘史，对尘螨、花生、花粉过敏。

体征：体胖，颈部、手臂、下肢皮肤粗糙，皮损干燥苔藓化，咽红，腹部充实。

处方：半张防风通圣散。

荆芥 30g，防风 20g，生麻黄 15g，生甘草 5g，生石膏 30g，杏仁 15g，桔梗 15g，制大黄 5g，连翘 20g，薄荷 5g，芒硝 5g（冲）。15 剂。

2020 年 5 月 27 日复诊：药后皮肤瘙痒减轻。原方加川芎 15g，栀子 10g，黄芩 10g，苍术 15g。30 剂，每周服用 5 剂。（黄煌医案）

第五章

妇科

　　女性具有特有的生理特点和文化社会属性，其疾病及治疗也有明显的特性。《金匮要略》就专设妇人病三篇，分别讨论了妊娠病、产后病和妇人杂病，并载有经方28首。

　　经方能够干预的女性相关疾病主要有：女性生殖器官感染、脱垂等，如宫颈炎、阴道炎、盆腔炎、子宫内膜炎、子宫脱垂，以及子宫内膜异位症等；女性生殖道肿瘤，尤其是常见的恶性肿瘤，如宫颈癌、卵巢癌等；妊娠病，如胎儿宫内发育迟缓、妊娠胆汁瘀积综合征、妊娠合并症、胎盘功能不全等；女性生殖内分泌疾病，如不规则子宫出血、功能失调性子宫出血、经前紧张症、痛经、闭经、绝经、不孕症；妇女青春期、围产期、更年期的相关疾病。

　　月经周期、经期、经量和血色、血质的异常，常常是经方方证识别的临床抓手。月经稀发或闭经，可选用温经汤、当归芍药散、桂枝茯苓丸、葛根汤、五积散等；月经过多或先期，可选用黄芩汤、黄连解毒汤、荆芥连翘汤、桂枝加附子汤等；月经量少，可选用当归芍药散、温经汤、归脾汤、葛根汤等；漏下不止，可选用黄连阿胶汤、芎归胶艾汤、温经汤、归脾汤等；血质黏稠黯红，可选用黄芩汤、黄连解毒汤、桂枝茯苓丸等；血色黯淡，可选用芎归胶艾汤、温经汤、黄连阿胶汤等；月经色黑如漆，可选用大黄䗪虫丸、桂枝茯苓丸等。

　　体型肤色是个体差异的外观特征，虽有妇科疾病存在，如体型、体貌特殊，也可以从体论治。如体型肥胖壮实，可选用五积散、越婢加术汤、泻心汤等；体型消瘦虚弱，可选用温经汤、小柴胡汤等。女性皮肤的营养状况与月经相关。如肤白唇红的月经病，可选用黄芩汤、荆芥连翘汤、黄连阿胶汤等；肤黄干燥浮肿貌，可选用当归芍药散、五积散等；毛发干枯，面容憔悴，唇燥干瘪，可选用温经汤、当归生姜羊肉汤、芎归胶艾汤、归脾汤等；肌肤甲错，面色黧黑，可选用桂枝茯苓丸或大黄䗪虫丸。

许多经方有明显的腹证。如上半身饱满充实，可选用大柴胡汤；下腹部充实疼痛，可选用桂枝茯苓丸；下腹部松软无力，可选用肾气丸、当归芍药散、当归生姜羊肉汤等；腹肌紧张，对触碰过敏，可选用四逆散；胃内有振水音，可选用茯苓饮。

年龄是选择用方的重要参照。青春期的月经不调，可选用归脾汤、四逆散、小柴胡汤等；育龄期女性的生殖系统炎症，可选用黄芩汤、当归四逆汤、黄连解毒汤、荆芥连翘汤等；更年期的失眠，可选用温经汤、桂枝加龙骨牡蛎汤、桂枝加附子汤等。

女性的月经与情绪关系密切，临床选方应考虑患者的精神心理特征。默默不欲饮食、抑郁者，可选用四逆散、小柴胡汤、柴胡加龙骨牡蛎汤等；喜悲伤欲哭，神情恍惚，可选用甘麦大枣汤、百合地黄汤、酸枣仁汤、归脾汤等；容易发怒，郁郁寡欢，可选用大柴胡汤；经前躁狂健忘，可选用桃核承气汤、桂枝茯苓丸等；神情淡定，但倦容满脸，可选用桂枝加龙骨牡蛎汤、真武汤等。

总的来看，桂枝类经方的温经汤，当归类经方的当归芍药散、芎归胶艾汤、当归生姜羊肉汤等是妇人专用方，但鉴于妇科疾病的复杂性，整体调治和个体化治疗十分重要，临床上采用妇人方与内科方的合方是一种值得关注的方法。如当归芍药散与小柴胡汤的合方，治疗妇人桥本病的月经不调与不孕；桂枝茯苓丸与大柴胡汤的合方，治疗多囊卵巢综合征的肥胖与闭经；温经汤与葛根汤的合方，治疗闭经等。实际就是《金匮要略》方与《伤寒论》方的相合而用。

一、温经汤

【适用病症】

以月经稀发或闭经、无排卵、经量少的不孕症、卵巢早衰、虚寒性痛经，以及更年期女性的失眠、焦虑及慢性胃肠道病。也能用于女性皮肤病局部皮肤干燥粗糙并伴有月经不调、闭经、月经量少、难以怀孕、雌激素水平低、基础体温偏低者。

【应用参考】

温经汤是常用的妇科方，不仅能调经助孕，也能养血美颜，适用于形瘦体弱、面容憔悴、毛发干枯女性的体质调理。

本方多用于更年期女性、喜食素食、产后大出血、过度生育、屡次堕胎、过早切除子宫卵巢、久泻久病、营养不良、年老体弱等，其人常见形体消瘦，面容憔悴，毛发干枯，口唇干枯，皮肤干燥，肌肤甲错，手掌脚掌干燥、粗糙开裂或有毛刺或有热感，下腹扁平微凹，弹性欠佳，但无压痛包块。

本方用原方即可，加红枣口感更好；闭经而体不消瘦者，加麻黄、葛根。服用温经汤后，宜多食用猪蹄、羊肉、牛肉、牛筋、鸭爪、鸭翅等富含胶原蛋白的食品。

本方通常给予 1 ～ 3 个月剂量，常服久服方有效。不孕症患者服用本方至妊娠后可停服。月经过多、子宫肌瘤、经前乳胀、体胖壮实、面色红润者，慎用本方。

为方便服用，本方可加鹿角胶、红枣、蜂蜜、冰糖等浓煎收膏，也可作为女性冬令进补的保健品。

【各家经验】

陈修园:《金匮》温经汤一方,无论阴阳虚实、闭塞崩漏、老少,善用之,无不应手取效。(《女科要旨》)

浅田宗伯:此方以胞门虚寒为目的,凡妇人血室虚弱之月经不调、腰冷腹痛、头痛、下血,有种种虚寒之候者,可用此方,不必拘"年五十"等,而应据方后之主证。又下血之证,应以唇口干燥、手掌烦热、上热下寒、腹中无块者为指征。若有癥块,血不得快下者,宜桂枝茯苓丸,更甚者用桃核承气汤。(《勿误药室方函口诀》)

大塚敬节:使用温经汤最重要的指征是手掌灼热感。经常可以见到诉足心发热而不得眠的患者,但诉手心发热者较少,当怀疑是否为温经汤证时,应当积极地问诊,问患者有否口唇干燥。虽然可以从望诊得知,但还是以问一问为好。曾经治疗湿疹患者,仅发于手指端,看上去类似手掌角皮病,给予温经汤后治愈。

温经汤对于手掌角皮病有良效,多数病例服药2～3个月可治愈,即使对有类似湿疹症状者也有好的效果,可见手掌部位皮肤干燥粗糙,有热感,严重时甚至蔓延至手背。

另外,温经汤亦适宜于不孕症的场合。曾有1例病人,治疗目的是其他疾病而并非不孕症,持续服用温经汤2年,在其婚后第18年怀孕,当时其丈夫也同时服用八味肾气丸。这是服药时间最长的1例,一般服药1年左右,如果仍未怀孕,则大体上不会奏效了。(《金匮要略研究》)

【研究报道】

日本一项随机对照研究,纳入了100例21～32岁排卵异常且黄体生成素≥10mIU/mL女性,其中38例确诊多囊卵巢综合征,52例给予温经汤，48 例空白观察，疗程为 8 周。发现服用温经汤的 52 例患者中，34 例黄体生成素降低，28 例月经周期改善，11 例确定排卵。在非多囊卵巢综合征患者中，温经汤显著降低黄体生成素，提高雌二醇水平。空白对照组无显著变化。[Ushiroyama T，Ikeda A，Sakai M，et al.Effects of unkei-to，a herbal medicine，on endocrine function and ovulation in women with high basal level of luteinizing hormone secretion.The Journal of Reproductive Medicine，2001（46）：451-456]

日本一项单臂研究，纳入了 157 位下丘脑性闭经患者（97 位为一度闭经，60 位为二度闭经）。按中医证候，115 例为虚证，42 例为实证。所有患者均服用 8 周温经汤，卵泡刺激素、黄体生成素、雌激素均显著提高。一度闭经患者属实证者有 61.3% 发生排卵，虚证者为 66.7%；二度闭经患者属实证者有 27.3% 发生排卵，虚证者为 22.4%。提示温经汤的疗效与中医证候的虚实无关。[Ushiroyama T，Hosotani T，Yamashita Y，et al.Effects of unkei-to on FSH，LH and estradiol in anovulatory young women with hyper-or hypo-functioning conditions.American Journal of Chinese Medicine，2003（31）：763-771]

日本的一项随机对照试验，针对 24 位激素替代治疗无效的围绝经期综合征表现为抑郁状态的患者。联合温经汤后，抑郁状态改善，且疗效优于当归芍药散。[Koike K，Ohno S，Takahashi N，et al.Efficacy of the herbal medicine unkei-to as an adjunctive treatment to hormone replacement therapy for postmenopausal women with depressive symptoms.Clinical Neuropharmacology，2004（27）：157-162]

【典型案例】

李某，女，45 岁，1993 年 5 月 5 日初诊。10 年前因做人工流产而患痛经。每值经汛，小腹剧痛，发凉，虽服止痛药片而不效。经期后延，量少色黯，夹有瘀块。本次月经昨日来潮，伴见口干唇燥，头晕，腰疼腿软，抬举无力。舌质暗，脉沉。证属冲化虚寒，瘀血停滞。治宜温经散寒，祛瘀养血。疏温经汤：吴茱萸 8g，桂枝 10g，生姜 10g，当归 12g，白芍 12g，川芎 12g，党参 10g，炙甘草 10g，牡丹皮 10g，阿胶 10g，半夏 15g，麦冬 30g。服 5 剂，小腹冷痛大减。原方续服 5 剂，至下次月经，未发小腹疼痛，从此月经按期而至，俱无不适。（刘渡舟医案《伤寒名医验案精选》）

章某，32 岁。1984 年 2 月 10 日初诊。已婚 5 年未孕，初潮 18 岁，月经一直愆期，3～4 个月一行。近 8 个月一直闭经，基础体温单向，西医诊为继发性闭经（原因待查）。面色淡青不华，少腹冷痛，形寒肢冷，唇周干燥，手足心皲裂而寒冷，大便溏稀，白带量多而清稀。脉沉紧，舌质淡黯，苔白厚而腻。腹诊：下腹部胀满，按之松软如棉，无肿块。经络按诊：腰俞穴处有压痛。证属厥阴病，肝经气血凝阻，阳气失宣。予以温经汤：当归、半夏、麦冬各 10g，党参 15g，阿胶 10g（烊），牡丹皮、川芎、桂枝各 6g，甘草 2g，吴茱萸 1.5g，干姜 3g。每隔 1 周，在腰俞穴压痛处刺血、拔罐 1 次。经如此治疗 50 天后，基础体温双相，出现排卵征象。后再续服原方加定期刺血，终于 1984 年 6 月妊娠，后顺产一男婴。（娄绍昆医案《娄绍昆经方医案医话》）

许女，50 岁，160cm，44kg。2019 年 12 月 2 日初诊。

病史：40 岁时停经，体重逐年下降，今年下降 4kg。脱发多，眉毛几乎掉光，情绪低落，食欲不振，腹泻，睡眠多梦，夜尿 6～7 次。乏力，阴道干涩，性交困难。

体征：肤色黄黯干枯，呈憔悴貌，唇黯干燥，脉细弱。

处方：温经汤加大枣。

吴茱萸 5g，党参 10g，麦冬 15g，姜半夏 10g，炙甘草 5g，桂枝 10g，白芍 10g，当归 10g，川芎 10g，牡丹皮 10g，干姜 5g，红枣 20g，15 剂。

2019 年 12 月 23 日复诊：体重增加，面色转润，夜尿 2～3 次，食欲增加，近两天小腹疼，便后肛门有下坠感。原方 30 剂。

2020 年 3 月 23 日三诊：体重 52kg，毛发、眉毛长出，阴道干涩、腹泻、睡眠、饮食均明显改善。（黄煌医案）

二、当归芍药散

【适用病症】

以月经量少、腹痛、浮肿、贫血为表现的不孕症、卵巢早衰、功能性子宫出血，以及胎位不正、胎儿发育不良、先兆流产、习惯性流产、妊娠高血压综合征等。伴有月经不调的免疫性肝病、慢性肝炎、肝硬化、桥本病、缺铁性贫血以及痤疮、黄褐斑、脱肛、痔疮等也可选用本方。

【应用参考】

本方为古代的养胎方，有养血、调经、利水、止痛的功效。适用本方者，大多脸色黄（大多面色萎黄或苍白），缺乏光泽，或眼圈发黯，面部有色斑，或有红斑丘疹，皮肤干燥，有明显的疲劳感，眼睛干涩，甚至嗜睡，面部或两下肢轻微浮肿，容易腹泻或大便不成形（大便溏薄），或便秘，或腹痛，或腹胀，月经量少或闭经，性欲减退。面色红润、口唇红、容易口舌溃疡者慎用。

月经延期、倦怠乏力、面色萎黄、头项强痛者，合葛根汤；神疲乏力、形寒怕冷者，合真武汤；免疫性疾病、过敏性疾病反复不愈者，合小柴胡汤；胃内有振水音、进食腹胀者，合茯苓饮；体位性眩晕、耳鸣、脉弱者，合苓桂术甘汤。

本方原为散剂，如对本方散剂气味浓烈反感者，也可改用胶囊、丸剂，或改散为汤。汤剂更适合服用。散剂常用酒调服，以米酒、黄酒、红葡萄酒为好。对酒精过敏者，可以试用酸奶、开水、米粥、蜂蜜等调服。

本方有通便功效，也能用于习惯性便秘、结肠冗长、脱肛等，局部水肿或渗液明显者比较适合。服用本方后，如见腹泻，则白芍的用量可酌减。

【各家经验】

陈言：当归芍药散，治妊娠腹中绞痛，心下急痛及产后血晕，内虚气乏，崩中久痢，常服之则通畅血脉，痈疡不生，消痰，养胃，明目，生津。（《三因极一病证方论》）

尾台榕堂：妇人经断已三四月，诊之有腹中挛急，胎不应于手，或腹中疠痛，类血瘕，难决孕否者。用此方加大黄，则二便快利，不过十日，腹中松软；若怀孕者，胎气速张。又怀孕已累月，胎萎缩不长，腹中拘急者，亦宜此方。妇人血气痛，小便不利，有宜此方者。（《类聚方广义》）。

汤本求真：仲景不过示本方宜用于妇人之腹痛，然本方用途不如是少也。苟有腹证，不论男女老少一切之病证，皆可用之，实一日不可缺之要方也。余由经验归纳之，本方类似芎归胶艾汤，其主治亦相似。所异者，彼有当归、川芎之外，因有地黄、阿胶、艾药，故止血作用颇有力；此仅有当归、芍药，其作用比较微弱也。然反于彼而含茯苓、术、泽泻，故有治冒眩、心悸、心下悸、肉瞤筋惕、小便不利之特能，是以本方能奏效于脑、神经、肌肉、心、肾、子宫等疾患也，腹证亦相酷似。然此证本因水毒停蓄，故腹部稍软弱而胃内必有停水，且他体部亦得认为停水之候，此其别也。(《皇汉医学》)

岳美中：此方之证，腹中挛急而痛，或上迫心下及胸，或小便有不利，痛时或不能俯仰。腹诊：脐旁拘挛疼痛，有的推右侧移于左，推左则移于右，腹中如有物而非块，属血与水停滞。方中川芎、当归、芍药和血舒肝，益血之虚；茯苓、白术、泽泻运脾胜湿，除水之气。方中多用芍药，芍药专主拘挛，取其缓解腹中急痛。合用之，既疏瘀滞之血，又散郁蓄之水，服后小便或如血色，大便或有下水者，系药中病，是佳兆，应坚持多服之。适应证：男女老幼脐旁至胸下挛急痛，妇人子宫挛痛，头目眩晕，心悸，心下悸，肉瞤筋惕（都是水气为患），目赤痛（目赤是水气夹血上凌，目中粉赤色，不似暴发火眼之深红色并肿，应细辨），面色萎黄，有贫血倾向，腰膝易冷，小便频数或不利。应用范围颇广，如浮肿、习惯性流产、月经痛、慢性肾炎、脚气等，具有适于用本方之证候者，均可选用。(《岳美中经方研究文集》)

【临床报道】

日本的一项随机对照研究，纳入了 40 例气虚、阴证、瘀血评分 ≥ 30 的原发性痛经女性，发现服用当归芍药散 2 周，与安慰剂相比，显著改善痛经。[Kotani N，Oyama T，Sakai I，et al.Analgesic effect of an herbal medicine for treatment of primary dysmenorrhea–a double–blind study.The American Journal of Chinese Medicine，1997（25）：205–212.]

中国一项单臂研究，纳入了 83 例功能性子宫出血患者，服用当归芍药散（散剂装胶囊吞服），疗程为 3 ～ 6 个月，总有效率 91.6%（痊愈 12 例，基本痊愈 20 例，显效 26 例，有效 18 例，无效 7 例）；72.2% 的患者在服药后第一个月经周期内，主要症状体征缓解。进一步的分析显示：①当归芍药散疗效与血气的虚实无关，但无明显寒热兼证者，疗效显著优于兼寒或兼热者。②无排卵患者治愈率显著高于有排卵者（51.1% 和 22.2%，$P < 0.05$）。③月经经期延长者，疗效最好（恢复正常和基本恢复正常率为 72.2%）；单纯月经量多者，疗效较差（恢复正常和基本恢复正常率为 21.4%）。[刘平，郭天玲，刘成，等. 当归芍药散治疗功能性子宫出血 83 例报告——附治疗前后血液流变性和甲皱微循环观察. 中医杂志，1983（6）：27–31]

　　日本一项单臂研究纳入了 7 位黄体功能不足女性，服用当归芍药散 3 个月后，5 位患者黄体中期血浆雌二醇 estradiol–17β 水平显著提高，4 位孕酮水平显著提高，改善基础体温双相，提示当归芍药散可改善黄体功能不足。给 27 位正常女性服用当归芍药散，发现对性激素无显著影响。[Usuki S，Nakauchi T，Higa S，et al.The improvement of luteal insufficiency in fecund women by tokishakuyakusan treatment.American Journal of Chinese Medicine，2002（30）：327–338]

　　日本一项随机对照研究，纳入了 93 例稀发月经、无排卵周期、停经的妇女，在克罗米芬治疗的基础上，治疗组 41 例同时服用当归芍药散。发现当归芍药散无法进一步促进排卵，但对孕酮、孕酮 / 雌二醇水平有调节作用，从而促进妊娠。[安井敏之，苟原稔，青野敏博，ほか. 排卵障害患者に対するクロミフェン・当帰芍薬散併用療法の有用性の検討. 日本不妊学会雑誌，1995（40）：83–91]

　　日本一项随机对照研究，对于体外受精治疗周期中使用当归芍药散的有效性进行研究。将 93 名接受体外受精治疗的妇女分成两组：一组每日服用当归芍药散颗粒 2.5g，每天 3 次；另一组做对照。比较两组卵巢刺激尿促性腺激素（hMG）的投与日数、投与用量、最终投药时子宫内膜厚度、采卵数、受精卵数、受精率、移植胚胎数等。结果显示，使用当归芍药散并没有明显的临床意义，但在减少卵巢刺激剂的用量、减少胚胎移植的失败率，以及增加移植胚胎数方面有一定作用。［藤井俊策，福士義将，山口英二，ほか.体外受精治療周期における当帰芍薬散併用の検討.産婦人科漢方研究のあゆみ，1997（14）：121-125］

【典型案例】

女，30 岁。1955 年 2 月 4 日初诊。患者怀孕 5 月，系第一胎。食少，大便稀薄，足肿明显，腹围较大，行动时觉腹坠胀，小便不多。脉细，舌淡，苔薄。此妊娠水气明显，胎水较多。予养胎利水法治之。处方：白术 9g，茯苓 12g，川芎 3g，当归 6g，白芍 6g，泽泻 6g，陈皮 3g，黄芪 6g，枳壳 4.5g。7 帖。1955 年 2 月 12 日二诊：服上方 7 帖，脚肿消退，尿量较多，腹坠胀感觉也随之消失。以其有效，前方再予 7 帖。按：本例共服当归芍药散加味 14 帖，浮肿消失。以后随访，足月顺产一女婴，母女均健。（夏仲方医案《中医经方学家夏仲方专辑》）

三、桂枝茯苓丸

【适用病症】

以腹痛、漏下为表现的胎盘残留、产后恶露不止、子宫内膜增殖症、宫外孕等，以及以腹痛、月经量少色黑为表现的痛经、子宫内膜炎、子宫内膜异位症、慢性盆腔炎、卵巢囊肿、子宫肌瘤、多囊卵巢综合征、闭经等。也用于血栓形成与血栓栓塞性疾病。

【应用参考】

本方是经典的妇科活血化瘀方，能下死胎、通月经、止漏下。适用本方者，体质比较强壮，面色多红或黯红，皮肤干燥或起鳞屑，唇色黯红，舌质黯紫；腹部充实，脐两侧尤以左侧下腹更为充实，触之有抵抗，主诉大多伴有压痛，部分患者可能伴随出血、腹泻等。凝血机制障碍者及孕妇慎用或忌用。

便秘、腰痛、腹痛、下肢浮肿者，加制大黄、牛膝；头痛、胸痛、气喘者，加丹参、川芎；盆腔脓肿、按之疼痛者，加大黄、芒硝、冬瓜子；月经不通或通而不畅、两目黯黑、肌肤甲错、舌上有瘀点者，加地鳖虫、水蛭。

本方长期服用可制成丸剂。

【各家经验】

尾台榕堂：产后恶露不尽，这诸患错出，其穷至不可救，故其治以逐瘀血为至要，宜此方。又妊娠临盆用之，催生尤有效。治经水不调，时时头痛，腹中拘挛，或手足麻痹者。或每至经期，头重眩晕，腹中腰脚疼痛者。产后已过数十日，无他异症，但时时绕脐刺痛，或痛延腰腿者。经闭上冲头痛，眼中生翳，赤脉纵横，疼痛羞明，腹中拘挛者。又妊妇颠仆，子死于腹中，下血不止，少腹挛痛者，用之胎即下。又血淋、肠风、下血，撰用皆有效。以上诸症，加大黄煎服为佳。（《类聚方广义》）

陈自明：夺命丹（即桂枝茯苓丸），治妇人小产，下血过多，子死腹中，其人憎寒，手指、唇口、爪甲青白，面色黄黑或胎上抢心则闷绝欲死，冷汗自出，喘满不食；或食毒物，或误服草药，伤动胎气，下血不止。若胎尚未损，服之可安。已死，服之可下……（《妇人大全良方》）

武之望：催生汤（即桂枝茯苓丸水煎剂），候产妇腹痛，见胞浆已

下，水煎热服。又夺命丸（桂枝茯苓丸）治胞衣不下，并治胎死。（《济阴纲目》）

赵明锐：在临床上反复试验，此二方（指桂枝茯苓丸与当归芍药散）中不论单用哪一个方剂，所治妇女月经、妊娠等病证，都有一定的疗效，但也都有一定的局限性，不如将两个方剂合并起来使用，疗效既高，治疗范围又为广泛。

在临床上，笔者将此合方广泛运用于妇女的各种疾病。诸如痛经、经闭、月经不调、崩漏、癥瘕结聚等病证，只要确是寒凝血滞、瘀血内阻或湿滞血瘀者，其主要症状为少腹痛、拒按，下血紫黯，血中有块，下血块后疼痛减轻，遇寒则甚，得热痛减，或白带过多，腰困，下肢浮肿等，皆有卓效。其可以使闭者通、崩者止，实属奇妙。又将此方试用于因上节育环后，有腹痛出血、白带多者，也屡用屡效。服其方治疗瘀血，有一部分患者排出少量瘀血块，一部分患者则不排出，考虑是由于肌体吸收之故。用本方治疗妇女崩漏等证从未发现因去瘀活血而引起血出不止者。（《经方发挥》）

【研究报道】

日本一项临床研究，纳入了8例潮热、足冷的女性，8例仅有足冷而无潮热的女性。用热图研究体表温度，发现潮热兼有冷证者，上下腹部温差更大。两组女性服用桂枝茯苓丸后60分钟，仅有冷证的女性，上下腹部温度均下降；潮热兼冷证者，上腹部温度下降，下腹部温度上升，温差减小。这提示桂枝茯苓丸改善潮热冷证的机制在于改善上半身皮肤毛细血管扩张，增加下腹部血流量，改善盆腔瘀血。[塩谷雄二，嶋田丰，后藤博三，等. 桂枝茯苓丸の急性投与による腹部皮膚表面温度の变化. 日本東洋医学雑誌，2000，50（5）：851-860]

日本一项病例系列研究，介绍了4例月经前症候群患者，服用桂枝茯

苓丸后 2 例显效，2 例有效。［落合和德，松本和紀，寺島芳輝. 月経前症候群（PMS）に対する桂枝茯苓丸エキス剤の効果. 日本東洋医学雑誌，1994，45（2）：365-369］

中国一项随机对照研究，纳入了 205 例子宫腺肌症患者。中药组 52 例，服用桂枝茯苓丸（改汤）；西药组 50 例，服用孕三烯酮；中西医结合组 103 例，联合桂枝茯苓丸（改汤）和孕三烯酮。疗程为 6 个月。服桂枝茯苓丸后，总有效率显著高于孕三烯酮（92.3% 和 66.0%，$P < 0.01$），与桂枝茯苓丸合孕三烯酮组相仿。桂枝茯苓丸显著缓解子宫腺肌症疼痛，降低血清 CA125。孕三烯酮可显著降低子宫体积，但停药后易反弹；联合桂枝茯苓丸，可控制反弹。服用孕三烯酮易发生潮热出汗、痤疮、乳房缩小、消化症状、下肢浮肿等不良反应，服用桂枝茯苓丸无上述不良反应。［廖英，郭英，贾春岩，等. 桂枝茯苓丸方对孕三烯酮胶囊治疗子宫腺肌病的增效作用. 中医杂志，2014，55（5）：396-399］

日本研究者认为，桂枝茯苓丸治疗乳腺增生症有较好疗效，甚至尝试采用桂枝茯苓丸作为乳腺增生症的诊断性治疗，藉此鉴别乳腺癌。［古妻嘉一，土方康世. 桂枝茯苓丸の乳癌診断における診断治療の内分泌療法への応用. 日本東洋医学雑誌，2000，51（1）：35-42］

【典型案例】

25 岁处女，每月因月经而烦恼。妇科认为，由于子宫后倾，与卵巢有粘连，需要手术治疗。腹诊，右下腹部有牵引性压痛，血色不佳，故与当归芍药散。服药两个月，病情无变化，于是更方用桂枝茯苓丸。当月行经不痛，1 年后结婚。（大塚敬节医案《临床应用汉方处方解说》）

稲某，26 岁，女。初诊 1983 年 7 月。体格、营养、面色均一般。主诉月经痛。过去常有月经痛，今年 1 月怀孕，4 个月后自然流产。其后，腹部尤以下腹部有胀满感，且常有疼痛。月经正常，但月经痛却日益加重。每次月经期前 2～3 天，常因疼痛难忍而卧床休息。妇科诊断为子宫内膜症并有粘连。经期内乳房也感疼痛，另有严重肩凝、腰痛，常发生口内炎，但无舌苔。腹部平坦，两侧脐旁有抵抗压痛，下腹耻骨部也有抵抗压痛。因有便秘（3 天 1 次），故投给了桂枝茯苓丸料加薏苡仁、大黄各 1g。服药后的经期时，月经痛全未发生，故而一天也未卧床休息。服药 3 个月后，已由长期以来的月经痛中解放出来。（矢数道明医案《汉方临床治验精粹》）

某女，29 岁，172cm，70kg。2021 年 6 月 4 日来诊。

病史：正常分娩后 20 天恶露不尽。3 日前超声提示：宫腔内不均质回声区，子宫肌瘤，产后胎膜残留。诉腰痛难忍如折，动即气短气喘。大便干结，2～3 天 1 次。

处方：桂枝茯苓丸加大黄、牛膝、川芎。

桂枝 15g，茯苓 15g，丹皮 15g，桃仁 15g，赤芍 15g，怀牛膝 30g，制大黄 10g，川芎 15g，7 剂。

复诊：药后恶露已止，腰痛缓解。2021 年 6 月 20 日，B 超复查示宫腔内不均质回声区已无，子宫肌瘤消失。（黄煌医案）

四、胶艾汤

【适用病症】

以妊娠腹痛、出血和崩漏为临床特征的疾病，多见于围产期疾病和月经不调类疾病，如功能性子宫出血、宫颈破裂出血、产后恶露不绝、人工流产后出血、先兆流产等，出血淋漓、腹痛、无热象者有应用的机会。

【应用参考】

本方又称芎归胶艾汤，是经典的妊娠病方，传统的养血调经方，有止血、安胎的功效。本方能安胎止血，但也有活血化瘀的作用，服药后，有一过性出血增多的可能。

适用本方者大多消瘦，呈贫血貌，面色苍白或萎黄，唇、舌、甲淡白，皮肤干燥，缺乏光泽，脉细，患者多有疲倦、头晕、心悸、手足冷或烦热等症，脐腹部疼痛连及腰背，腹部软弱无力，左腹直肌挛急，下腹部知觉钝麻，或脐部动悸亢进，腹无坚满实热证，出血或有出血倾向，出血断续而下、黯淡如水，女子崩漏、胎动出血或痔疮便血。

血色红、质黏或血凝如鸡肝者，慎用本方，或加黄芩、黄柏；舌苔白、腹冷痛者，加炮姜。腹胀或食欲不振者，可用米酒入煎；如食欲下降者，可合用六君子汤。

生地黄、甘草凉血止血作用更强，但有令人腹胀腹泻的不良反应，如大便不成形、进食后腹胀者，可去之。

【各家经验】

孙思邈：治妊娠二三月上至八九月，胎动不安，腰痛，已有所见方：艾叶、阿胶、芎䓖（《肘后》不用芎）、当归各三两，甘草一两。上五味，㕮咀，以水八升，煮取三升，去滓，内胶令消，分三服，日三。（《备急千金要方》）

王焘：疗妊娠二三月上至七八月，顿仆失踞，胎动不安，伤损腰腹痛欲死，若有所见，及胎奔上抢心，短气。（《外台秘要》）

薛立斋：血如屋漏，沉黑不红，或时来时断，或如水，或有块，淋漓

不休者，虚候也，不可用寒凉之药，大胶汤主之（原方加干姜）(《薛氏医案》)

尾台榕堂：妊娠颠踬，胎动冲心，腹痛引腰股，或觉胎萎缩状，或下血不止者，宜用此方。(《类聚方广义》)

山田元伦、村上等顺：凡难产，露手足而不出，既破水而未娩，引二三日者；或双胎一娩，一未娩。先须用此汤，实催生之良剂也。(《名家方选》)

有持桂里：妊娠中忽然下血者，不速治必坠胎，宜芎归胶艾汤。此汤不仅治下血，妊娠杂证效用甚多。(《方舆輗》)

李梴：治劳伤气血，月水过多，或崩漏不止及妊娠胎气不安，或因损动漏血伤胎者亦宜。(《医学入门》)

胡希恕：这是妇人在妊娠阶段常有的下血、腹中痛的病，一般都是由于自己不谨慎造成下血、腹痛、要流产，这个方子也很好使。这个方子常常配合这个参、苓、白术，就是四君子汤合用，治要流产，可以起安胎作用，也常用的，也挺好使。(《胡希恕金匮要略讲座》)

【研究报道】

日本一项随机对照研究，纳入了 72 例诊断为先兆流产的子宫出血孕妇，32 例给予胶艾汤，32 例给予西药级（即休息 +hCG）。发现胶艾汤可以显著缩短子宫出血时间，保胎效果与西药组相仿。[Ushiroyama T，Araki R，Sakuma K，et al.Efficacy of the kampo medicine xiong-gui-jiao-ai-tang, a traditional herbal medicine，in the treatment of threatened abortion in early pregnancy.American Journal of Chinese Medicine，2006（34）：731-740]

日本一项随机对照研究，纳入了 183 位功能性子宫出血患者，93 例患者服用胶艾汤，90 例患者服用氨甲环酸、卡巴克络和维生素 K。发现胶艾汤止血疗效更显著，从诊断性刮宫到血止时间为 4.29±1.54 天（西药组为 5.45 ± 2.13 天），1 周内止血率为 94.6%（西药组为 72.2%）。进一步分析显示，胶艾汤对虚证和中间证疗效更好，实证使用胶艾汤疗效与西药相仿。子宫内膜处于增殖期、单纯增生者疗效更好，稳定生长期、萎缩期、分泌期、增殖 / 分泌期疗效与西药相仿。[岩淵慎助. キュウ帰膠艾湯による機能性子宫出血の止血効果—西洋薬止血剤との比較—. 日本東洋医学雑誌，2000（50）：883–890]

【典型案例】

28 岁女性，结婚 3 年至今未孕。素有脾胃虚弱，形体消瘦，形寒怕冷，有贫血史。4 个月来经期延长，每次持续 20 余日，检查提示子宫内膜糜烂，于 12 月行刮宫术，但无效果。本月月经已持续 14 日，其量更多，下血块。头晕心悸，倦怠乏力，动则尤甚。医院已注射止血剂及生血剂，但毫无好转。形体消瘦，面色㿠白如蜡，唇甲苍白、皮肤黏膜苍白、心脏听诊闻及病理性杂音，但脉不仅大而且有力。既（要）考虑芎归胶艾汤证，又考虑兼顾脾胃虚弱，故予归脾汤。此胃肠虚弱者，如予地黄剂，则既下利又食欲不振。因此，按西冈氏发表报告，初用四味芎归胶艾汤：当归、川芎各 8g，阿胶 5g，艾叶 3g。上药同煎，不加酒。服此药 2 剂，第 3 日出血即止，有食欲，全身情况显著好转。服此方后，已中止其他一切治疗。继服 2 个半月，贫血痊愈，元气恢复。其后月经正常，7 日即止。服至 3 个半月停药。（矢数道明医案《临床应用汉方处方解说》）

于某，女，40 岁，1993 年 11 月 29 日初诊。

素来月经量多，近月余淋漓不断，某医院诊为"功能性子宫出血"。经色鲜红、质稀，头晕乏力，腰酸腿沉，口渴，口苦，便干。舌体肥大，舌边有齿痕，苔白，脉沉按之无力。此证属气血两虚兼有虚热。经云：冲为血海，任主胞胎。今冲任不固，阴血不能内守，而成漏经。治当养血止血，益气养阴调经，方用胶艾汤加味。阿胶珠 12g，艾叶炭 10g，川芎 10g，当归 15g，白芍 15g，生地 20g，麦冬 20g，太子参 18g，炙甘草 10g。服 7 剂而血量大减，仍口苦，腰酸，大便两日一行，于上方中加大麻仁 12g。又服 7 剂，诸症皆安。（刘渡舟医案《伤寒名医验案精选》）

五、温清饮

【适用病症】

以子宫出血为临床特征的妇科病，月经先期、月经经量过多，以及持续性子宫出血、子宫内膜炎、功能性子宫出血、子宫内膜炎、子宫内膜异位症、盆腔炎性疾病、痛经等，通常出血量大，病程比较长；血色鲜红或黯红色或灰绿色，下腹部不适疼痛。外阴部溃疡、扁平苔藓等也有应用机会。

【应用参考】

本方是四物汤与黄连解毒汤的合方，具有解热毒、除烦热、养血止血等功效。其人大多皮肤黄褐色，枯燥如糙纸，但烦躁身热，面部常有痤疮，通常月经量大、深红、黏稠有血块，带下多或黄。身体烦热，四肢冷，口干苦。贫血者多见。

淋巴结肿大，皮肤瘙痒，加荆芥、防风、连翘、薄荷、桔梗，方名荆芥连翘汤，可用于治疗盆腔炎、宫颈炎及炎性不孕。

【各家经验】

龚廷贤：治妇人经水不住，或如豆汁，五色相杂，面色萎黄，脐腹刺

痛，寒热往来，崩漏不止。(《万病回春》)

沈金鳌：治崩漏，面黄腹痛。(《妇科玉尺》)

浅田宗伯：此方温清相合之处甚妙。妇人漏下或带下，或男子下血不止者，用之有效。小栗丰后之室下血不止十余年，面色萎黄，腰痛如折，两脚微肿，众医束手，余与此方痊愈。(《勿误药室方函口诀》)

【典型案例】

方女，53岁，165cm，63kg。2022年7月13日初诊。

病史：月经量多3年，每次经期第2～3天血来如崩；伴有头痛，手足心热，口干多饮。经后贫血，头晕乏力，影响活动、工作。有肝囊肿、血小板增多症、子宫肌瘤病史。

体征：面色黄黯，唇干色红，头发干枯，皮肤干燥，脉滑。

处方：温清饮。

黄连5g，黄芩15g，黄柏10g，栀子10g，生地黄30g，白芍15g，当归10g，川芎10g。15剂。

2022年8月24日二诊：经量减少，头晕缓解，头痛未作，神疲乏力减轻。原方10剂，煎煮成20袋，每天1袋。(黄煌医案)

第六章

儿科

小儿是中医的一大服务群体，常见有呼吸系统疾病、消化道疾病、过敏及免疫性疾病、精神心理疾病等。经方是天然药物，配方成熟；经方的给药方式以口服为主，简单方便；经方注重患儿的个体差异，安全性较好；经方在对证的情况下，药液并不苦口。所以，与其他疗法相比，经方有较好的疗效，用经方痛苦和风险小，孩子和家长愿意接受。

小儿常见的呼吸系统疾病，有急性上呼吸道感染、急性支气管炎、毛细支气管炎、肺炎、支气管哮喘等，多选用能止咳平喘的经方，如小柴胡汤、麻杏甘石汤、小青龙汤等。

小儿的消化道疾病多为功能性疾病，如急性胃肠炎、小儿腹泻、小儿胃炎和幽门螺杆菌感染、消化性溃疡、胃食管反流、溃疡性结肠炎等，多选用能治疗腹胀、呕吐、腹痛、腹泻、便秘的经方，如半夏厚朴汤、小建中汤、四君子汤、理中汤或附子理中汤等。

小儿脑病，如小儿癫痫、脑性瘫痪、抽动秽语综合征等，多选用能止抽搐的经方，如柴胡加龙骨牡蛎汤、风引汤、桂枝加龙骨牡蛎汤等。

小儿的心理疾病，如抑郁、焦虑等，可选用助睡眠、增食欲、除胀满的经方，如温胆汤、半夏厚朴汤等。

小儿内分泌及营养性疾病，如生长激素缺乏症、先天性甲状腺功能减低症、甲状腺功能亢进症、蛋白质能量营养不良等，可选用增加体重的经方，如小建中汤、桂枝加龙骨牡蛎汤、竹叶石膏汤等；儿童 1 型糖尿病，多选用玉屏风散、竹叶石膏汤等；儿童单纯性肥胖症，常选用防风通圣散；性早熟，多选用桂枝加龙骨牡蛎汤；维生素 D 缺乏症、维生素 A 缺乏症多见消瘦，常用桂枝加龙骨牡蛎汤、小建中汤等。

一、桂枝加龙骨牡蛎汤

【适用病症】

小儿缺钙、佝偻病、小儿肺炎的迁延期、小儿遗尿、小儿多汗症、小儿夜啼、癫痫、脑瘫、大脑发育不良、小儿心脏病等。

【应用参考】

本方为经典的虚劳病方，传统的调和营卫、固精敛阳方，具有治梦精、除惊狂、定悸、止汗的功效。在儿科中应用，有改善睡眠、补钙壮骨、改善体质的功效。

适用于本方的孩子，大多体型偏瘦，目无神，皮肤白皙湿润，毛发细软发黄，腹直肌紧张，易疲劳，易出汗，易惊恐，易失眠，易哭闹，烦躁不安。舌苔薄白者适用；大便不成形、腹胀者慎用。

食欲不振者，可加党参、山药；消瘦、喜甜食者，可加麦芽糖。

【各家经验】

江育仁：小儿时期，生理上阳既未盛，阴又未充，故有"稚阳稚阴"之称；病理上发病突然，传变迅速。所以有易虚易实、易寒易热之特点。临床上常表现为"不在邪多，而在正虚"，从而显示阴阳失调，营卫不谐。笔者认为，凡此属桂枝加龙骨牡蛎汤的适应范围。

迁延性肺炎或慢性肺炎，常发生于体禀不足，后天失调，伴有疳症体质；或出生后人工喂养不当，或伴有各种先天性疾患的婴幼儿。肺炎后，病灶不易吸收，迁延数月，甚则一年以上，常发生上呼吸道反复感染。其症状有长期不规则发热，面色㿠白不华，容易出汗，夜间尤甚，汗出欠温，呼吸浅促，喉有痰嘶声，咳声低弱，精神萎顿，形体消瘦或面部虚浮，食欲不振，大便不实，舌质淡，苔薄白。肺部听诊，可闻及较密细小湿性啰音。X光胸片常显示两肺中下野及肺门区纹理呈蜂窝状，间有小泡性肺气肿。可知气阳已显见耗伤，其证已不在邪多，而属正虚邪恋。卫虚则不能固表，故汗多而易反复外感；营虚则虚热内生，阴不潜阳，阳气外越。在治法上，温阳则伤阴，养阴则伤阳，常有顾此失彼之嫌，余辄用桂枝加龙骨牡蛎汤作为治疗本病的基本方。一般在服药2周后，常能收到热退汗敛之效，其临床所见各项症状亦得渐次改善。多数病例的肺部病灶均能在3～4周后获得吸收。

软骨病（佝偻病），常发生于早产儿或人工喂养不当的婴幼儿。表现为容易感冒发烧。体检可见前囟宽大，头发呈脱发圈状，如用手按压枕骨及顶骨部，可有乒乓球样的弹性感觉；胸骨常较高突。若早期做血生化检查，碱性磷酸酶可增高。X线摄片示骨干骨骺多无明显异常，亦偶有中间区增宽者。据此类患婴的临床表现，常属于"夜惊""汗证"。先后天不足，卫不外护，营失内守使然。盖汗为心液，与血同源，心阴内耗，则心阳易亢，阳越失敛，神不守舍，故夜惊、多汗。肾乃先天之本，主骨，赖阴以生，依阳而长，肾气不足，所以囟门宽大，不能及时闭合，头骨为之不坚。治法首在调和营卫，潜阳定惊，虽不培脾、补肾，但和阴阳者，实寓治本之意也。盖培脾之药多守而不走，补肾之剂恒多滋腻，抑或壮火，补偏难以救弊。桂枝加龙骨牡蛎汤为治诸虚、肾寒等证之要方。若同时指导合理之喂养方法，改进生活的护理条件，确能收到满意之疗效。[江育仁.桂枝加龙骨牡蛎汤——古方今用.浙江中医学院学报，1984，8（2）：29]

傅延龄：考虑到小儿一次饮水量偏少，对中药耐受度较低，因此活用原书"日三服"服用方法，将其改为不拘时服，即嘱患儿及家属"少量频服，不拘时候"。宋文杰，傅延龄.傅延龄应用桂枝加龙骨牡蛎汤治疗小儿咳嗽经验.中华中医药杂志，2019，34（10）：4623-4626］

【典型案例】

陈某，男，13个月。1989年6月诊（某院会诊病例）。

发热持续已3个月，先为高热，常在39℃以上，经大量抗生素、激素治疗后，热势稍降，但总在38～39℃间徘徊。血常规、血沉、胸透等检查均在正常范围。患儿形瘦，精神疲乏，面色稍灰，汗多、动则尤甚，抚之温，饮食少，大便时溏，舌质偏淡，苔薄白。诊为脾气虚弱，生化乏源，营卫不和，阴阳失调。治当调和营卫，顾护脾气。

处方：炙桂枝5g，白芍12g，甘草6g，龙骨20g(先煎)，牡蛎20g(先煎)，炙黄芪12g，苍术10g，地骨皮10g，自加生姜2片，大枣5枚。5剂，水煎服。

药后当天傍晚体温37.8℃，翌日体温37.5℃。药后第3天，体温已降至正常。第5天复诊，原方去地骨皮，加焦楂曲各10g，再进5剂。观察一周，病愈出院。[江育仁医案。江宁.江育仁教授应用桂枝加龙骨牡蛎汤的经验.南京中医药大学学报，1993，9（3）：19］

赵某，女，2岁，86cm，10.6kg。2013年4月22日初诊。

病史：脑瘫病史2年。生长发育迟缓，不能翻身及爬行，精神差，好哭闹，不能与人交流。常咳嗽气喘，盗汗，食欲差。消瘦，头发色黄稀疏，眼睛无神。

处方：桂枝加龙骨牡蛎汤。

肉桂5g，白芍10g，龙骨15g，牡蛎15g，炙甘草5g，干姜3g，红枣

20g。10 剂，每剂水煎成 200mL，服 1 ～ 2 天，每日 3 次。

2013 年 8 月 26 日复诊：家长诉药后精神好，已能与家人进行眼神交流，盗汗、咳嗽减少，食欲增加，已能自己翻身、爬行。原方续服。（黄煌医案）

二、小建中汤

【适用病症】

以消瘦、腹痛、大便干结为特征的儿科疾病，如过敏性紫癜、肠套叠、肠痉挛、小儿疝气、腹型癫痫、肠激惹综合征、小儿肠系膜淋巴结炎、小儿便秘、小儿巨结肠病等。也能用于瘦弱、食欲不振孩子的体质调理，如小儿甲减、低体重、营养不良、贫血、尿频及遗尿等。

【应用参考】

本方是经典的虚劳方、传统的温中补虚方，具有增体重、止腹痛、治心悸、除烦热等功效。在儿科临床中应用，能改善患儿体质、促进食欲、增加体重、帮助排便等。

本方适用的孩子大多体型消瘦，胸廓扁平，肌肉不发达或萎缩，腹部按压腹直肌痉挛或软弱无抵抗；皮肤发黄或白色无光泽，手掌发黄，头发黄细软、稀少；容易饥饿，一吃就饱，食量小，进食慢，好甜食；容易腹痛，受凉、饥饿、紧张均可引发，其痛为阵发性或隐痛；大便干结，甚至如栗状。舌质柔嫩，舌苔薄白，无厚腻苔。肥胖、发热、恶寒、无汗、烦躁、口渴引饮、舌红、苔干或黄腻者，当忌用或慎用。经常恶心呕吐或咽喉肿痛者，不宜使用本方。

部分患儿服用本方后，可出现肠鸣、腹泻，可减少白芍的用量。

失眠盗汗者，加龙骨、牡蛎；面色黄、肌肉松弛、呈浮肿貌者，加黄芪；食欲不振、消瘦者，加党参或太子参。

【各家经验】

陈宝田：2～10岁的虚弱儿，易患多种疾病，这与某些特殊体质（胸腺淋巴体质、渗出性体质、过敏性体质）有关。因此，改善体质是治其本。投小建中汤可在改善体质的同时，使病向愈转化或减少疾病的发生，即所谓"大气一转，其气乃散"。长时间（1～12个月）投入有效，或据具体病情，也可将本方与小柴胡汤交替或合方应用。

用于夜尿症和尿频症时，以虚寒性体质、疲劳嗜卧、面色与营养均差作为投药指征。虚弱儿患肺炎时，病程缠绵，面色无华，纳少，肺部湿啰音迟迟不消失，贫血，宜投小建中汤。小儿疝气常常发生于虚弱儿，以腹壁薄、时腹自痛、疲劳嗜卧作为投药指征。虚弱儿患腹泻，或便秘，或湿疹，也常投本方调治，均有良效。（《陈宝田教授经方临床应用》）

【研究报道】

徐震等以小建中汤治疗小儿肠痉挛症19例，以复发性脐周痛，或伴上腹部痛，甚至全腹痛，但不甚剧烈，每次持续5～70分钟，或自行缓解，或经腹部按摩、腹部热敷、肌肉注射解痉剂后缓解。每周发作1～2次，或每天4～5次，尤以每周发作7～8次者居多。伴随症状不固定，常见有恶心、呕吐、面色苍白、出汗、四肢不温，疼痛缓解后随之消失，多数间歇期如常人为投药指征。结果：治愈14例，其中5例在第1疗程，9例在第2疗程，腹痛逐渐减少至消失。腹痛消失后，继续服药1个疗程，以巩固疗效。好转3例，每月仍有2～3次腹痛发作。2例进餐或进餐信号诱发者无效，总有效率90%。［徐震.小建中汤治疗小儿肠痉挛症19例临床观察.陕西中医学院学报，2001，24（3）：27］

【典型案例】

邹某，男，11 岁，141cm，28kg。2017 年 11 月 7 日初诊。

病史：发育迟缓，身高体重低于同龄孩子。经常在早晨起床后或上学时腹痛，查不出原因。常流口水，有口腔溃疡，大便偏干。

体征：面色黄黯，头发黄，唇红干裂，舌红苔薄白。

处方：小建中汤。

桂枝 10g，白芍 20g，炙甘草 5g，干姜 3g，红枣 20g，麦芽糖 30g（冲），20 剂。

2017 年 12 月 5 日复诊：体重 29.6kg，腹痛偶作。原方 30 剂。（黄煌医案）

三、小柴胡汤

【适用病症】

儿童感冒见发热持续、有汗、微恶风、呕吐、食欲不振、咳嗽、咽痛者，特别是病毒性疾病导致的发热，如病毒性感冒、风疹、水痘、腮腺炎等。此外，儿童的过敏性疾病如支气管炎、支气管哮喘，以及变异性哮喘等也可以选用本方。

【应用参考】

本方是经典的少阳病方，传统的和解方，具有除寒热、透邪气、提意欲、止呕吐等功效。儿科临床应用能改善患儿体质、提升食欲、调节免疫功能以及抗抑郁、抗过敏、抗病毒、退热等。退热时，柴胡应重用，通常在 30g 以上，一般日服 4 次，以得汗为度。小儿易于感冒，症状缓解后，可间断性服用小柴胡汤调理体质。

　　"默默不欲饮食"是《伤寒论》对小柴胡汤适用人群精神心理的描述。适用于本方的孩子大多情绪不高涨，性格偏内向，就诊时表情较淡漠，食欲差，容易恶心，口味重，舌苔厚。

　　本方加味较多。咽喉痛、干咳，加桔梗；扁桃体肿大、淋巴结肿大，加生石膏、连翘；咳喘痰多，合半夏厚朴汤；痰黄稠，合小陷胸汤。

【各家经验】

　　矢数道明：小柴胡汤只要与证符合，便可预防扁桃腺炎、中耳炎、支气管炎等疾病的发生，不仅不患感冒，而且能增强胃肠及肝脏的功能，起到改善体质的作用。（《汉方治疗百话摘编》）

　　陈雁黎：本方用于小儿疾患。小柴胡汤既能清热，又能保胃气，故对脾胃薄弱、不堪攻伐、不耐滋腻的小儿，停食着凉，恶心呕吐，或午后发热者，每以本方和之。食积者，加连翘、山楂；烦渴热重者，加生石膏；咳嗽者，加杏仁、陈皮、贝母。小儿肺炎急性发作，用麻杏甘石汤后，常用本方加减调之。（《胡希恕伤寒论方证辨证》）

　　陈宝田：虚弱儿多与某些特殊体质有关，如渗出性体质，多见于2岁多的小儿。其体白胖，触之皮肤肌肉松弛、柔软，最易感冒，每感冒则发喘鸣，常患湿疹。胸腺淋巴体质，多见于3～4岁或7～8岁的小儿，扁桃腺、胸腺肥大，淋巴腺肿大，这样的小儿最易患病，常患咽扁桃腺肥大症（增殖体肥大），并对药物过敏。这两种体质的患儿，常有胸胁苦满，因此，投小柴胡汤2～3个月，有改善体质的倾向，从而使疾病向痊愈转化。（《陈宝田教授经方临床应用》）

【典型案例】

　　患者，男，13岁。1965年7月28日就诊。营养状态不良，面色苍白。该患儿生来虚弱，幼儿时曾患外耳炎，胃弱易腹泻；且极易感冒，感冒则扁桃腺肿大，发烧。每年春天变气候的时候，必发高烧，从而不得不休学一段时间。此外，还曾患过肾炎、鼻炎、扁桃腺发炎。腹诊所见，亦有胸胁苦满之征。于是选用小柴胡汤加桔梗、石膏，并告诉患者需要连续服药一年左右。可是服药后不久，便不患感冒，换季节时亦不发烧，食欲增进，身体见胖，发育良好。一年后，完全变成了一个健康少年，连学校亦为此而感到惊讶。（矢数道明医案《汉方治疗百话摘编》）

四、麻杏甘石汤

【适用病症】

儿童的各种肺炎、支气管哮喘、急慢性支气管炎、急慢性鼻炎、急慢性鼻窦炎等，另外对儿童的接触性皮炎、荨麻疹、玫瑰糠疹、特应性皮炎、霰粒肿、结膜炎、扁桃体或腺样体肥大、遗尿等也有效果。

【应用参考】

本方是经典的咳喘病方，传统的清热宣肺平喘方，具有平热喘、通鼻窍、止肤痒、利肛肠的功效。儿科临床多用于呼吸道疾病和皮肤病。

本方适用的患儿大多营养状况好，皮肤比较粗糙黄黯，毛发黑亮，口唇红，面部或眼睑可见轻度浮肿貌；性格活泼开朗，好动；怕热，多汗，口渴，喜冷饮及水果，汗液、痰液、鼻涕多黏稠，口干口苦，大便干结，容易咽痛鼻塞，容易咳喘，皮肤易起红疹、风团伴瘙痒。佝偻病、心脏病患儿慎用。

痰黄黏，合小陷胸汤；胸闷烦躁，加黄芩、栀子、连翘；大便不通，加大黄、瓜蒌。为改善汤液口感，可与生梨子同煎。

【各家经验】

陈雁黎：本方为小儿麻疹肺炎的主方。笔者1967年毕业分配来疆，在农村卫生院上班。当时无糖丸预防，小儿麻疹常集中发病。关内冬春流行，新疆夏季也多发，有时整村小儿发病，并发肺炎者居多。患儿高烧不退，咳嗽气促，鼻翼扇动，胸高气喘，严重者昏迷抽风，专用本方加味，2～3剂后，喘咳速减，麻疹能透。当时单用青霉素40万肌注，日2次，退热很快，但麻疹会延迟透齐，咳喘气促减轻也慢。若中西药同用，效果明显，麻杏甘石汤的优势非同一般。常用方如下：麻黄、杏仁、生甘草、生石膏、金银花、连翘、牛蒡子、荆芥穗、淡豆豉、桔梗、西河柳、芜荽子、索索葡萄，随症选用。热重者，加黄芩；善后，选北沙参、伊贝、麦冬。（《胡希恕伤寒论方证辨证》）

叶橘泉：麻杏甘石汤用于小儿百日咳，疗效卓越。叶先生常治百日咳痉挛期，甚至咳出鲜血者亦有速效，且即止血。治愈小儿百日咳病例甚多，过去以为极平常而未予记录。叶先生所用者不予加减，即此四味浓煎去渣，嘱再加冰糖或砂糖溶化后，小儿亦乐于接受，这是本方优点。（《中国百年百名中医临床家丛书·叶橘泉》）

【研究报道】

日本一项单臂研究，纳入了19位支原体肺炎抗感染后仍有咳嗽、口渴的小儿。在服用麻杏甘石汤后，抗生素使用时间和咳嗽持续时间均显著缩短。[宫崎瑞明.小児マイコプラズマ肺炎の回復期に対する麻杏甘石湯の効果.日本東洋医学雑誌，1994，44（4）：535-40]

【典型案例】

江某，男，12岁。高热（39.5℃），鼻翼扇动，呼吸气粗，汗出而热不解，咳喘，痰色黄稠，舌红，苔黄，脉洪大。西医诊断为小儿支气管肺炎。治拟宣肺化痰，清热解毒。麻黄 9g，生石膏 30g，杏仁 9g，甘草 6g，黄芩 15g，银花 15g，鲜鸭跖草 30g。方 5 剂。（姜春华医案《经方应用与研究》）

杜某之子，15 岁。患儿自述：鼻窍经常阻塞不通，嗅觉不灵，常流黄涕，气味腥臭，前额闷痛。诊其脉象略滑，舌苔薄黄。投以麻黄 6g，杏仁 9g，生石膏 24g，炙甘草 6g，辛夷 12g，细辛 1g。水煎，饭前服。3 剂后，诸症大减。随又处以麻黄 3g，杏仁 6g，生石膏 15g，炙甘草 3g，辛夷 12g，地龙 9g。水煎，饭前服。5 剂，令其隔日服 1 剂，半月而愈。（门纯德医案《名方广用》）

刘某，女，13 岁。素体健鲜病，活泼可爱。近三月余，双目红赤，泪如泉涌，眼科诊断为结膜炎。经脱敏、消炎治疗不效，来看中医。患儿双眼肉轮血丝鲜红，泪水汩汩，瘙痒甚，微痛，醒后双睑眵封无隙。耳郭后及鼻腔湿疮满布，形如粟米，抓破者有淡黄色水液渗溢，部分已结痂。鼻时塞，流清涕，微咳嗽，纳食、二便正常，喜食水果。舌淡红，苔薄白，脉滑略数。观其脉症，此目疾、浸淫疮皆为湿蕴于内，复感风热，肺气失宣，风、热、湿内郁所致。治当宣肺、清热、化湿同步进行，拟麻杏甘石汤加味。麻黄、杏仁各 10g，石膏 30g，甘草 4.5g，薏苡仁 15g，苍术 15g，苍耳子 10g，2 剂。

二诊：鼻塞解，咳嗽止，眼泪大减，目赤亦轻，尤为明显者，湿疹不再渗溢。原方续服 3 剂。

三诊：双目不再红肿，皮肤结痂，逐渐脱落痊愈，嘱服参苓白术散 1 个月，以防复发。（闫云科医案《临证实验录》）

陈某，男，4岁，102cm，16kg。2019年6月5日初诊。

病史：咳嗽气喘持续半年。受凉即咳，鼻塞鼻痒，磨牙打鼾，多汗。

体征：体壮，肤白，上眼睑微肿。

处方：麻杏甘石汤。

生麻黄 5g，杏仁 10g，生石膏 30g，生甘草 5g，生梨 1 枚切片入煎。服时加少许冰糖。10 剂。

2019年6月26日复诊：咳嗽气喘未作，磨牙打鼾改善，食欲好转明显。原方 10 剂，隔天 1 剂，服法同上。（黄煌医案）

第七章

五官科

　　耳、鼻、喉是头颅内三个相连的器官，由于这个部位的病变都会相互影响，中医诊治有共同重叠的属性，故合并讨论。鼻病的常见症状为鼻塞、分泌物增多、喷嚏、出血、嗅觉减退、发声障碍等；咽喉病的常见症状为咽痛、咽喉肿大、发声障碍、吞咽困难、呼吸困难等；耳病的常见症状为耳痛、耳流脓、耳聋、耳鸣、眩晕、局部肿胀等。以上症状虽然表现在局部，但和整体相连，经方的选择要强调整体，注意患者的个体差异。同样是咽痛，有的用小柴胡汤，也有的用麻黄附子细辛汤，其中的差异在精神状态及脉舌；同样的耳聋，有的用大柴胡汤，也有的用葛根汤、麻黄附子细辛汤，其中的差异在能食不能食及腹证。而同样是调理体质治疗鼻炎，桂枝汤、半夏厚朴汤的营养状况、神态、脉舌均有特征。精神心理与耳鼻喉病的关系密切，小柴胡汤、柴胡加龙骨牡蛎汤、大柴胡汤善于抗抑郁，半夏厚朴汤、苓桂术甘汤等擅长抗焦虑。

　　从用药概率看，耳鼻喉病也有专方专药，如桔梗汤就是咽痛专方，临床可以在考虑个体差异的前提下选用。柴胡类方的出现机会也较多。《伤寒论》中少阳病提纲证，即强调"少阳之为病，口苦、咽干、目眩也"。《伤寒论》第264条亦强调"少阳中风，两耳无所闻，目赤……"提示口、咽、目、耳等与少阳病关系密切，而少阳病的主方是柴胡剂，因此，除本章提及的小柴胡汤、大柴胡汤、荆芥连翘汤等在耳鼻喉病中应用较多外，尚未提及的柴胡桂枝汤、柴胡加龙骨牡蛎汤、柴胡桂枝干姜汤、四逆散等均有应用的机会。

眼病的种类很多，适合于经方治疗的眼病大约有以下几类：

结膜疾病为眼科多发病、常见病，如结膜炎、翼状胬肉、球结膜下出血、结膜干燥症等。多选用麻杏甘石汤、荆芥连翘汤、越婢加术汤、桂枝茯苓丸、桃核承气汤等。

角膜病是引起视力减退的重要原因，可使透明的角膜出现灰白色的浑浊，进而导致视力模糊、减退甚至失明。常见的疾病有球结膜水肿、疱疹性角膜炎、角膜溃疡等。通常选用小柴胡汤、大柴胡汤、五苓散等。

葡萄膜包括三部分：虹膜、睫状体及脉络膜。葡萄膜疾病以炎症最多见，称葡萄膜炎，分为前葡萄膜炎（即虹膜睫状体炎）及后葡萄膜炎（即脉络膜炎）。临床表现，前者多有眼痛、羞明、流泪和视力减退；后者多有眼前黑影飞动，或黄斑受累时视力明显减退。通常选用小柴胡汤、五苓散、甘草泻心汤、荆芥连翘汤等。

眼底病通常是指视网膜、脉络膜和视神经的病变。眼底病的主要表现为视力障碍，通常没有眼红、畏光、疼痛等症状。部分眼底病与全身性疾病相关，可以选用桂枝加葛根汤、炙甘草汤、肾气丸等。

青光眼是一组以视乳头萎缩及凹陷、视野缺损及视力下降为共同特征的疾病，临床常见视物模糊、眼胀痛、畏光、虹视、流泪、头痛、结膜充血，以及恶心、呕吐、失眠、情绪激动、血压升高等全身症状。可以选用五苓散、大柴胡汤、柴胡加龙骨牡蛎汤、吴茱萸汤等。

眼睑病是发生在眼睑皮肤、睑腺、睫毛、肌肉等处的疾病，包括眼睑的炎症，如睑缘炎、睑腺炎（偷针眼）、霰粒肿、过敏性睑皮肤炎等；也包括眼睑闭合不全、眼睑下垂、眼睑痉挛等。多选用桂枝茯苓丸、桃核承气汤、麻杏甘石汤等治疗。

经方重视整体，临床可以根据体型、体貌用方。如体格强健或肥胖、肌肉结实、皮肤粗糙者，可以选用麻黄类方，如麻杏甘石汤、越婢加术汤、葛根汤等；如体格中等、表情淡漠、肌肉紧张、食欲不振、情绪抑郁者，可以选用柴胡类方，如小柴胡汤、大柴胡汤、荆芥连翘汤、柴苓汤、柴胡桂枝汤、柴胡加龙骨牡蛎汤等；如体型消瘦、皮肤白皙、唇舌黯淡、脉浮缓无力者，可以选用桂枝类方，如桂枝汤、桂枝加葛根汤、炙甘草汤等。

经方强调临床证据，可以根据腹证用方。如上腹部充实抵抗，用大柴胡汤；两胁肋部肌紧张，不按不痛，一按就痛，用四逆散；少腹部充实压痛、大便秘结或月经不调者，用桃核承气汤；下腹部无力、按之如棉花且有小便不利者，用肾气丸；如腹直肌菲薄紧张，用桂枝汤、小建中汤；腹部振水音明显，用五苓散、苓桂术甘汤；脐腹部腹主动脉跳动明显，用桂枝加龙骨牡蛎汤、柴胡桂枝干姜汤、苓桂术甘汤、泻心汤。

口腔病指口腔内黏膜的损坏或牙周组织的炎症等，常见的口腔病有疱疹性口炎和唇疱疹、复发性口腔溃疡、贝赫切特综合征、口腔扁平苔藓、口腔黏膜类天疱疮、牙龈炎、牙周炎、牙周脓肿、口腔癌，以及舌觉异常，如舌痛、舌麻、味觉异常等。

经方治疗口腔病的思路，一是专病专方，针对疾病的特征用药。如甘草泻心汤是治疗口腔溃疡特别是白塞病的常用方，小柴胡汤是治疗疱疹性口炎和唇疱疹的常用方，泻心汤是治疗牙龈出血的常用方，半夏厚朴汤是治疗灼口综合征的常用方。二是整体治疗，口腔疾病虽为局部的病变，但常常在整体上有特征可寻，并有相应的经方可用。如贫血、消瘦、心律不齐的口腔病，可用炙甘草汤；面色黄黯、精神萎靡、腹泻的口腔病，可用理中汤或附子理中汤；女性唇干红、心中烦不得卧、月经不调者，可用黄连阿胶汤；四肢厥冷，伴雷诺现象、脉细者，可用当归四逆汤；消瘦、多汗、食欲不振、舌苔光剥者，可用竹叶石膏汤。甚至本章没有介绍的白虎汤、大承气汤、桃核承气汤、麻黄附子细辛汤等，在口腔病临床都有应用的机会。

一、桔梗汤

【适用病症】

以咽干、咽痛为特征的疾病，如急慢性咽炎、扁桃体炎、咽峡部溃疡等。

【应用参考】

本方是经典的咽痛方、传统的清热解毒利咽方，具有缓解咽痛、止咳化痰的功效。临床用此原方，不必煎煮，可用沸水泡服代茶。

本方对症用药，不强调体质的寒热虚实。凡是咽喉干燥疼痛者，均可应用本方。

失音者，加姜半夏；咽痛而不肿不红者，加桂枝；便秘、咽干明显者，加玄参、麦冬；胃寒、大便不成形者，加干姜、红枣；急性咽炎、扁桃体肿大者，加连翘、生石膏，或合小柴胡汤。

【各家经验】

《太平圣惠方》：治喉痹肿痛，饮食不下，宜服此方。桔梗一两（去芦头），甘草一两（生用）……服后有脓出即消。

《和剂局方》：如圣汤（即本方）治风热毒气上攻咽喉，咽痛喉痹，肿塞妨闷，及肺痈咳嗽，咯唾脓血，胸满振寒，咽干不渴，时出浊沫，气息腥臭，久久吐脓，状如米粥。又治伤寒咽痛。苦桔梗（炒）一两，甘草（炒）二两。上为粗末，每服二钱，水一盏，煎至七分，去滓温服，小儿时时呷服，食后、临卧。

程钟龄：咽喉之病，夹热者十之六七，夹寒者十之二三，而风寒包火者，则十中之八九。古人开手一方，只用甘草、桔梗，《三因方》加以荆芥，其他蒡子、薄荷、贝母、川连之类，皆出后人续补。可见，咽喉之病不便轻用凉药，而专主开发升散者，所谓结者开之，火郁发之是已。(《医学心悟》)

【研究报道】

在固定甘草饮片量下，随着桔梗占比增大（1∶3 或 1∶2），甘草苷与甘草酸含量有所增加；但随着桔梗占比继续增大，甘草苷与甘草酸含量不再增加，甚至出现减少情况。且从中可以发现桔梗 – 甘草比例为 1∶2 时含量最高，与《伤寒论》中桔梗汤比例吻合，具有一定理论意义。[汪聪聪，张玉玲，耿文洁，等 . 基于经典方桔梗汤的桔梗 – 甘草药对配伍研究 . 中国现代中药，2021，23（5）：826]

【典型案例】

一人年三十九，久疟，医用补中益气汤，或止或作，延及半年。因解发结，劳伤咳嗽。医以前方加半夏、五味，遂致喉痛声哑，夜不能寝。请汪视之，右脉浮濡，左脉小弱。曰：《经》云"阴火之动，发为喉痹"是也。此必色欲不谨，久服参、芪，徒增肺中伏火耳。令以甘桔汤，加鼠黏子、蜜炙黄柏煎服。2 帖，喉痛除而声出，继取保和汤 5 帖而安。(《名医类案·疟》)

二、半夏厚朴汤

【适用病症】

伴有焦虑不安、咽喉异物感明显的耳鼻咽喉疾病，如慢性咽喉炎、喉源性咳嗽、睡眠呼吸暂停、声带水肿、慢性鼻炎、变应性鼻炎、梅核气、吞咽困难等。也适用于舌肿大、舌麻、活动异常感、舌苔厚腻感，以及味觉异常、味觉丧失（失味症）者。

【应用参考】

本方是经典的情志病方，传统的理气化痰方，具有利咽喉、止呕吐、除胀满、止咳喘、定眩悸等功效。

其人形体中等，营养状况较好，毛发浓密，肤色滋润或油腻，眨眼频繁，表情丰富，常眉头紧皱，话语滔滔不绝，表述细腻、怪异、夸张，不断地诉说躯体的不适感和异样感，有咽喉异物感，黏痰多，舌质无明显异常或舌尖有红点，或边见齿痕，舌苔多黏腻，多疑多虑，大多有较长的求诊史，女性多见，有精神刺激、情感波动、烦劳等诱因。

腹胀、呕吐、恶心者，苏叶可改用苏梗；如无生姜，可用干姜替代；咽喉疼痛者，加桔梗、甘草；胸中窒闷、舌尖红者，加栀子、豆豉、甘草；四肢冷、腹胀、便秘者，合四逆散；焦虑不安、失眠多梦者，合温胆汤。

【各家经验】

陈言：大七气汤（即本方），治喜怒不节，兼忧思多生悲恐，或时震惊而致脏气不平，憎寒发热，心腹胀满，傍冲两胁，上塞咽喉，如有炙脔，吐咽不下，皆七气之所生也。（《三因极一病证方论》）

浅田宗伯：此方《局方》名七气汤，为气剂之祖。故不仅治梅核气，凡诸气病皆可活用之。据《金匮》《外台》惟用于妇人者，非也。盖妇人气郁，多由血病而生者……凡腹形有血水二毒痼滞者，皆可以此方取奇效云。可试之。（《勿误药室方函口诀》）

【研究报道】

中国的一项随机对照研究，纳入了 95 例癔球症患者，治疗组 46 例使用半夏厚朴汤加味，对照组 49 例使用慢严舒柠，发现治疗组对癔球症的显效率及对患者抑郁、焦虑心理状态的改善程度均优于对照组。[卜平，陈齐鸣，朱海杭，等 . 半夏厚朴汤加味治疗癔球症 46 例临床观察 . 中医杂志，2009（4）：314–316.]

日本的一项随机对照研究，纳入了 32 位吞咽反射障碍，至少发生一次吸入性肺炎的患者，治疗组 20 例服用半夏厚朴汤 4 周，对照组 12 例服用安慰剂，发现半夏厚朴汤可显著改善吞咽反射。[Iwasaki，K.，Wang，Q.，Nakagawa，T.，et al.Traditional Chinese medicine Banxia Houpo Tang improves swallowing reflex.Phytomedicine.1999，6（2）：102–106]

【典型案例】

张溪亭，喉中梗梗如有炙脔，吞之不下，吐之不出，鼻塞，头晕，短气，耳常啾啾不安，汗出如雨，心惊胆怯，不敢出门。若稍见风，即遍身疼；至小便时，则小水淋沥而痛。脉两寸皆短，两关滑大，右关尤搏指，此梅核气证也。水煎半夏四钱，厚朴一钱，紫叶一钱五分，茯苓三钱三分，生姜三分，使食后服。每用此汤调理，多效。（孙一奎医案《孙氏三吴医案》）

徐某，女，30 岁。170cm，66kg。某大型手机商客服人员。2017 年 7 月 3 日初诊。

病史：5 年前产后生气后，经常胃痛呕吐，头晕目眩。2 年前冬情绪波动复感冒咳嗽，之后一直声音嘶哑，有痰黏堵咽喉，需不停清嗓。2017 年 5 月 3 日耳鼻喉镜：双声带前中 1/3 交界处对称性小结节样隆起，运动可，闭合有隙。诉经常胸闷呼吸困难，上腹部胀痛，甚至上吐下泻，头晕冷汗，眼发黑。

体征：营养状况良好，语速快，表情丰富，舌苔黏腻。

处方：半夏厚朴汤合桔梗汤。

姜半夏 20g，厚朴 20g，苏叶 10g，茯苓 20g，桔梗 10g，生甘草 5g，干姜 5g。10 剂。

2017 年 8 月 29 日复诊：药后声音响亮，胸闷气短好转，痰量减少，易出。月经来潮前 2 ～ 3 天嗓音难过，发音不果，但是药后该症状缓解。（黄煌医案）

三、玉屏风散

【适用病症】

面黄、浮肿貌、易于出汗者的慢性鼻炎、变应性鼻炎、过敏性结膜炎等。

【应用参考】

玉屏风散是古代的止汗方，传统的补气固表方，具有止汗、止喷嚏、治风病等功效。适用于疾病经久不愈、反复发作、常规疗法无效者。

其人面色黄黯或黄白，缺失光泽，也有见黯红者；易于出汗，皮肤比较湿润；易于过敏，或喷嚏，或咳喘，或目痒，或皮肤瘙痒，或头昏目眩、身体疼痛。临床以免疫性疾病、过敏性疾病人群多见。多见于儿童和老人。

怕风、自汗、舌暗淡者，合桂枝汤；清涕多者，可与小青龙汤交替服用，或合麻黄附子细辛汤。

腹胀腹痛、食欲不振、口干口苦、舌苔黄腻者，本方慎用。

【各家经验】

陈自明：治男子妇人，腠理不密，易感风邪，令人头目昏眩；甚则头痛项强，肩背拘倦，喷嚏不已，鼻流清涕，续续不止，经久不愈，宜服此方。(《管见大全良方》)

岳美中：这个方剂出危亦林《世医得效方》，治风邪久留不散及卫虚自汗不止。王肯堂《证治准绳》名白术黄芪汤，治风虚汗多。我往年尝以玉屏风散作汤用，大其量，治表虚自汗，3～5剂后，即取得汗收的效验。但不日又复发，再服再效，再复发，似乎此方只有短效而无巩固的长效作用。后见我院蒲辅周老医师治疗这种病证，用散剂，每日服9g，坚持服到1个月，不独汗止，且疗效巩固，不再复发。我才恍然悟到表虚自汗，是较慢性的肌表生理衰弱证，想以药力改变和恢复生理，必须容许它由量变达到质变。3～5帖汤剂，岂能使生理骤复？即复，也是药力的表现，而不是生理的康复。因之现在每遇表虚自汗证，惟取散剂持续治之，比较长期地服用，结果疗效满意。又蒲老用玉屏风散，白术量每超过黄芪量。考白术是脾胃药而资其健运之品，脾健则运化有权。慢性病注重培本，是关键问题。此方加重白术用量，是有其意义的。(《岳美中医案集》)

【研究报道】

中国一项随机对照研究，纳入了76位过敏性鼻炎患者，均服用西替利嗪，并对其中44例给与玉屏风滴丸，疗程为28天。发现两组症状和鼻甲体积均有改善，玉屏风滴丸组和西替利嗪组有效率分别为95.45%和56.25%，显效率分别为84.09%和46.87%。[Shi H Y，Zhuang Y，Wang X Y .Effect of Yupingfeng droppill in treatment of allergic rhinitis.China journal of Chinese materia medica，2014，39（12）：2364-2366]

中国的一项随机对照研究，纳入了 118 位过敏性结膜炎的患者，均使用色甘酸钠滴眼液，并对其中 74 例服用玉屏风颗粒。玉屏风颗粒组有效率为 91.9%，显著高于色甘酸钠组的 75.0%。［Chen Y .Efficacy of sodium cromoglicate eye drops combined with yupingfeng granules in the treatment of allergic conjunctivitis. 眼科学报，2013，28（4）：201-203］

日本一项单臂研究中 30 例主诉反复感冒、过敏性鼻炎、异常出汗的患者接受玉屏风散（散剂）治疗 6 ～ 12 个月，总体有效率 80%。具体来说，治疗反复感冒有效率为 95%，治疗过敏性鼻炎有效率为 77%，而异常出汗有效率最低，仅 45%。统计发现，80% 有效案例每天仅用 0.7 ～ 1.4g 的极少量。［高久俊，高久千鹤乃，平马直树，等 . 少量の玉屏风散末内服の体质改善药としての有用性 . 日本东洋医学杂志，2017，68（3）：202-211］

【典型案例】

张某，男，23 岁。初诊于 1943 年 3 月 14 日。两眼赤脉纠缠，二眦部黑白睛间抱轮灰黄微隆，奇痒难忍。逢春必发，5 年于兹。面色苍白，肌腠干涩，倦怠，舌淡，脉虚软。此为气虚之证。治宜补气实表，佐以祛邪。玉屏风散加浮萍。5 剂，以后连服 20 剂。五诊：眼内奇痒消失，白睛灰黄色淡。续用玉屏风散合四君子汤，连服 20 剂。（姚和清医案《姚和清眼科证治经验》）

患者，男，55 岁。2011 年 3 月 3 日就诊。

患过敏性鼻炎 20 余年。每遇春季即发，晨起喷嚏连连，鼻流清涕，如有水注，甚则出现鼻衄，痛苦异常，服用抗过敏药，症状稍减。患者平素易感冒，大便易溏，日行 2 次，形体偏胖，鼻黏膜苍白。舌质淡红、体偏胖，苔薄白，脉细。处方：黄芪30g，白术10g，防风10g，乌梅10g，蝉蜕10g，麻黄7g，细辛5g，制附子（先煎）10g，辛夷10g，苍耳子10g，桂枝10g，茯苓10g，炙甘草5g，白芷10g，炒麦芽10g。7剂，每日1剂，水煎2次，分早晚服。

1周后复诊：喷嚏、清涕明显减轻，大便成形。原方改细辛6g，制附子（先煎）12g。再服1周。

三诊：诸症减轻。以原方随症加减，连续治疗一个半月，诸症消失。后以玉屏风颗粒善后调理，以巩固疗效。（赵文斌医案《玉屏风颗粒临床应用研究》）

四、五苓散

【适用病症】

以畏光、眩晕、头痛为特征的眼病，如葡萄膜炎、玻璃体浑浊、青光眼、角膜水肿、糖尿病视网膜病变、黄斑水肿、中心性浆液性脉络膜视网膜病变、视神经乳头水肿、视网膜水肿、视网膜脱离、夜盲症、急性泪囊炎等。此外，眼科疾病围手术期及渗出性中耳炎也可使用。

【应用参考】

五苓散主治的病非常多。发热性疾病，或吐泻性疾病，或痰饮，或消渴，或黄疸，都有应用的机会。其最重要的应用证据是小便不利。小便不利，临床表现为小便量少，尿短少，尿色黄，或混浊；甚至体腔积液，或浮肿倾向。其人多见面黄浮肿貌，大眼袋，舌体胖大或有齿痕，胃内振水音。

五苓散是利水方，但也能明目。《伤寒论》用五苓散治"霍乱，头痛发热""吐涎沫而癫眩"。头痛，眼病多见；眩，眩晕，眼花，视物不清，畏光，更是眼病的常见症状。

胃胀满、振水音明显，加枳壳、陈皮、生姜或干姜；体型瘦高、面色白、头晕、心悸、脉弱无力者，加肉桂、甘草。

服用本方后有的会出现轻微腹泻，如无不适，不必停药。另外，药后不宜喝冷饮，饮食宜清淡，避免食用海鲜浓肉汤等。

【各家经验】

姚和清：湿热上扰，多见于弥漫性及中心性视网膜脉络膜炎。伴胸闷、胃呆纳少、溲短，舌苔黄腻，脉濡缓，治以理气化湿，用四苓散加藿香、川朴；舌苔白腻而形寒者，加桂枝；如舌尖红，属心火，用导赤散合四苓散。（《眼科证治经验》）

陈宝田：用于水泡性结膜炎、夜盲症、假性近视时，以发生于夏季，具有口渴、小便不利、疲劳嗜卧作为投药指征。用于急性泪囊炎，以患者体内素有水饮，水饮上冲则呕吐、唾液多、头痛、口渴、小便少作为投药指征。中耳炎见耳流清水，舌淡、苔白滑者，可用五苓散加细辛、香附。（《陈宝田教授经方临床应用》）

【典型案例】

潘某，男，25 岁。1972 年 8 月 21 日初诊。

病史简述：左眼患中心性视网膜脉络膜炎已近 2 个月，曾口服地塞米松及静脉注射促肾上腺皮质激素（ACTH）等。目前右眼正常，左眼视力 0.4，视网膜黄斑区水肿，生理凹陷，反光消失，未见其他明显体征。拟五苓散加味。

处方：炒白术 6g，制苍术 6g，带皮茯苓 12g，猪苓 6g，泽泻 9g，川桂枝 3g，楮实子 9g，杭菊花 9g。

9月11日复诊：上方共服21剂，左眼视力由初诊0.4进步至1.2，眼底黄斑区水肿消失，生理反光明显出现。（陆南山医案《眼科名家陆南山学术经验集》）

谢某，男，38岁。初诊于1961年9月18日。右眼突然视物如雾，眼前黑影遮睛，视直如曲，视定反动，病名"视惑"。由于邪中精散，神光错乱。舌苔黄腻，脉濡细。诉胸闷头重，口淡乏味，小便不利，脚癣骤减。是为湿热蕴蒸，清窍被蒙。治以理气化湿降浊为主。四苓散加藿香、川朴、米仁、黄芩。3剂，以后又连服7剂。

三诊：心胸舒适，溲长，脚癣已多，湿浊下注，故而视糊减轻。因其舌苔尚腻，再守原意。四苓散加米仁、滑石。7剂，以后又服半月而愈。（姚和清医案《眼科证治经验》）

孙某，女，54岁。初诊于1953年8月8日。头风害目，左目赤肿，瞳神散大，色现黄绿，失明不睹，头痛目痛，胸满呕恶，小便不利，大便不实，得病半月，由"绿风"进入"黄风"，势重，防难挽救。舌苔白腻，脉濡细。证由寒湿阻滞，浊阴上逆。治当利湿温中。五苓散加藿香、川朴、吴茱萸。2剂，以后又连服3剂。

三诊：头目疼痛已除，呕恶、便溏亦止，惟瞳神仍散不收，目光暗昏不睹，痰多纳少，神疲乏力，舌白微腻。治当祛痰补气，佐以收涩。六君子汤加五味子。3剂，以后又连服7剂而体征消失。（姚和清医案《眼科证治经验》）

五、甘草泻心汤

【适用病症】

复发性口腔溃疡和白塞病的常规用方。

【应用参考】

甘草泻心汤是经典的狐惑病方，传统的清热解毒利湿方，具有修复黏膜、止泻、除烦的功效。在临床上有促进口腔溃疡愈合、延长发作周期、减少溃疡数量的效果，并能抗焦虑、改善睡眠，以及健胃止泻。

本方对于体质强健的青壮年的口腔溃疡效果较好，有腹泻等消化道症状，以及焦虑、睡眠障碍者效果好，而老人、贫血患者的口腔溃疡效果不佳。

适用本方者多营养状况较好，唇舌黯红，结膜充血，消瘦的青壮年患者居多；易口腔咽喉黏膜糜烂，或有阴道炎，或外阴部溃疡，大多有焦虑、抑郁、睡眠障碍等；消化道症状比较多见，易腹泻，大便黏臭，易上腹部不适，或腹胀胃痛，或嗳气反流，或有口气等。其诱因多为生活缺乏规律、熬夜、醉酒、饮食辛辣等。

本方也可以用于手足口病。发热者，加柴胡；淋巴结肿大者，加连翘；舌苔厚、便秘者，加大黄。

甘草是本方的主要药物，有利于黏膜的修复，用量要大，成人一日量一般多在 10g 以上，也有用至 30g 者。但要注意副反应，多用甘草可能导致反酸、腹胀、浮肿或血压增高。

【各家经验】

大塚敬节：《伤寒论》中的甘草泻心汤用于心下痞硬而腹泻之证，在此则用于狐惑病的治疗，二者不同。我将该方剂用于心下痞硬、溃疡性口腔炎反复发作的患者。我自身从小学五年级至 30 岁的时候，常被这种溃疡性口腔炎困扰，后用该方治愈。我从少年时代就一直有胃肠虚弱、经常腹泻的情况，此后变得每天大便正常通畅。（《金匮要略研究》）

赵锡武：狐惑病是中医病名，与现代医学的"口、眼、生殖器综合征"颇相类似。土耳其皮肤学家白塞氏（H·Behcet）在 1937 年始发现在同一病人身上，出现虹膜睫状体炎伴前房积脓、口腔黏膜疼痛性溃疡、生殖器或阴部溃疡这三联症状为一种特殊的综合征。但中医学在公元二世纪汉代的《金匮要略》一书中就有明确的记载，如《百合狐惑阴阳毒病脉证治》篇对狐惑病用不到二百个字就写明"目赤如鸠眼""蚀于喉为惑，蚀于阴为狐"等病名定义及特征。在治疗上提出内服甘草泻心汤、赤小豆当归散，外用苦参汤、雄黄散熏洗的治法。此早于现代医学 1000 年以上。且该书所提出用赤小豆当归散，可知狐惑病具有直肠下端脓疡。

中医各注家对此症有的认为是古有今无之病，亦有依局部病变，分割诊治，如《医宗金鉴》提出"狐惑"是"牙疳""下疳"等疮之古名。亦有认为本病是"病后余毒"等。近年来对本病的临床研究，有了进一步的认识，不仅古有此病，就是现代临床亦颇多见。它是一个独立的疾病。

余在多年临床实践中，认为本病是由于湿热蕴蒸所致，按照《金匮要略》治疗狐惑病的方法治疗口、眼、生殖器综合征，用解毒清湿热之甘草泻心汤，收到了满意的效果。（《赵锡武医疗经验》）

【典型案例】

郑某，女，32 岁。患病而有上、中、下三部的特点。在上则有口腔经常糜烂作痛，而不易愈合；在下则有前阴黏膜溃破，既痛且痒；中部则见心下痞满，饮食乏味。问其小便尚可，大便则每日两次，犹能成形。切其脉弦而无力，舌苔薄白而润。三部之症由中州发起。辨证为脾虚不运，升降失常，气痞于中，而夹有湿蠱之毒。治宜健脾调中，升清降浊，兼解虫毒之侵蚀。处方：炙甘草 12g，黄芩 9g，人参 9g，干姜 9g，黄连 6g，半夏 10g，大枣 7 枚。共服 10 余剂，以上诸症逐渐获愈。（刘渡舟医案《刘渡舟临证验案精选》）

刘某，男，30 岁。生口疮数日，后即蔓延到舌背舌腹，整个口腔和舌部完全糜烂。食物、水浆皆不能下咽，每喝水一口都痛苦万状。全身发热，胸下烦闷，大便不通，小便短赤，脉虚而数。遂投以甘草泻心汤加减。炙甘草 50g，黄连 6g，黄芩 10g，干姜 10g，党参 15g，半夏 10g，桔梗 15g。水煎服，缓缓咽下。服 2 剂后，自觉好转，共服 6 剂痊愈。（赵明锐医案《经方发挥》）

六、炙甘草汤

【适用病症】

营养不良或贫血患者的口腔黏膜溃疡、扁平苔藓、口腔癌等，也适用于眼部刺激症状较轻、病程长、进行缓慢、难愈的眼底病变。

【应用参考】

本方是经典的虚劳肺痿病方，传统的滋阴方，具有理虚、复脉、止血的功效。在口腔黏膜病中应用，有改善贫血状态、纠正营养不良、增加体重的效果，特别适用于过分节制饮食或久病导致营养不良、贫血的老年口腔黏膜病患者。

适用本方的患者大多极度消瘦，肌肉萎缩，皮肤干枯，面色憔悴，呈贫血貌，或萎黄，或苍白，口唇淡白，舌淡苔少，口腔黏膜大多黯淡不红。此外，其人多有心律不齐、血压低、脉细弱或数或缓、大便干结难解。

肥胖、水肿、高血压、有血栓或高黏血症者，慎用本方。

本方中有地黄、阿胶、麦冬，剂量过大可能导致食欲下降和腹胀腹泻。必须用炙甘草汤，但食欲素差、体质柔弱者，可采用1剂服用2、3天，或用开水将汤液稀释服用，以不胀肚为度。

【各家经验】

姚和清：本方对青盲、内障、视惑、瞳神干缺、翳陷、目妄见、云雾移睛、神气枯瘁等均有效。其应用标准是：①眼部症状：在外障方面，红、肿、痛、羞明流泪等刺激症状比较轻，病变进行较缓但病程长，难愈；在内障及青盲方面，除视物模糊外，并多伴有酸楚疼痛、不能久视等感觉，病变发展亦慢，但后果严重。②健康状况：身体较消瘦，衰弱，苍老。③舌苔：主要表现淡白而润，淡红少苔，或淡红而中光绛。④脉象：主要表现为沉细、沉迟、细弱，或结代。⑤其他症状：多数有头晕目眩，体倦乏力，时时心跳，怕冷，多梦少寐，甚至失眠。［姚芳蔚.炙甘草汤在眼科的应用.广东中医，1963（2）：68］

【典型案例】

沈某，女，47岁。1957年10月22日初诊。左眼突然失明，一月于兹。当初先见黑丝垂下，以后逐渐加多，最近一片漆黑，卒物不清，眼酸痛干涩，头亦晕眩，证类目衄，舌淡脉细。良由血瘀睛中，光华无法发越。治宜滋阴养血，佐以固涩。方用炙甘草汤去桂、姜，加黄芩、地榆。仅服5剂，疼痛缓解，目视亦见。改用杞菊地黄丸加黄芩、阿胶、地榆治之，视物渐清晰，后以一甲复脉汤巩固之。（姚芳蔚医案《伤寒名医验案精选》）

范某，男，64 岁，170cm，69kg。2014 年 7 月 2 日初诊。

病史：口腔溃疡反复发作 5 年，加重 2 年余。每年发作 5 ～ 6 次，此起彼伏，外用喷剂无效，夏季严重。

体征：消瘦，面黄，舌嫩。

处方：炙甘草汤加枸杞。

炙甘草 10g，生甘草 10g，党参 15g，麦冬 20g，生地 20g，阿胶 10g，肉桂 5g，桂枝 10g，干姜 5g，甘杞子 15g，红枣 30g，黄酒 3 匙入煎。7 剂，每日 1 剂。

2014 年 8 月 22 日复诊：服药期间口腔溃疡未发，体重上升 2kg。原方加熟地 15g，党参改为生晒参 10g。15 剂。（黄煌医案）

七、泻心汤

【适用病症】

鼻衄、牙龈出血、眼底出血等五官出血；也用于口舌糜烂、便秘口臭的口腔疾病，如牙周炎、牙龈炎、口腔扁平苔藓、良性类天疱疮、剥脱性龈炎等。

【应用参考】

本方是经典的止血方，传统的清热泻火方，具有止血、通便、除痞、定悸、除烦的功效，在口腔黏膜的临床应用上有消肿止血的效果。

适用本方者大多体格壮实，面色潮红而有油光，舌质黯红坚老，舌苔厚或黄；腹部充实有力，或上腹部不适，大便干结或黏臭，易头痛、头昏、鼻衄、齿衄、吐血、皮下出血、头面部感染等。体检可见血压、血脂、血液黏稠度高。

扁平苔藓、良性黏膜类天疱疮、口腔复发性溃疡等见黏膜充血、疼痛剧烈者，冠周炎、牙周脓肿局部红肿热痛、淋巴结肿大、舌苔厚、口臭者，常用本方加味：生大黄10g，黄连5g，黄芩15g，栀子10g，黄柏10g，生甘草20g。水煎服。此方由于大剂量使用甘草，容易出现浮肿，一般症状缓解后，药量要减少乃至停服。

本方3味药物的用量可以调整，出血重用黄芩，便秘重用生大黄，烦躁不眠、口苦口干则重用黄连。

对于寒热夹杂或虚寒体质见有出血口糜者，可以合用四逆汤、附子理中汤、温经汤、当归四逆汤等。

本方有缓泻作用，服用后可出现轻微腹泻，保持每天3次以内是正常的。

除内服以外，本方还可以做成漱口液。

【各家经验】

有持桂里：泻心汤不仅治吐血、衄血，即下血、尿血、齿衄、舌衄、耳衄等，一身九窍出血者，无不治之，真血证之玉液金丹也。(《方舆輗》)

目黑道琢：此方以心下痞、大便秘而上气者为目的，及一切上焦有蓄热，或口舌生疮，或逆上而眼目赤者，皆当以大便秘为目的。(《餐英馆治疗杂话》)

稻叶克、和久田寅：三黄泻心汤治心气不定，心下痞。不定者，觉心中急无着落，跳动而塞于胸中，若以手按之，却不似跳动，此气血之热也。故有吐血、衄血等证者，或成痔疾、下血、便血等证者，或致狂乱证者，是由心气不定也。或血气上冲而眼目生赤翳，或头项肿热，口舌热疮，疔疮热疼；或气疾积聚之心悸惊烦，产后血崩，便秘，脉数，心下痞硬，冲热面赤等证；或小儿丹毒积热及一切之血热、血气上逆而心烦、心悸者，及天行下利脓血等证。要之皆以心下痞、心中烦悸不定者，为腹证之准据而用之。故证曰：心气不定，吐血、衄血者，泻心汤主之。（《腹证奇览》）

大塚敬节：《千金要方》中"心气不足"为"心气不定"，头面轰热感、心情烦乱不得安定的状态。因此而出现吐血或衄血者，为泻心汤主治之证。也称三黄泻心汤，以区别于其他泻心汤。（《金匮要略研究》）

【典型案例】

高某，女，51岁。1985年9月14日初诊。

素体阴虚，痰热内蕴，口舌糜烂，每年间断发作数次。近日又复发，口鼻生疮、结痂、流黄涕，伴心烦、寐差，口干舌燥，苔薄黄欠津，脉细滑。证属心火上炎，肺壅温热，治宜清泻上焦郁热，用大黄黄连泻心汤原方：

大黄3g，黄连3g，黄芩3g，每日1剂，沸水渍5分钟，去渣顿服。

连服4剂即愈。（张从善医案《伤寒名医验案精选》）

朱某，女，37岁。2022年11月14日初诊。

病史：鼻衄2年，加重1年。每年秋冬季频繁发作。曾经期前后鼻衄，今年鼻衄与月经无关，每日晨起鼻流血鲜红，左鼻孔量大，偶有血块。晨起口干苦，胃胀不适。月经周期20天，经期7天，经量少，有血块。近3年脾气暴躁。

体征：额部光亮，唇红，舌红，手脚冰冷，脉弦滑，心率96次/分，腹软，腹主动脉搏动明显，咽喉暗红。

处方：三黄泻心汤。

生大黄 10g，黄连 5g，黄芩 10g，沸水泡服，10 剂。

2022 年 11 月 28 日复诊：药后有腹泻，鼻衄次数减，量减少。本次经前无鼻衄，月经量较前增多。药后有痛经感。原方外另配黄芩汤，两方隔日交替服用。（黄煌医案）

张某，男，70 岁，164cm。2015 年 2 月 16 日初诊。

病史：患口腔黏膜类天疱疮 7 年。口腔黏膜充血，糜烂疼痛，入夜必喷口腔炎喷雾剂，大便难，有痔疮。

体征：面唇黯红，口气喷人，脉滑，有早搏。

处方：泻心汤合黄连解毒汤加甘草。

黄连 5g，黄芩 10g，黄柏 10g，栀子 10g，生大黄 10g，生甘草 20g。10 剂。

2015 年 3 月 10 日复诊：服药期间大便畅通，口腔黏膜糜烂未加重，疼痛减轻，夜间不必喷口腔炎喷雾剂。原方续服 15 剂。（黄煌医案）

附录

本书用方参考用量

B

白虎汤（《伤寒论》）

石膏 30 ～ 120g，知母 30 ～ 60g，生甘草 10g，粳米 50 ～ 100g。以水 1100mL，先煎石膏 30 分钟，后入他药，煮沸后调文火再煎煮，以米熟汤成为度。取汤液 300mL，分 2 ～ 3 次温服。

白虎加人参汤（《伤寒论》）

石膏 30 ～ 80g，知母 30g，生甘草 10g，粳米 40g 或山药 30g，生晒参 15g（也可另炖，兑服）。以水 1000mL，煮取汤液 400mL，分 2 ～ 3 次温服。

白头翁汤（《伤寒论》）

白头翁 10g，黄柏 15g，黄连 15g，秦皮 15g。以水 700mL，煮取 200mL，分 2 次服用。

半夏厚朴汤（《伤寒论》）

半夏 25g，茯苓 20g，厚朴 15g，干苏叶 10g，生姜 25g。以水 1300mL，煮取汤液 450mL，分 3 ～ 4 次温服。通常采用服 3 天停 2 天的方法（3-2 服法）。

半夏泻心汤（《伤寒论》）

姜制半夏 15g，黄芩 15g，干姜 15g，党参 15g，炙甘草 10g，黄连 3～5g，大枣 20g。以水 1100mL，煮取汤液 300mL，分 2～3 次温服。

C

柴胡加龙骨牡蛎汤（《伤寒论》）

柴胡 15g，制半夏 10g，党参 10g，黄芩 10g，茯苓 10g，桂枝 10g 或肉桂 5g，龙骨 10g，牡蛎 10g，制大黄 10g，干姜 10g，红枣 15g。以水 1200mL，煮取汤液 300mL，分 2～3 次温服。

柴朴汤（《医门法律》）

柴胡 15g，黄芩 10g，姜半夏 10g，党参 10g，甘草 5g，厚朴 15g，茯苓 15g，紫苏叶 10g，生姜 15g，红枣 15g。以水 1000mL，煮取汤液 300mL，分 2～3 次温服。

柴苓汤（《世医得效方》）

柴胡 15g，黄芩 10g，姜半夏 10g，党参 10g，甘草 5g，桂枝 15g，茯苓 20g，猪苓 20g，白术 20g，泽泻 20g，生姜 15g，红枣 15g。以水 1000mL，煮取汤液 300mL，分 2～3 次温服。

柴胡桂枝干姜汤（《伤寒论》）

柴胡 20g，桂枝 15g 或肉桂 10g，干姜 10g，天花粉 20g，黄芩 15g，牡蛎 10g，炙甘草 10g。以水 800mL，煮取汤液 300mL，分 2～3 次温服。

柴胡桂枝汤（《伤寒论》《金匮要略》）

柴胡 20g，桂枝 10g，黄芩 10g，人参 10g 或党参 15g，炙甘草 5g，姜半夏 10g，白芍 10g，红枣 15g，生姜 10g。以水 700mL，煮取汤液 300mL，分 2～3 次温服。

D

大半夏汤（《金匮要略》）

姜半夏 15～50g，生晒参 15g 或党参 30g，蜂蜜 250g。用水 1200mL，煎药前将蜂蜜与水充分混合均匀后入煎。服药时，少量缓缓咽下。

大柴胡汤（《伤寒论》）

柴胡 20g，黄芩 15g，制半夏 15g，枳壳 20g，白芍 15g，制大黄 10g，生姜 25g，红枣 20g。以水 1200mL，煮取汤液 300mL，分 2～3 次温服。

大承气汤（《伤寒论》）

生大黄 20g，厚朴 30g，枳实 20g 或枳壳 30g，芒硝 10g。以水 1200mL，先煮枳实（或枳壳）、厚朴，沸后文火煮 30 分钟，入大黄；再煎煮取汤液 300mL，将芒硝倒入，搅至融化，分 2 日 3 次温服。大便畅通后，停服。

大黄牡丹汤（《金匮要略》）

大黄 20g，牡丹皮 10g，桃仁 15g，冬瓜子 30g，芒硝 10g。以水 600mL，煮取汤液 100mL，冲服芒硝，一顿服完。

大黄䗪虫丸（《金匮要略》）

制大黄 5g，黄芩 10g，生甘草 15g，桃仁 15g，杏仁 15g，赤芍 20g，生地 50g，干漆 5g，虻虫 10g，蛴螬 10g，䗪虫 10g，水蛭 15g。以水 1200mL，煮取汤液 300mL，分 2～3 次温服。如无虻虫、干漆、蛴螬，可以用地龙、丹皮、红花替代。或按原方比例蜜丸。

大青龙汤（《伤寒论》）

生麻黄 15～30g，桂枝 10g，炙甘草 10g，杏仁 15g，生姜 15g，大枣 20g，生石膏 50g。以水 900mL，先煎麻黄 20 分钟，再入他药，煮取汤液 300mL，分 2～3 次温服。得汗停服。

大建中汤（《金匮要略》）

川椒 10g，干姜 20g，人参 10g，麦芽糖 50g。以水 900mL，煎取 200mL，去滓，烊入麦芽糖，日分 2 次服用。服后喝热粥 1 碗，温覆，避风寒。

当归芍药散（《金匮要略》）

当归 10g，白芍 30～50g，川芎 20g，白术 15g，茯苓 15g，泽泻 20g。以水 1100mL，煮取汤液 300mL，分 2 日 3 次温服。或按原方比例为散，每服 2～5g，一日 2～3 次。

当归四逆汤（《伤寒论》）

当归 10g，桂枝 10g，白芍 10g，北细辛 10g，炙甘草 6g，通草 10g，大枣 20g。以水 1100mL，开盖煮取汤液 300mL，分 2～3 次温服。

当归生姜羊肉汤（《金匮要略》）

当归 15g，生姜 25g，羊肉 100g。以水 1500mL，煮取 450mL，分 2～3 次温服。原汤液略苦涩，或可放入葱、酒、盐等调料，煮至肉烂，食用。如不喜欢食用羊肉，也可以用牛肉、猪肉等替代。

F

防风通圣散（《宣明论方》）

麻黄 6g，大黄 6g，防风 6g，连翘 10g，薄荷 6g，芒硝 6g，山栀 6g，黄芩 6g，石膏 15g，川芎 6g，当归 6g，白芍 10g，白术 10g，荆芥 6g，桔梗 6g，滑石 15g，甘草 3g，生姜 3 片。以水 1200mL，煮取汤液 300mL，分 1～2 天服完。

防己黄芪汤（《金匮要略》）

粉防己 20g，生黄芪 30g，白术 15g，生甘草 5g，生姜 15g，红枣 20g。以水 600mL，煮取汤液 300mL，分 2～3 次温服。

防己地黄汤（《金匮要略》）

生地黄 30～150g，水煎约 40 分钟，取汁；防己 5g，桂枝 10g，防风 15g，甘草 10g，入黄酒 300mL，浸泡 12～24 小时，去滓。将生地黄药液与药酒混合后，日分 2～3 次服用。

风引汤（《金匮要略》）

大黄 10～20g，干姜 20g，桂枝 15g，甘草 10g，龙骨 20g，牡蛎

10g，寒水石 30g，滑石 30g，赤石脂 30g，白石脂 30g，紫石英 30g，石膏 30g。以水 800mL，煎取 300mL，分 2～3 次服用。

附子理中汤（《三因极一病证方论》）

制附片或炮附子 10～20g，党参 15g 或红参 10g，干姜 10g，白术 15g，炙甘草 10g。以水 1200mL，先煎附子 30～40 分钟，再放入其他药物，煮取 300mL，分 2～3 次温服。

附子泻心汤（《伤寒论》）

制大黄 10g，黄连 5g，黄芩 10g，制附子 15g。以水 1000mL，先煎附子 30 分钟，再入他药，煮汤液 300mL，分 2～3 次温服。

茯苓饮（《金匮要略》）

茯苓 40g，白术 15g，党参 10g，枳壳 30g，陈皮 30g，生姜 15g 或干姜 5g。以水 1200mL，煮取汤液 300mL，分 1～2 天服完。

G

归脾汤（《济生方》）

人参 5g 或党参 10g，白术 10g，茯苓 15g，炙甘草 10g，黄芪 15g，当归 10g，远志 5g，酸枣仁 20g，木香 5g，龙眼肉 20g，生姜 15g，大枣 20g。以水 1000mL，煮取汤液 300mL，分 2～3 次温服。

甘草泻心汤（《伤寒论》）

炙甘草 15 ～ 30g，黄连 5g，黄芩 15g，姜制半夏 10g，干姜 10g，党参 15g，大枣 20g。以水 1000mL，煮取汤液 300mL，分 2 ～ 3 次温服。

甘麦大枣汤（《金匮要略》）

炙甘草 10 ～ 20g，淮小麦或浮小麦 30 ～ 100g，大枣 10 枚。以水 900mL，煮取汤液 300mL，分 2 ～ 3 次温服。

甘姜苓术汤（《金匮要略》）

炙甘草 10g，干姜 20g，茯苓 20g，白术 15g。以水 600mL，煮取汤液 300mL，分 2 ～ 3 次温服。

甘草干姜汤（《伤寒论》）

炙甘草 20g，炮干姜 10g。以水 600mL，煮取 300mL，日分 2 次服用。

葛根汤（《伤寒论》）

葛根 30g，生麻黄 10g，桂枝 10g，白芍 10g，生甘草 5g，生姜 15g，红枣 20g。以水 1000mL，煮取汤液 300mL，分 2 ～ 3 次温服。

葛根芩连汤（《伤寒论》）

葛根 40g，黄连 10g，黄芩 10g，生甘草 10g。以水 800mL，煮取汤液 200mL，分 2 次温服。

桂枝汤（《伤寒论》）

桂枝 15g，白芍 15g，炙甘草 10g，生姜 15g，红枣 20g。以水 1200mL，煮取汤液 450mL，分 3 次温服。药后喝 1 碗热稀粥，并注意避风保暖。

桂枝茯苓丸（《金匮要略》）

桂枝 15g，茯苓 15g，赤芍 15g，丹皮 15g，桃仁 15g。以水 1100mL，煮取汤液 300mL，分 2～3 次温服。或按原方比例做成蜜丸。

桂枝加附子汤（《伤寒论》）

桂枝 15g，白芍 15g，炙甘草 10g，生姜 15g，红枣 20g，制附子 15g。以水 1200mL，煮取汤液 450mL，分 3 次温服。

桂枝加葛根汤（《外台秘要》）

葛根 40～80g，桂枝 25g（或桂枝 10g，肉桂 10g），赤芍 15g，炙甘草 10g，生姜 40g 或干姜 10g，红枣 20g。以水 1000mL，取汤液 450mL，分 3 次温服。

桂枝加龙骨牡蛎汤（《金匮要略》）

桂枝 15g，白芍 15g，炙甘草 10g，生姜 15g，红枣 20g，龙骨 15g，牡蛎 15g。以水 1100mL，煮取汤液 300mL，分 2～3 次温服。

桂苓五味甘草汤（《金匮要略》）

茯苓 20g，桂枝 20g 或肉桂 15g，炙甘草 15g，五味子 15g。以水

1100mL，煮取汤液 300mL，分 2 ～ 3 次温服。

桂枝甘草汤（《伤寒论》）

桂枝 30g 或肉桂 20g，炙甘草 10g。以水 600mL，煮取汤液 200mL，顿服。

桂枝人参汤（《伤寒论》）

肉桂 10g，桂枝 10g，炙甘草 20g，白术 10g，人参 10g，干姜 10g。以水 1800mL，肉桂后下，煮取 600mL，日分 3 次温服。

桂枝芍药知母汤（《金匮要略》）

桂枝 20g，白芍 15g，甘草 10g，麻黄 10g，生姜 25g，白术 25g，知母 20g，防风 15g，制附子 10 ～ 30g。以水 1500mL，附子先煎 30 ～ 60 分钟，后入他药，煮取汤液 300mL，分 2 ～ 3 次温服。

H

黄连汤（《伤寒论》）

黄连 5 ～ 15g，肉桂 10 ～ 15g，党参 15g 或人参 10g，姜半夏 15g，甘草 5 ～ 15g，干姜 5 ～ 15g，红枣 20g。以水 1000mL，煮取汤液 300mL，分 2 ～ 5 次温服。

黄连阿胶汤（《伤寒论》）

黄连 5 ～ 20g，黄芩 15g，白芍 15g，阿胶 15g，鸡子黄 2 枚。以水

1100mL，煮取汤液 300mL，化入阿胶，稍冷，入鸡子黄，搅和，分 2～3次温服。

黄连解毒汤（《肘后备急方》）

黄连 5～15g，黄芩 10g，黄柏 10g，山栀子 15g。以水 1000mL，煮取汤液 300mL，分 2～3 次温服。

黄芪桂枝五物汤（《金匮要略》）

生黄芪 30～60g，桂枝 15g，赤芍 15g，生姜 30g，大枣 20g。以水 1200mL，煮取汤液 300mL，分 2～3 次温服。

黄芩汤（《伤寒论》）

黄芩 15g，白芍 10g，生甘草 10g，大枣 20g。以水 900mL，煮取汤液 300mL，分 2～3 次温服。

黄芩汤合白头翁汤（编者经验合方）

黄芩 15g，白芍 15g，生甘草 10g，红枣 20g，白头翁 10g，黄柏 10g，黄连 5g，秦皮 15g。以水 1000mL，煮取汤液 300mL，分 2～3 次温服。

J

桔梗汤（《伤寒论》）

桔梗 10g，生甘草 20g。以水 400mL，煮取汤液 200mL，分 2～3 次温服；或用沸水泡服代茶。

胶艾汤（《金匮要略》）

川芎 10g，阿胶 10g，炙甘草 10g，艾叶 15g，当归 15g，白芍 20g，生地黄 20g。以水 500mL，米酒 300mL，煮取汤液 300mL，去滓，化入阿胶，分 2～3 次服用。

济生肾气丸（《济生方》）

熟地黄 20～40g，山药 15g，山萸肉 15g，泽泻 15g，丹皮 15g，茯苓 15g，肉桂 5g，制附子 5g，怀牛膝 30g，车前子 20g。以水 1000mL，煮取汤液 300mL，分 2～3 次温服；或按原方比例做成蜜丸。

荆芥连翘汤（《新版汉方后世要方解说》）

荆芥、连翘、防风、柴胡、白芷各 12g，甘草、桔梗、薄荷各 6g，黄连 3g，黄芩 12g，黄柏 6g，山栀子 12g，生地黄、当归、川芎、赤芍各 12g。以水 1000mL，煮取汤液 300mL，分 1～2 天服完。

L

理中汤（《伤寒论》）

党参 15g，干姜 15g，白术 15g，炙甘草 5g。以水 1000mL，煮取汤液 300mL，分 2～3 次温服。

苓桂术甘汤（《伤寒论》）

茯苓 20g，桂枝 10g，肉桂 5g，白术 10g，炙甘草 10g。以水 600mL，煮取汤液 300mL，分 2～3 次温服。

六君子汤（《医学正传》）

党参 15g，白术 10g，茯苓 10g，炙甘草 5g，姜半夏 10g，陈皮 15g，干姜 5g 或生姜 15g，红枣 15g。以水 600mL，煮取汤液 300mL，分 2～3 次温服。

M

麻黄汤（《伤寒论》）

麻黄 15g，桂枝 10g，炙甘草 5g，杏仁 15g。以水 1000mL，煮取汤液 300mL，分 2～3 次温服。

麻黄附子细辛汤（《伤寒论》）

麻黄 10g，细辛 10g，附子 10～20g。以水 1200mL，煮取汤液 300mL，分 2～3 次温服。

麻杏甘石汤（《伤寒论》）

生麻黄 15g，杏仁 15g，生甘草 10g，生石膏 30g。以水 800mL，煮取汤液 300mL，分 2～3 次温服。

麻子仁丸（《伤寒论》）

麻子仁 50～100g，白芍 30g，枳实 30g，大黄 10g，厚朴 20g，杏仁 20g。以水 1500mL，煮取汤液 300mL，分 2～3 次温服；或按原方比例做成蜜丸，每次服 10g，一日 3 次。

麦门冬汤（《金匮要略》）

麦冬 70g，制半夏 10g，人参 10g，生甘草 10g，粳米 20g 或山药 30g，大枣 20g。以水 1500mL，煮取汤液 300mL，分 2～3 次温服。

木防己汤（《金匮要略》）

汉防己 20g，桂枝 15g，石膏 50～200g，人参 30g。以水煮取 1200mL，取 300mL，分 2 次温服。

S

芍药甘草汤（《伤寒论》）

白芍或赤芍 30～60g，炙甘草 10～30g。以水 500～1000mL，煮取汤液 250mL，分 2 次温服。

肾气丸（《金匮要略》）

生地黄 20～40g，山药 15g，山萸肉 15g，泽泻 15g，丹皮 15g，茯苓 15g，肉桂 5g，制附子 5g。以水 1100mL，煮取汤液 300mL，分 2～3 次温服；或按原方比例做成蜜丸，每次服 5～10g，一日 2 次。

参苓白术散（《太平惠民和剂局方》）

白扁豆 15g，人参 10g 或党参 20g，白茯苓 20g，白术 20g，炙甘草 15g，山药 30g，莲子肉 20g，桔梗 10g，薏苡仁 30g，砂仁 15g。以水 1200mL，煮取汤液 300mL，分 2 次温服；或按原方比例做成散剂，每次服 5～10g，一日 2 次。

薯蓣丸（《金匮要略》）

山药 30g，生晒参 10g，白术 10g，茯苓 10g，炙甘草 5 ～ 15g，当归 10g，川芎 10g，白芍 10g，熟地 10g，阿胶 10g，桂枝 10g，麦冬 15g，神曲 10g，大豆黄卷 10g，杏仁 10g，桔梗 10g，柴胡 10g，防风 10g，白蔹 10g，干姜 10g，大枣 30g。以水 1500mL，煮取汤液 500mL，分 1 ～ 3 天服完；或按原方比例做成蜜丸，每次服 5 ～ 10g，一日 2 次。

四逆散（《伤寒论》）

柴胡 15g，白芍 15g，枳壳 15g，炙甘草 15g。以水 1000mL，煮取汤液 300mL，分 2 ～ 3 次温服；或按原方比例为散，每次服 2 ～ 5g，米汤调，一日 3 次。

四逆汤（《伤寒论》）

制附子 15 ～ 30g，炙甘草 10g，干姜 10g。以水 1100mL，先煎附子 30 ～ 60 分钟，再入他药，煮取汤液 300mL，分 2 ～ 3 次温服。

酸枣仁汤（《金匮要略》）

酸枣仁 30g，炙甘草 5g，知母 10g，茯苓 10g，川芎 10g。以水 1100mL，煮取汤液 300mL，分 2 ～ 3 次温服。

十全大补汤（《太平惠民和剂局方》）

人参 10g，黄芪 15g，白术 10g，茯苓 10g，当归 10g，白芍 10g，熟地 15g，川芎 10g，肉桂 5g，炙甘草 5g。以水 800mL，煎取 300mL，分 2 次温服。

T

桃核承气汤（《伤寒论》）

桃仁 15g，制大黄 15g，桂枝 15g，炙甘草 5g，芒硝 10g。以水 1100mL，煮取汤液 300mL，冲入芒硝，分 2～3 次空腹服用，以泻下为度。

W

温胆汤（《三因极一病证方论》）

姜制半夏 15g，茯苓 15g，陈皮 15g，生甘草 5g，枳壳 15g，竹茹 10g，干姜 5g，红枣 15g。以水 1100mL，煮取汤液 300mL，分 2～3 次温服。

温经汤（《金匮要略》）

吴茱萸 5g，人参 10g 或党参 15g，麦冬 20g，制半夏 10g，炙甘草 10g，桂枝 10g，白芍 10g，当归 10g，川芎 10g，牡丹皮 10g，阿胶 10g，生姜 10g。以水 1200mL，煮取汤液 500mL，化入阿胶，分 2～3 次温服；或加入红枣、桂圆肉等熬成膏滋，长期服用。

温脾汤（《备急千金要方》）

生大黄 10～15g，玄明粉 10g，炙甘草 10g，制附片 15g，干姜 15g，红参 10g，当归 15g。以水煮取 1200mL，先煎附子 30 分钟，再煎他药，取 400mL，日分 3 次服；玄明粉分 2 ～ 3 次冲入药液服用。

温清饮（《万病回春》）

当归 10g，川芎 10g，白芍 15g，生地黄 20g，黄连 5g，黄芩 10g，黄柏 5g，栀子 10g。以水 1000mL，煮取汤液 300mL，分 2 ～ 3 次温服。

五苓散（《伤寒论》）

猪苓 20g，泽泻 30g，白术 20g，茯苓 20g，桂枝 15g 或肉桂 10g。以水 1100mL，煮取汤液 300mL，分 2 ～ 3 次温服；或按原方比例为散，每次服 2 ～ 5g，米汤调，一日 3 次。

五积散（《太平惠民和剂局方》）

生麻黄 15g，肉桂 10g，炙甘草 5g，苍术 40g，厚朴 10g，姜半夏 10g，陈皮 15g，枳壳 15g，茯苓 10g，桔梗 15g，白芷 10g，当归 10g，川芎 10g，白芍 10g，干姜 10g。以水 1000mL，煮取汤液 300mL，分 2 ～ 3 次温服；也可按原方比例做成袋泡剂，沸水泡服或煎服，每次服 20g，每天 2 ～ 3 次。

乌梅丸（《伤寒论》）

乌梅 20g，黄连 10g，黄柏 5g，党参 10g，当归 10g，细辛 3g，肉桂 10g，制附子 5g，干姜 5g，川椒 5g。以水 1000mL，煮取汤液 300mL，日分 2 ～ 3 次服用；服用时，可冲服蜂蜜 2 汤匙。或按原方比例做成蜜丸，每次服 5g，一日 3 次。

乌头汤（《金匮要略》）

生麻黄 15g，白芍 15g，生黄芪 15g，炙甘草 15g，制川乌 10g。以水 1000mL，煮取 300mL，分 2～3 次温服。如川乌用量超过 10g，需要先煎 30 分钟以上；如用生川乌，则需按原方煎煮法，以蜂蜜 400mL，入乌头，煎取 100mL；余 4 味药，以水 600mL，煮取 200mL，去滓，与乌头蜜煎混合，再煎 10 分钟左右。先服 100mL，如没有不适感觉，可尽服之。

吴茱萸汤（《伤寒论》）

吴茱萸 5～15g，人参 10g 或党参 30g，生姜 30g，大枣 20g。以水 600mL，煮取汤液 200mL，分 2～3 次温服。

X

小柴胡汤（《伤寒论》）

柴胡 20～40g，黄芩 10g，制半夏 10g，党参 10g，生甘草 5g，生姜 15g，红枣 20g。以水 1100mL，煮取汤液 300mL，分 2～3 次温服。感冒发热者，柴胡应取大量，并可根据病情日服 4 次，以得汗为度；恶心呕吐者，服药量不宜过大。

小建中汤（《伤寒论》《金匮要略》）

桂枝 15g，生白芍 30g，炙甘草 10g，生姜 15g，红枣 30g，饴糖 30g。以水 1100mL，煮取汤液 300mL，将饴糖溶入药液，分 2～3 次温服。

小青龙汤（《伤寒论》）

干姜 10g，细辛 10g，五味子 10g，桂枝 10g，生甘草 10g，白芍 10g，炙麻黄 10g，姜半夏 10g。以水 1100mL，煮取汤液 300mL，分 2 ~ 3 次温服。

小陷胸汤（《伤寒论》）

黄连 5g，姜制半夏 15g，全瓜蒌 40g。以水 600mL，煮取汤液 300mL，分 2 ~ 3 次温服。

犀角地黄汤（《备急千金要方》）

水牛角 30 ~ 100g，生地黄 40g，赤芍药 15g，牡丹皮 10g。以水 1000 ~ 1200mL，先煎水牛角 30 ~ 60 分钟，再入他药，煮取汤液 300mL，分 3 次温服。

新加汤（《伤寒论》）

桂枝 10g，肉桂 5g，白芍 20g，炙甘草 10g，生姜 20g，红枣 20g，人参 15g。以水 1000mL，煮取汤液 300mL，分 2 ~ 3 次温服。

泻心汤（《金匮要略》）

大黄 10g，黄连 5g，黄芩 10g。以水 1100mL，煮取汤液 450mL，分 3 次温服；也可用沸水泡服。

续命汤（《金匮要略》）

麻黄 15g，桂枝 15g，当归 15g，人参 15g，石膏 15g，干姜 15g，甘草

15g，川芎 5g，杏仁 15g。以水 1000mL，煮取 400mL，日分 2 ～ 3 次温服。

Y

茵陈蒿汤（《伤寒论》）

茵陈蒿 30g，栀子 15g，制大黄 10g。以水 800mL，煮取汤液 300mL，分 2 ～ 3 次温服。

茵陈五苓散（《金匮要略》）

茵陈蒿 30g，猪苓 20g，泽泻 30g，苍术或白术 20g，茯苓 20g，桂枝 15g 或肉桂 10g。以水 1000mL，煮取汤液 300mL，分 2 ～ 3 次温服。

玉屏风散（《管见大全良方》）

黄芪 30g，白术 20g，防风 15g。以水 1000mL，煮取汤液 300mL，分 2 ～ 3 次温服。

越婢加术汤（《金匮要略》）

麻黄 10 ～ 30g，石膏 15 ～ 40g，生姜 15g，甘草 10g，白术或苍术 20g，大枣 30g。以水 1000mL，煮取汤液 300mL，分 2 ～ 3 次温服。

Z

真武汤（《伤寒论》）

茯苓 20g，白芍或赤芍 20g，生姜 15g 或干姜 10g，白术 15g，制附子

15 ～ 30g。以水 1500mL，先煎附子 30 分钟，再放入其他药物，煮取汤药 300mL，分 2 ～ 3 次温服。

炙甘草汤（《伤寒论》）

炙甘草 20g，人参 10g，麦冬 15g，生地黄 20g，阿胶 10g，肉桂 15g，生姜 15g，火麻仁 15g，红枣 60g。以水 1500mL，加入黄酒或米酒 50mL，煮取汤液 300mL，化入阿胶，分 2 ～ 3 次温服。

栀子豉汤（《伤寒论》）

山栀子 15g，厚朴 15g，枳壳 15g。以水 600mL，煮取汤液 300mL，分 2 次温服。

栀子柏皮汤（《伤寒论》）

栀子 15g，黄柏 10g，炙甘草 5g。以水 500mL，煮取汤液 200mL，分 2 次温服。

栀子厚朴汤（《伤寒论》）

山栀子 20g，川朴 20g，枳壳 20g。以水 900mL，煮取汤液 300mL，分 2 ～ 3 次温服。

枳实薤白桂枝汤（《金匮要略》）

枳壳 40g，厚朴 20g，薤白 40g，桂枝 20g 或肉桂 10g，全瓜蒌 30g（捣）。以水 700mL，煮取 300mL，分 2 ～ 3 次服用。

猪苓汤（《伤寒论》）

猪苓 15g，茯苓 15g，泽泻 15g，阿胶 15g，滑石 15g。以水 900mL，煮取汤液 300mL，化入阿胶，分 2～3 次温服。

竹叶石膏汤（《伤寒论》）

竹叶 15g，生石膏 30g，制半夏 10g，麦冬 30g，太子参 15g，生甘草 10g，粳米 30g。以水 1000mL，煮取 300mL，每服 30～50mL，日分 2～3 次温服。

主要参考书目

［1］吴崑.医方考.北京：人民卫生出版社，2007.

［2］江苏省中医研究所.伤寒论方解.南京：江苏科学技术出版社，1978.

［3］曹颖甫.经方实验录.上海：上海科学技术出版社，1979.

［4］俞长荣.伤寒论汇要分析.福州：福建科学技术出版社，1985.

［5］李可.李可老中医危急重症疑难病经验专辑.太原：山西科学技术出版社，2004.

［6］吴元坤，吴生元.吴佩衡医案.昆明：云南人民出版社，1979.

［7］陈雁黎.胡希恕伤寒论带教笔记.北京：中国中医药出版社，2021.

［8］陈雁黎.胡希恕伤寒论方证辨证.北京：中国中医药出版社，2015.

［9］熊曼琪.中医药学高级丛书·伤寒论.北京：人民卫生出版社，2000.

［10］矢数道明.临床应用汉方处方解说.李文瑞，等译.北京：人民卫生出版社，1983.

［11］浅田宗伯.浅田宗伯方论医案集.陆雁整理.北京：人民卫生出版社，2019.

［12］马永华，叶加南，叶庭兰，等.中国百年百名中医临床家丛书·叶橘泉.北京：中国中医药出版社，2004.

［13］王焘 . 外台秘要 . 高文铸校注 . 北京：华夏出版社，1993.

［14］孙思邈 . 备急千金要方 . 北京：人民卫生出版社，1955.

［15］秦伯未 . 清代名医医话精华 . 北京：人民卫生出版社，2017.

［16］杨殿兴等 . 四川名家经方实验录 . 北京：化学工业出版社，2006.

［17］柯琴 . 伤寒来苏集 . 上海：上海科学技术出版社，1959.

［18］叶天士 . 临证指南医案 . 上海：上海科学技术出版社，1959.

［19］陈瑞春 . 伤寒实践论 . 北京：人民卫生出版社，2003.

［20］门纯德 . 门纯德中医临证要录 . 北京：人民卫生出版社，2010.

［21］王宁元译 . 龙野一雄论经方证治 . 王宁元汉方与腹诊译介文汇（第二辑）. 内部资料 .

［22］邢锡波 . 邢锡波医案集 . 北京：中国中医药出版社，2012.

［23］田雨青 . 经方治大病实录 . 北京：中国中医药出版社，2023.

［24］叶橘泉：叶橘泉方证药证医话 . 北京：中国中医药出版社，2014.

［25］刘渡舟 . 经方临证指南 . 北京：人民卫生出版社，2013.

［26］江长康，江文瑜 . 经方大师传教录——伤寒临床家江尔逊杏林六十年 . 北京：中国中医药出版社，2015.

［27］张锡纯 . 医学衷中参西录 . 石家庄：河北科学技术出版社，2002.

［28］藤平健 . 汉方选用医典 . 台北：万有善书出版社，1985.

［29］大塚敬节 . 汉方诊疗三十年 . 王宁元，孙文墅译 . 北京：华夏出版社，2011.

［30］矢数道明 . 汉方治疗百话摘编 . 于天星，王征编译 . 重庆：科学技术文献出版社，1981.

［31］王庆国 . 刘渡舟医论医话 100 则 . 北京：人民卫生出版社，2013.

［32］俞长荣.俞长荣论医集.福州：福建科技出版社，1994.

［33］金家浚，蒋维宇.中医百家方论荟萃.重庆：重庆出版社，1994.

［34］张文选，王建红.跟刘渡舟学用经方.北京：中国医药科技出版社，2019.

［35］陈明.伤寒名医验案精选.北京：学苑出版社，1998.

［36］尾台榕堂.类聚方广义.东京：日本汉方医学研究所.1978.

［37］汤本求真.周子叙译.皇汉医学.北京：中国中医药出版社，2007.

［38］胡天雄.中国百年百名中医临床家·胡天雄.北京：中国中医药出版社，2001.

［39］陶御风，史欣德.皕一选方治验实录.北京：人民卫生出版社，2011.

［40］张志民，周庚生.伤寒论方运用法.杭州：浙江科学技术出版社，1984.

［41］中国中医研究院.岳美中医案集.北京：人民卫生出版社，2005.

［42］王鱼门.万友生医案选.北京：中国中医药出版社，2016.

［43］董建华.中国现代名中医医案精华.北京：北京出版社，2002.

［44］中医研究院.赵锡武医疗经验.北京：人民卫生出版社，1978.

［45］杨麦青：伤寒论现代临床研究.北京：中国中医药出版社，1992.

［46］温存厚.温氏医案.北京：中国中医药出版社，2015.

［47］吉益东洞.类聚方.北京：学苑出版社，2008.

［48］稻叶克，和久田寅.腹证奇览.陈玉琢等编译.北京：学苑出版社，2008.

〔49〕胡希恕.经方传真.北京:中国中医药出版社,1994.

〔50〕王旭高.医方证治汇编歌诀.上海:上海科学技术出版社,1965.

〔51〕王旭高.退思集类方歌注.上海:上海科学技术出版社,1965.

〔52〕余听鸿.诊余集.北京:中国书店,1987.

〔53〕陈言.三因极一病证方论.北京:人民卫生出版社,2007.

〔54〕黄煌,史欣德.名中医论方药.南京:江苏科学技术出版社,2005.

〔55〕祁友松.中医经典方剂药学研究.北京:中国中医药出版社,2017.

〔56〕陆渊雷.伤寒论今释.北京:人民卫生出版社,1958.

〔57〕黎庇留.黎庇留经方医案.北京:人民军医出版社,2008.

〔58〕赵守真.治验回忆录.北京:人民卫生出版社,1964.

〔59〕大塚敬节.中国内科医鉴.北京:学苑出版社,2008.

〔60〕赵明锐,赵树胆.经方发挥.北京:人民卫生出版社,2009.

〔61〕魏之琇.续名医类案,北京:人民卫生出版社,1982.

〔62〕国家中医药管理局老中医药专家学术经验继承工作办公室,南京中医药大学.方药传真.南京:江苏科学技术出版社,2003.

〔63〕仝小林.糖络杂病论.北京:科学出版社,2010.

〔64〕江瓘.名医类案.北京:人民卫生出版社,1957.

〔65〕张文选.温病方证与杂病辨治.北京:中国医药科技出版社,2017.

〔66〕叶秉仁.陈祥生整理.叶秉仁医论医案.北京:中国医药科技出版社,2018.

〔67〕陈明,刘燕华,李方.刘渡舟临证验案精选.北京:学苑出版

社，2021.

［68］矢数道明.汉方临床治验精粹.北京：中国中医药出版社，2010.

［69］萧伯章.邈园医案.北京：学苑出版社，2013.

［70］莫枚士.经方例释.北京：中国中医药出版社，1996.

［71］周凤梧，张奇文，丛林.我的中医之路.济南：山东科技出版社，1985.

［72］刘方柏.刘方柏重急奇顽证治实录.北京：人民军医出版社，2010.

［73］权依经.古方新用.北京：人民军医出版社，2009.

［74］徐灵胎.徐灵胎医书全集.北京：人民卫生出版社，1988.

［75］何莉娜等.黄仕沛经方亦步亦趋录.北京：中国中医药出版社，2011.

［76］岳美中著，岳沛芬编.岳美中经方研究文集.北京：中国中医药出版社，2012.

［77］娄莘杉.娄绍昆讲经方.北京：中国中医药出版社，2019.

［78］娄莘杉.娄绍昆经方医案医话.北京：中国中医药出版社，2019.

［79］欧阳卫权.伤寒论六经辨证与方证新探.北京：中国中医药出版社，2013.

［80］大塚敬节.金匮要略研究.王宁元，孙文墅译.北京：中国中医药出版社，2016.

［81］陈承，裴宗元，陈师文.太平惠民和剂局方.北京：中国中医药出版社，2020.

［82］浙江省中医研究所，浙江省宁波市中医学会.近代名医学术经验选编·范文甫专辑.北京：人民卫生出版社，2006.

［83］谢炜，王福强，黄仕营.陈宝田教授经方临床应用.广州：广东科技出版社，2014.

［84］陈自明.妇人大全良方.北京：中国中医药出版社，2020.

［85］胡希恕.胡希恕金匮要略讲座.北京：学苑出版社，2016.

［86］闫云科.临证实验录.北京：中国中医药出版社，2005.

［87］姚和清.眼科证治经验.姚芳蔚整理.上海：上海科学技术出版社，1979.